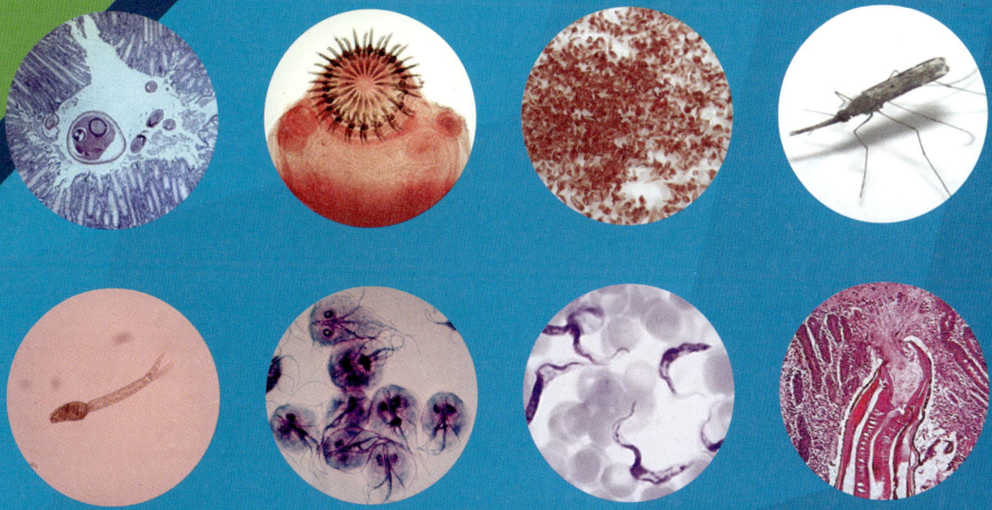

사람기생충학

Human Parasitology

감수 **임경일**

용태순 김건아 김극준 김시현 김아름 김주영 박 민 박갑만
서민영 서장훈 신명헌 신호준 엄용빈 염종화 윤중수 이규재
이한일 장유지 정무상 조영국 허지혜 공저

정문각 JMK

Human Parasitology

사람기생충학

감 수

임경일 연세대학교 의과대학 환경의생물학교실

편집위원

용태순 연세대학교 의과대학 환경의생물학교실
신호준 아주대학교 의과대학 미생물학교실
이규재 연세대학교 원주의과대학 기생충학교실
박갑만 가톨릭관동대학교 의과대학 환경의생물학교실
신명헌 연세대학교 의과대학 환경의생물학교실
김주영 연세대학교 의과대학 환경의생물학교실
이한일 연세대학교 의과대학 환경의생물학교실

집 필 진

김건아 을지대학교 임상병리학과
김극준 대경대학교 임상병리과
김시현 세명대학교 임상병리학과
김아름 서영대학교 임상병리과
김주영 연세대학교 의과대학 환경의생물학교실
박 민 마산대학교 임상병리과
박갑만 가톨릭관동대학교 의과대학 환경의생물학교실
서민영 광주보건대학교 임상병리과
서장훈 신한대학교 임상병리학과
신명헌 연세대학교 의과대학 환경의생물학교실
신호준 아주대학교 의과대학 미생물학교실
엄용빈 순천향대학교 임상병리학과
염종화 동의대학교 임상병리학과
용태순 연세대학교 의과대학 환경의생물학교실
윤중수 경동대학교 임상병리학과
이규재 연세대학교 원주의과대학 기생충학교실
이한일 연세대학교 의과대학 환경의생물학교실
장유지 호남대학교 임상병리학과
정무상 제주한라대학교 임상병리과
조영국 서영대학교 임상병리과
허지혜 동강대학교 임상병리학과

– 가나다순

머리말

코로나19의 세계적인 대유행의 시대를 지나고 있는 우리는 감염병으로부터 자유로울 수 있는 나라와 인간은 세상에 없다는 것을 몸소 겪으며 알게 되었다. 기생충증은 감염병의 한 형태이다. 과거 우리나라에서 기생충감염은 건강을 위협하는 중요한 요소였으나, 경제 발전과 더불어 수십 년에 걸친 장내기생충감염에 대한 국가 차원의 집단관리사업으로 토양매개성 기생충의 토착 감염은 근래 거의 찾아보기 어려울 정도로 낮아졌다. 그러나 삼일열말라리아 등 사라졌다고 여겨졌던 기생충증의 재유행 현상과 국외로부터 유입되는 과거 경험하지 못했던 기생충증은 새로운 문제로 대두되고 있다. 국외 교류는 현재는 코로나19로 주춤한 상황이지만 여행, 이민, 유학, 사업, 군대의 파견 등으로 계속 확대되었고, 코로나19의 종식 시점이 가깝게 되면 또다시 이전보다 더 활발히 이뤄질 것으로 예상된다. 또한 인류세(anthropocene)라고 불리는 이 시대에 인간의 활동, 특히 화석연료의 사용으로 인한 기후 온난화 현상은 미래의 일이 아닌 현재의 과제가 되었고 감염병, 열대병, 기생충병은 그와 연계되어 과거보다 더욱 심각하게 인류의 건강을 위협하는 문제로 인식된다. 기생충학, 열대의학은 국제보건의료 분야에서 소위 질병 퇴치 분야로 중요시되고 있다. 특히 소외열대질환(neglected tropical disease)에 대한 관심이 이전보다 더 늘어나고, 이들 질환의 대부분은 기생충감염이 원인이 되어 일어난다. 기생충학은 또한 기초의학의 한 분야로 의학 공부에 있어 필수적인 학문이다.

이 책은 의과대학생이나 보건의료에 관한 공부를 하는 학생이나 사람기생충학에 대한 기초 지식을 알고자 하는 사람들에게 적절한 수준과 분량의 내용을 담고 있으며, 이해를 돕기 위하여 사진과 그림을 많이 수록하였다. 사람기생충에 대한 상세한 자료들을 빠짐없이 기술하기보다는 필수적인 내용을 위주로 담아내려고 노력하였으며, 최근 사정을 포함하여 시대적인 상황과 현장감이 있도록 기술하였다. 저자들의 공동작업으로 이 책의 재판이 나올 수 있게 되어 기쁘게 생각하며, 직간접적으로 도와주신 모든 분께 감사드린다. 이 책을 보고 읽음으로 사람기생충학에 대한 공부가 효율적으로 이뤄질 수 있기를 바라며, 기생충이라는 신비한 생명체를 접하고 그 숙주인 인체와의 관계를 이해할 수 있기를 기대한다. 기생충병으로 고통받는 사람들을 위해 명확한 지식과 사랑을 가지고 그 고통을 덜어줄 수 있는 활동에 참여할 수 있는 귀한 사람들이 더 많이 생겨날 수 있기를 기원한다.

2022년 1월

대표저자 용태순

차례

총론 / 1

1. 기생충학의 정의와 범위 / 3
2. 숙주-기생충 상호 관계 / 3
3. 기생충의 분류와 명명 / 4
4. 기생충의 생물학적 특성 / 5
5. 기생충감염의 병인 / 6
6. 기생충감염의 역학 / 7
7. 기생충감염과 면역 / 10
8. 기생충감염의 진단 / 13
9. 기생충감염의 치료 / 15
10. 기생충감염의 방제, 관리와 예방 / 16

각론 / 17

chapter 01 원충류 / 19

Ⅰ. 총론 / 19

1. 형태 / 19
2. 생리 / 20
3. 생식과 발육 / 20
4. 분류 / 21

Ⅱ. 각론 / 22

A. 근족충류 / 22

❶ 이질아메바 / 22
❷ 대장아메바 / 29
❸ 잇몸아메바 / 30
❹ 왜소아메바 / 31
❺ 요오드아메바 / 31
❻ 이핵아메바 / 31
❼ *Blastocystis hominis* / 32
❽ 자유생활아메바 / 32

B. 편모충류 / 35

A) 장관, 구강 및 생식기 기생편모충 / 35

❶ 람블편모충 / 35
❷ 장세모편모충 / 38
❸ 구강편모충 / 38
❹ 질편모충 / 39

B) 혈액 및 조직 기생편모충 / 40
1 내장리슈만편모충 / 41
2 소아리슈만편모충 / 41
3 피부리슈만편모충 / 44
4 큰리슈만편모충 / 44
5 이디오피아리슈만편모충 / 44
6 피하리슈만편모충군 / 46
7 멕시코리슈만편모충군 / 46
8 크루스파동편모충 / 47
9 감비아파동편모충 / 51
10 로데시아파동편모충 / 51

C. 섬모충류 / 55
1 대장섬모충 / 55

D. 포자충류 / 56
1 사람등포자충 / 56
2 작은와포자충 / 57
3 원포자충류 / 59
4 미포자충류 / 60
5 말라리아 / 62
6 쥐바베스열원충 / 74
7 톡소포자충 / 75
8 사람근육포자충 / 79
9 돼지근육포자충 / 79
10 린데만근육포자충 / 80
11 폐포자충 / 80

chapter 02 선충류 / 83

I. 총론 / 83
1. 형태 / 83
2. 생리 / 85
3. 분류 / 85

II. 각론 / 86
1 회충 / 86
2 돼지회충 / 89
3 개회충 / 90
4 고양이회충 / 90
5 내장유충이행증 / 90
6 고래회충증 / 91
7 요충 / 93
8 구충 / 95
9 두비니구충 / 95
10 아메리카구충 / 98
11 브라질구충 / 98
12 개구충 / 99
13 동양모양선충 / 99
14 분선충 / 100
15 간선충 / 102
16 편충 / 102
17 간모세선충 / 104
18 장모세선충 / 105
19 선모충 / 106
20 반크롭트사상충 / 109
21 말레이사상충 / 113
22 회선사상충 / 114
23 로아사상충 / 116
24 개심장사상충 / 117
25 열대성 호산구증가증 / 117
26 메디나충 / 117
27 유극악구충 / 119
28 광동주혈선충 / 121
29 동양안충 / 122
30 거대신충 / 123

chapter 03 흡충류 / 125

Ⅰ. 총론 / 125

1. 분류학적 유치 / 125
2. 형태 / 125
3. 생활사 / 127
4. 생리 / 128

Ⅱ. 각론 / 128

A. 혈관기생흡충류 / 128

❶ 일본주혈흡충 / 128
❷ 방광주혈흡충 / 131
❸ 만손주혈흡충 / 132
❹ 메콩주혈흡충 / 134
❺ 장간막주혈흡충 / 134
❻ 유미유충성 피부염 / 134

B. 간 기생흡충류 / 135

❶ 간흡충 / 135
❷ 타이간흡충 / 140
❸ 고양이간흡충 / 140
❹ 간질 / 141
❺ 거대간질 / 143
❻ 창형흡충 / 143

C. 췌장 기생흡충류 / 144

❶ 췌질 / 144

D. 폐 기생흡충류 / 145

❶ 폐흡충 / 145

E. 장흡충류 / 150

❶ 비대흡충 / 150
❷ 호르텐스극구흡충 / 152
❸ 이전고환극구흡충 / 153
❹ 일본극구흡충 / 153
❺ 일로코스극구흡충 / 153
❻ 요코가와흡충 / 154
❼ 타카하시흡충 / 156
❽ 이형이형흡충 / 156
❾ 유해이형흡충 / 157
❿ 긴이형흡충 / 158
⓫ 표주박이형흡충 /158
⓬ 수세미이형흡충 / 158
⓭ 서울주걱흡충 / 158
⓮ 참굴큰입흡충 / 159

chapter 04 조충류 / 161

Ⅰ. 총론 / 161

1. 형태 / 161
2. 생활사 / 163
3. 생리 / 163
4. 분류 / 163

Ⅱ. 각론 / 165

A. 의엽조충류 / 165

❶ 광절열두조충 / 165
❷ 스파르가눔(고충) / 168
❸ 증식성 스파르가눔 / 169

B. 원엽조충류 / 169

❶ 유구조충 / 169
❷ 무구조충 / 173
❸ 아시아조충 / 174
❹ 왜소조충 / 174
❺ 쥐조충 / 176
❻ 단방조충 / 177
❼ 다방조충 / 180
❽ 개조충 / 181
❾ 다두조충 / 182

chapter 05 의용절지동물 / 183

Ⅰ. 총론 / 183

1. 분류 / 183
2. 절지동물의 가해 방법 / 186
3. 질병매개 절지동물의 방제 / 188

Ⅱ. 각론 / 190

❶ 모기 / 190
❷ 등에모기 / 194
❸ 모래파리 / 195
❹ 먹파리 / 196
❺ 등에 / 197
❻ 깔따구 / 198
❼ 파리 / 199
❽ 빈대 / 204
❾ 흡혈노린재 / 206
❿ 벼룩 / 207
⓫ 이 / 209
⓬ 바퀴 / 211
⓭ 참진드기 / 214
⓮ 털진드기 / 215
⓯ 집먼지진드기 / 216
⓰ 옴진드기 / 217
⓱ 모낭진드기 / 218

chapter 06 기생충 검사법 / 221

1. 현미경 사용법 / 221
2. 재료의 채취 / 221
3. 재료의 보존 / 222
4. 충란 검사 / 223
5. 집충법 / 227
6. 조직 내 유충의 검출 / 227
7. 혈액 내 기생충 검사법 / 228
8. 충란 계산법 / 229
9. 배양법 / 230
10. 혈액검사 / 232
11. 면역학적 검사법 / 233
12. 분자생물학적 검사법 / 235

chapter 07 실 습 / 237

실험 1 – 기생충 검사법 및 배양법 / 237
실험 2 – 선충류 관찰(1) / 240
실험 3 – 선충류 관찰(2) / 243
실험 4 – 흡충류 관찰(1) / 246
실험 5 – 흡충류 관찰(2) / 249
실험 6 – 조충류 관찰 / 252
실험 7 – 원충류 관찰(1) / 255
실험 8 – 원충류 관찰(2) / 258
실험 9 – 원충류 관찰(3) / 261
실험 10 – 의용절지동물 관찰 / 264

찾아보기 / 266

총론

총 론

1. 기생충학의 정의와 범위

모든 생물은 자연계에서 다른 생물과 여러 면으로 크고 작은 관계를 이루며 살아간다. 한 생물이 다른 생물의 체내 또는 체표에 일시적 또는 지속적으로 서식하면서 이득을 취하는 현상을 기생생활(parasitism)이라고 한다. 이때 기생하는 생물을 기생물 또는 넓은 의미의 기생충(parasite)이라고 하며, 기생물이 붙어사는 생물을 숙주(host)라고 한다. 기생물 중 특별히 동물성인 것을 기생충(좁은 의미의 parasite)이라고 부르는데, 이를 대상으로 연구하는 학문을 기생충학(parasitology)이라고 한다. 기생충 중에서도 특히 인체에 기생하여 질병을 일으키거나 다른 병원체를 매개하는 등 의학적으로 중요한 종류를 연구하는 학문을 사람기생충학(human parasitology) 또는 의학기생충학(medical parasitology)이라고 한다.

기생충 중 원생동물, 즉 원충(protozoa)에 대한 학문을 원충학(protozoology), 후생동물(metazoa)인 연충(helminth)에 대한 학문을 연충학(helminthology), 절지동물(arthropods)을 연구하는 학문을 절지동물학(arthropodology)이라고 하며, 이것이 기생충학의 중요한 세 구성 분야이다. 또 절지동물 중 특히 의학적으로 중요한 곤충을 연구하는 분야를 의용곤충학(medical entomology)이라고 한다. 근래 기생충학 분야는 좁은 의미의 기생충만이 아니라 사람에게 질병을 일으키거나 매개하거나 또는 건강에 위해를 가져오는 절지동물, 환형동물(annelida), 연체동물, 척추동물까지 포괄적으로 다루려는 경향이 있는데, 이를 의동물학(medical zoology)이라고 부른다.

2. 숙주-기생충 상호 관계

기생생활은 종류가 다른 두 생물, 즉 숙주와 기생충 간의 생물학적인 관련 양식에 따라 몇 가지로 구분할 수 있다. 보편적으로 인식되어 온 기생생활(parasitism)이란 숙주로부터 양분을 섭취하는 등 숙주에게 해를 끼칠 뿐 이익을 주지 못하는 생활방식을 말한다. 그러나 불가분의 관계를 가지고 서로 도움을 주면서 공생(symbiosis, mutualism)을 하는 것과, 숙주에게 해를 주지 않고 단순히 기거생활(commensalism)을 하는 경우도 있다. 한 생물이 다른 생물에게 단순한 보호 장소를 제공하거나 또는 이동의 보조 역할만을 하는 경우가 있는데, 이런 현상을 단순운반(phoresis)이라고 한다. 크고 강한 동물이 작고 약한 동물을 탐식하는 현상을 포식(predation)이라고 한다.

기생충이 완전히 성숙한 후에도 지속적으로 기생하거나 유성생식(sexual reproduction)이 이루어지는 숙주를 고유숙주(definitive host) 또는 종숙주(final host)라고 하며, 유충기에만 기생하거나 무성생식기(asexual reproduction)가 이루어지는 숙주를 중간숙주(intermediate host)라고 부른다. 기생충의 종류에 따라 두 종의 중간숙주를 필요로 할 때, 첫 번째 것을 제1중간숙주(first intermediate host), 두 번째 것을 제2중간숙주(second intermediate host)라고 한다.

일반적으로 기생충은 특정한 숙주에 대한 특이성(host specificity)이 있어서 그 종으로 들어가야만 정상적인 생활사를 이어갈 수 있다. 이러한 생리적 조건을 갖추고 있는 숙주를 호적숙주(favorable 또는 suitable host), 감수성숙주(susceptible host) 또는 자연감염숙주(natural host)라고 하며, 그렇지 않은 숙주를 비호적숙주(unfavorable 또는 unsuitable host), 비감수성숙주(unsusceptible host) 또는 비자연감염숙주(unnatural host)라고 한다. 어떤 기생충의 유충이 우연한 기회에 비호적숙주(unfavorable host)에 들어가 발육하지 않고 살아있다가 호적숙주에 섭취되어 성숙할 경우, 이 비호적숙주를 연장숙주(paratenic host) 또는 운반숙주(transport host)라고 한다. 기생충의 종류에 따라 사람 이외에 가축이나 야생동물에 기생하여 성충으로 발육할 수 있는데, 이런 경우 가축이나 야생동물을 사람기생충의 보충숙주 또는 보유숙주(reservoir host)라고 한다.

한 종류의 숙주에서 발육하고 성숙할 수 있는 기생충을 단숙주기생충(monoxenous parasite, 예 회충)이라 하고, 성충이 되기까지 둘 또는 그 이상의 숙주를 필요로 하는 경우를 복숙주기생충(heteroxenous parasite, 예 폐흡충)이라고 한다. 기생생활에의 적응 정도에 따라 전 생애에 걸쳐 기생생활만을 영위하는 편성기생충(obligatory parasite, 예 선모충), 적당한 환경에서는 자유생활도 할 수 있는 통성기생충(facultative parasite, 예 분선충)으로 나눌 수 있다. 우연한 기회에 인체로 들어와 성충이 될 수는 있으나 오래 살지 못하는 경우를 우연기생충(accidental parasite, 예 개조충)이라고 한다. 일시기생충(temporary parasite)은 거머리와 같이 피를 빠는 동안만 일시적으로 피부에 부착, 기생하는 것을 일컫는다. 기생하는 부위에 따라 피부에 붙어 기생하는 외부기생충(ectoparasite)과 체내에 기생하는 내부기생충(endoparasite)으로 나눈다. 내부기생충은 다시 체강기생충(coelozoic parasite, 예 구충), 조직기생충(histozoic parasite, 예 선모충), 세포내기생충(cytozoic parasite, 예 열원충)으로 구분된다.

기생충이 원래의 기생 부위가 아닌 다른 장기에서 상당 기간 기생하는 경우를 이소기생(ectopic parasitism, 예 폐흡충)이라고 하며, 다만 일시적으로 다른 부위로 들어갈 때는 미입기생(erratic parasitism, 예 회충)이라고 한다. 동물의 기생충이 비호적숙주인 사람에 도입된 후 장기나 조직을 이동하는 경우를 이행(migration)이라 하고, 최초의 기생 부위에서 혈관이나 림프관를 타고 수동적으로 다른 부위로 이동하여 기생할 때 이를 전이(metastasis, 예 이질아메바)라고 한다.

3. 기생충의 분류와 명명

자연계의 생물 집단은 계통화된 분류에 의하여 통상 다음과 같이 정리된다.

- 계(界, kingdom)
  - 문(門, phylum)
    - 강(綱, class)
      - 목(目, order)

- 과(科, family)
  - 속(屬, genus)
    - 종(種, species)

기생충의 명명은 국제동물명명규약(International Code of Zoological Nomenclature)에 의한 명명법(nomenclature)에 따라서 정한다. 학명(scientific name)은 라틴어나 라틴어화한 단어를 사용해야 한다. 문, 강, 목, 과, 속 등 상위분류계급(category)의 학명은 단일명명법(uninominal nomenclature)에 따르며, 대문자로 시작한다. 과명은 어미에 −idae를 붙여 사용하고, 속명은 이탤릭체로 쓴다. 종은 생물 분류의 기본 단위로 가장 중요하다. 종명은 이명법(binominal nomenclature)으로 속명과 종소명(species name)의 두 단어를 쓴다. 종소명은 언제나 소문자로 시작하고 이탤릭체로 쓴다. 종명(속명 + 종소명) 뒤에 이어 명명자 이름과 명명한 연도를 사용한다.

예 *Fasciola hepatica* Linnaeus, 1758

흔히 명명자 이름과 연도는 생략하기도 하고 명명자 이름만 사용하기도 한다. 후에 속명이 바뀌면 처음 명명자 이름과 연도를 괄호 안에 넣어 쓰고 뒤에 새 명명자를 기재한다.

예 *Paragonimus westermani*(Kerbert, 1878) Braun, 1899

아종이 생기면 아종명(subspecies name)은 삼명법(trinominal nomenclature)을 사용하여 속명 + 종소명 + 아종소명의 3개 이름을 이어 쓴다.

예 *Culex pipiens pallens*

한편, 기생충은 학명이 아니라 일반명(common name)으로 흔히 불리는데, 예를 들어 회충(roundworm), 요충(pinworm) 등이다. 기생충감염증이나 질환을 표시할 경우는 속명의 어간에 "−asis" 또는 "−osis"를 붙인다. 우리말로는 "증"을 붙인다(예 *Clonorchis*−clonorchiasis, 간흡충−간흡충증).

4. 기생충의 생물학적 특성

1) 형태적 특성

기생충이 오늘날에 이르기까지 어떤 과정을 거쳐 숙주에 기생하게 되었는지 명확히 알 수는 없으나 생명의 유지와 종족의 보존을 위한 독특한 형태로 변모한 것은 분명하다. 기생 부위에서 적응하기 위하여 체형의 변화를 일으켰으며, 기생생활에 불필요하거나 이용가치가 적은 기관은 퇴화 또는 소실하였다. 대부분의 연충류는 운동, 감각, 호흡 및 순환기관을 상실하였으며, 조충류는 소화기관마저 완전히 없어졌다. 대장에 기생하는 원충인 이질아메바의 경우는 호기성 호흡(aerobic respiration)에 필요한 세포 내 소기관인 미토콘드리아를 상실한 것으로 여겨진다. 신경계통, 특히 중추신경계는 발달되지 않았다. 반면에 기생생활에 필요한 기관은 잘 발달하였다. 즉, 외계환경에 노출되었을 때 생명을 유지하기 위하여 난각(egg shell), 포낭벽(cyst wall) 등이 발달하였으며, 충체가 소화기관에 고착하기 쉽도록 갈고리(hooklet), 흡반(sucker), 부리(rostellum),

흡구(sucking groove) 등이 발달되었다. 가장 뚜렷하게 발달한 기관은 생식기로, 대부분의 기생충은 종족보존을 위하여 많은 수의 충란이나 유충을 생성한다. 이를 위하여 충체 대부분이 생식기로 차 있는 경우도 있다.

2) 기생충의 생식

기생충이 또 다른 숙주에 감염되어 생활사를 이어가는 것은 많은 생존의 위협을 극복해야 하는 쉽지 않은 일이다. 이를 위하여 각 종류에 따라 다양한 생식방법이 발달하였다.

(1) 무성생식(asexual reproduction)

여러 종류의 원충이 무성생식법으로 증식한다. 근족충류(Rhizopoda, 예 이질아메바), 편모충류(Mastigophora, 예 람블편모충) 등은 이분법(binary division)으로, 톡소포자충은 내부출아법(endodyogeny)으로, 열원충류는 다분법(multiple fission, schizogony) 혹은 포자생식(sporogony)으로 증식한다. 연충류 중 단방조충은 인체에 감염되었을 경우 기생한 장기에서 무성생식으로 두절(scolex) 수가 늘어난다. 또 대부분의 흡충류는 중간숙주인 패류(mollusks) 체내에서 무성적으로 증식한다.

(2) 유성생식(sexual reproduction)

원충 중 포자충류는 생활사 중 일부 유성생식을 거친다. 즉, 암생식세포(macrogamete)와 수생식세포(microgamete)가 교합(syngamy)하여 접합체(zygote)를 형성하는 배우자생식(gametogony)을 한다. 섬모충류는 경우에 따라서 일종의 유성생식이라고 볼 수 있는 접합생식(conjugation)을 한다고 한다.

연충류 대부분은 유성생식을 하지만 일부 단성생식(parthenogenesis)을 하는 것도 있다. 선충류나 절지동물의 대부분은 자웅이체(gonochorism)이고, 인체에 기생하는 편형동물(platyhelminth)은 주혈흡충을 제외하고 모두 자웅동체(hermaphroditism)이다. 충란(egg)과 정자(sperm)가 수정하여 만들어진 수정란(fertilized egg)은 기생충의 체내 또는 체외에서 유충으로 발육한다. 단성생식의 예로는 분선충을 들 수 있는데, 인체 내에서 보통 암컷만 발견된다. 이는 수생식기가 먼저 발육하여 정자를 생산한 후 암생식기가 성숙하기 때문이라고 한다. 또 폐흡충의 경우 염색체가 2배체(2n)인 것과 3배체(3n)인 것이 발견되고 있는데, 이 중 3배체는 단성생식을 하는 것으로 보고 있다.

5. 기생충감염의 병인(pathogenesis of parasitic infections)

1) 감염과 질병

감염이 성립되려면 기생충이 일정한 경로를 통하여 숙주 체내로 도입된 후 기생에 적합한 조직에 붙어 증식하거나 발육, 성장해야 한다. 예를 들어, 감염기 충란이 들어왔다면 장관 내에서 탈각하여 나온 후 발육하거나 기생 장소를 찾아가야 하며, 이질아메바의 포낭이라면 일정 수가 대장의 점막에서 증식하여 군체(colony)를 이루어야 감염이 성립된다. 이렇게 도입된 기생충으로부터 나온 산물을 인체 가검물에서 발견할 때까지를 생물학적 잠복기(biological incubation period)라고 하는데, 기생충과 숙주의 여러 요인에 따라 이 기간이 다르다. 또한 기생충의 인체 도입부터 임상증상이 나타나기까지를 임상적 잠복기(clinical incubation period)라고 한다. 일반적으로 감염된 기생충의 종류와 특성, 감염 충수, 병원성, 감염 기간, 감염 횟수 및 숙주의 면역 기능을 비롯한 저항력에 따라 차이를 나타낸다. 감염 후 임상증상이 나타나게 되면 질병(disease)에 걸린 환자(patient)가 되지만, 기생충에 감염되어도 뚜렷한 증상을 보이지 않는 경우가 매우 흔하다.

2) 숙주에 대한 병해

(1) 기계적 장애

충체가 한정된 공간에 존재하기 때문에 생긴다. 간흡충은 담도폐쇄, 회충은 장폐쇄 또는 미입기생에 의한 담도폐쇄, 사상충은 림프관 폐쇄, 포충 또는 유구낭미충은 주변 조직에 압박 등을 일으킬 수 있다.

(2) 조직과 세포의 파괴

주혈흡충란에 의한 간조직 손상, 회충 유충에 의한 일과성 폐렴, 구충에 의한 장점막의 손상 등을 예로 들 수 있다. 또 이질아메바는 기생 부위에 궤양을 형성하거나 조직을 용해하며, 세포 내 기생원충인 톡소포자충은 감염 세포를 파괴한다.

(3) 독성 장애와 과민성 장애

파동편모충의 산물이 신경독으로 작용하여 수면병을 일으키며, 절지동물의 독성물질이나 연충류의 대사산물에 의하여 신경 증상 또는 전신증상이 초래된다. 흔히 기생 연충의 대사산물에 대하여 과민 반응이 유발된다.

(4) 숙주의 조직, 세포 반응 유발

기생 부위에 세포가 이상 증식하거나 염증세포의 침윤이 올 수 있다. 구충의 유충이나 주혈흡충의 유미유충에 의하여 피부염이 일어난다. 만성적으로는 간흡충, 타이간흡충 등에 의하여 담도 주위 조직의 이상증식(hyperplasia), 화생(metaplasia), 신생(neoplasia) 등이 일어난다. 사상충에 의하여 림프관 주위 조직의 비후 등이 초래된다. 충체 주위에 충낭이나 육아종(granuloma)을 형성하기도 한다.

(5) 영양물질의 유실

기생충은 생존에 필요한 물질을 숙주로부터 탈취한다. 구충은 흡혈하고, 광절열두조충은 vitamin B_{12}를 빼앗아간다.

(6) 미생물감염의 조장

피부를 침범하는 기생충에 감염된 경우 또는 이질아메바에 의한 장 병변에 2차적으로 박테리아가 침입할 수 있다.

6. 기생충감염의 역학

질병과 환경 및 사회경제적 요인 간의 연관 관계를 연구하는 학문을 역학(epidemiology)이라고 한다. 기생충도 일정 지역에 분포하거나 토착화하는 데에는 자연환경이나 사회경제적 요인과 밀접한 연관이 있으므로 기생충감염에 대한 역학은 기생충증의 진단, 예방과 관리 등에 대단히 중요하다.

1) 감염원(source of infection)

병원체를 가지고 있어서 사람에게 직접 감염을 일으키는 매체를 일컫는다. 기생충감염의 경우는 감염형 충란, 유충이나 포낭 등을 내포하고 있는 사람, 동물, 기타 생물이나 물체를 총칭한다.

(1) 흙

회충, 구충 등은 분변으로 오염된 흙을 통하여 감염되며, 일반적으로 가장 흔한 기생충감염의 매체라고 할 수 있다.

(2) 물

이질아메바 또는 람블편모충의 포낭, 주혈흡충의 유미유충 등이 물을 통해 감염된다.

(3) 식물(야채, 과일, 수초)

충란이나 포낭에 오염되어 있을 경우 감염의 매체가 된다.

(4) 동물

어류, 포유류, 패류 등을 먹을 경우 간흡충, 선모충, 광동주혈선충 등에 감염된다. 한편, 인수공통감염증을 일으키는 개조충은 벼룩에 의하여 개로부터 감염된다.

(5) 매개종

사람을 흡혈하는 절지동물 중 질병을 전파시키는 종을 말한다. 말라리아는 얼룩날개모기속(*Anopheles*)의 소수종이 매개종 역할을 한다.

2) 감염경로(route of infection)

감염원에 있는 기생충이 일정한 침입경로를 통하여 인체에 도입된다.

(1) 경구감염(oral infection)

가장 흔한 감염방식으로, 음식물을 통하여 소화기로 들어온다. 회충, 간흡충, 유구조충, 이질아메바 등을 대표적인 예로 들 수 있다.

(2) 경피감염(cutaneous infection)

주혈흡충, 구충의 감염형 유충이 피부를 뚫고 들어온다. 또는 매개체인 절지동물이 흡혈할 때 도입된다(예 열원충, 사상충).

(3) 기타

공기를 흡입할 때 호흡기를 통하여 먼지와 같이 들어온다. 톡소포자충, 열원충 등은 경태반감염(transplacental infection)도 가능하다. 질편모충은 성적 접촉으로 생식기를 통하여 감염된다. 동양안충은 눈(결막)을 통하여 매개곤충에 의하여 감염된다. 수혈에 의하여 혈액 내에 기생충이 직접 도입된다.

3) 전 파

병원체가 다른 숙주로 옮겨가는 것을 전파(transmission)라고 한다. 전파 방식에는 상호접촉에 의한 직접 방법이 있고, 중간에 매개체가 개입하는 간접 방법이 있는데, 이에 관여하는 생물을 전파자(transmitter)라고 한다. 전파자 중에는 단순히 기생충을 옮겨 주는 기계적 전파자(mechanical transmitter, carrier)가 있고, 그 안에서 기생충이 발육, 생식 등이 일어나 감염형으로 된 후 숙주에 전파되는 생물학적 전파자(biological transmitter, vector)가 있다.

4) 전파양식에 따른 기생충의 구분

(1) 토양매개기생충(soil-transmitted parasites)

충란이나 유충이 토양 내에서 감염형으로 발육하는 기생충으로, 대개 중간숙주를 필요로 하지 않는다. 선충류의 일부(예 회충, 구충)가 이에 속한다.

(2) 패류매개기생충(snail-transmitted parasites)

패류를 중간숙주로 하는 기생충(예 간흡충, 주혈흡충)이다.

(3) 식용동물매개기생충(food-animal transmitted parasites)

가축, 가금류, 어류 등이 중간숙주인 기생충(예 광절열두조충, 무구조충)이다.

(4) 절지동물매개기생충(arthropod-borne parasites)

절지동물이 중간숙주인 기생충(예 사상충, 열원충)이다.

(5) 접촉감염기생충(fecal-borne 또는 contageous parasites)

감염형 충란이나 유충이 사람에서 사람으로 직접 전파되는 기생충(예 요충)이다.

5) 기생충의 분포와 토착화

질병 발생이 한 지역에서 지속적으로 유지될 경우 이를 지방유행성 또는 토착성(endemic)이라 하고, 이 질병을 풍토병(endemic disease)이라고 하며, 그 지역을 유행지 또는 만연지역(endemic area)이라고 한다. 유병률(prevalence rate)이 상당히 높은 경우를 고토착성(hyperendemic)이라고 하며, 예년 수준을 넘어 폭발적인 발생을 보일 경우 유행(epidemic)이라고 한다. 때때로 여기저기에서 나타나는 경우를 산발적(sporadic)이라고 한다. 그리고 이와 같은 질병이 동물에서 유행하는 경우를 동물토착성(enzootic)이라고 한다.

기생충의 분포는 자연환경(기후, 지형, 생태) 및 사회경제적 요인과 밀접한 관련이 있다. 환경 요인은 기온, 강우량, 토질 등인데, 사람에 의한 생태계의 파괴나 환경 변화가 기생충의 분포를 변화시킨다. 세계적으로는 연평균기온이 20℃ 이상으로 덥고 강우량이 많은 열대지역에 기생충을 비롯한 감염성 질병의 감염률이 높으며, 이러한 질병을 열대병(tropical diseases)이라 한다. 열대병은 다른 기후를 가진 지역에서도 발생하지만, 특히 열대지역에 만연한 고질적이고 심각한 질병들을 일컫는다. 건조한 사막이나 겨울이 춥고 긴 지역에서는 구충의 유행이 있을 수 없다. 회충의 유행에는 점토질(clay soil), 구충의 유행에는 사토질(sandy soil)이 적합하다. 중간숙주가 필요한 경우 그들의 분포와 이동 범위는 기생충의 만연지역과 역동적으로 상응한다. 댐의 건설에 따라 주혈흡충의 새로운 유행지역이 크게 늘어난 것을 예로 들 수 있다. 야생동물이 역학적으로 중요한 보유숙주가 되는 기생충은 사람의 거주지역보다 더 넓은 지역까지 분포되어 있다(예 폐흡충). 중요한 사회경제적 요인으로는 생활 습관, 소득과 교육 수준, 정치, 종교, 거주 이전, 나이, 성별, 직업 등이 있다. 민물고기를 날로 먹는 식습관은 다양한 흡충류의 감염과 직접적인 관련이 있으며, 인분을 비료로 사용하는 경우 토양매개성 기생충의 감염률이 높게 된다. 일반적으로 소득과 교육 수준이 낮을수록 기생충감염률이 높게 나타나며, 전쟁이나 내란 등이 발발하면 감염병의 유행이 발생한다. 종교적인 계율에 따라 특정한 고기를 먹지 않으면 이를 매개로 감염되는 기생충이 생길 수 없다. 요충은 어린이에서 유병률이 높다.

6) 인수공통감염증

인수공통감염증(zoonosis)은 동물의 질병이라는 어원에서 나온 용어이지만 현재는 척추동물과 사람 사이에 자연적인 조건에서 상호 전파될 수 있는 감염과 질병을 뜻한다. 인수공통감염증은 숙주특이성이 명확하지 못한 병원체가 비호적숙주에 들어가 적응, 진화하는 과정 중에 있는 것으로도 생각되는데, 실제로 상당히 많은 종류의 기생충들이 이에 해당하며, 알려진 170여 종의 인수공통감염증 중 1/3 이상이 기생충감염에 인한 것으로 인정되고 있다. 인수공통감염증을 일으키는 기생충은 ① 주로 가축 등 다른 동물에 흔한 기생충이지만 경우에 따라 사람에게도 감염이 되는 종류(예 간질), ② 주로 사람의 기생충이지만 동물에도 감염이 성립되는 경우(예 분선충), ③ 사람과 동물 감염이 모두 흔하게 일어나는 경우(예 간흡충)로 크게 나눌 수 있다. 또 인수공통감염증은 새로운 인체감염질환의 출현과도 밀접하게 관련되어 있어 중요시된다.

7. 기생충감염과 면역

기생충감염에 대한 면역반응은 다양한 기전을 통해 작동하여 때로는 숙주에 매우 효과적인 방어수단이 되기도 하지만 완전한 수준은 못된다. 이 점은 아직까지 사람기생충증에 사용할 수 있는 예방 백신(vaccine)이 개발되지 못한 중요한 이유라고 볼 수 있다.

1) 자연 저항력(natural resistance)

숙주의 신체적, 생리적 요인에 의하여 생기는 것으로, 병원체에 노출되어 생기는 면역과는 무관한 능력이다. 즉, 피부, 점막, 눈물, 위산, 소화액, 체액, 체온, 영양 상태 등이 기생충 침입에 대한 자연적인 저항력에 관련된다. 또한 기생충이 비호적숙주에 감염되면 대부분 유충 이상으로는 자라지 못하는데, 이는 그 기생충의 발육에 필요한 성분이 없기 때문이지만 결과적으로 자연 저항력의 하나로 해석될 수 있다. 인종도 관련이 있는데, 미국의 흑인은 백인보다 구충 감염에 대한 저항력이 높은 것으로 알려졌다. 나이도 중요한 요인이다. 사람이 비호적숙주라고 알려진 기생충에 우연 감염되었을 때, 특히 그 기생충이 성충으로까지 발육한 경우는 대부분 자연 저항력이 약한 어린아이에서 발견되었다.

2) 면역(immunity)

(1) 선천성 면역(innate immunity)

감염에 의하여 유발되는 획득면역과 무관하게 작동하는 것으로, 처음 감염되었을 때 특히 중요하다. 대식세포(macrophage)에 의한 탐식(phagocytosis), 자연살해세포(natural killer cell)의 작용 등이 중요한 작동기전이다.

(2) 획득 면역(acquired immunity)

- **항원**: 일반적으로 원충의 경우 표면항원(surface antigen)이, 연충의 경우는 체항원(somatic antigen)보다는 분비배설항원(excretory secretory antigen)이 면역원(immunogen)으로 중요시된다. 유연관계가 가까운 기생충 사이에는 공통항원이 존재하여 교차면역(cross immunity)이 생길 수 있다고 한다.
- **체액성 면역(humoral immunity)**: 기생충의 감염은 항원에 대한 특이 항체(specific antibody)를 생성하게 하고, 생성된 항체는 기생충의 종류에 따라 다양하게 작용한다. 즉, 항체는 충체의 이동이나 숙주세포 침입을 방해하고, 항체의존성 세포독성(antibody dependent cellular cytotoxicity)으로 공격할 수 있다. 일반적으로 연충류에 감염되었을 때 다른 병원체의 감염 때보다도 혈청내 특이 immunoglobulin E(IgE) 또는 비특이 IgE의 농도가 상승하는 것이 확인된다. 이 IgE는 IgG와 함께 항체의존성 세포독성에 관여하여 기생충을 공격한다고 한다. 또, 장내 기생충감염의 경우 흔히 장관 내로 IgA가 분비된다. 그러나 어떤 경우든지 생성된 항체가 완전한 방어 능력을 제공하기는 어렵다고 생각된다.
- **세포성 면역(cellular immunity)**: T 림프구의 역할이 특히 중요한데, 대식세포를 활성화하고, 육아종(granuloma) 형성과 호산구증가증(eosinophilia)에 관여한다. 아울러 T 세포 의존 항원, 사실상 대부분의 기생충 항원에 대한 항체 생산과 장내 기생충의 배출에 관여한다고 한다. 연충류에 감염되면 흔히 호산구증가증이 나타나는데, 이때 증가한 호산구는 중성구(neutrophil)와 함께 항체의존성 세포독성에 관여한다고 한다.

3) 면역회피(immune evasion)

기생충은 숙주의 자연 저항력과 면역계의 다양한 공격을 받음에도 불구하고, 때로는 면역계 속에 들어가서 생존하고 번식할 수 있다. 다음과 같은 요인들이 관여한다.

(1) 항원의 복잡성과 변화

기생충은 다른 병원체들에 비하여 생리적 현상이 복잡한 특성을 가지고 있어서 항원의 구성 역시 다양하고 복잡하며, 각 발육단계마다 다른 항원이 발현된다. 파동편모충의 경우 면역계의 공격을 피하기 위하여 표면항원을 지속적으로 변화시킨다.

(2) 분비배설항원

충체에서 배출된 항원에 대하여 숙주의 면역기전이 작동하므로 충체 자체는 영향을 받지 않는다.

(3) 표면항원의 위장

주혈흡충의 경우 혈관내에 존재하는 충체의 표면에 숙주의 항원 물질로 위장함으로써 충체 자체는 면역계에 노출되지 않는다고 한다.

(4) 기생 부위

장내 기생충의 경우 장관내에서는 면역계의 공격을 덜 받을 수 있으며, 세포 내에 기생하는 원충의 경우 체액성 면역으로부터 피할 수 있다.

(5) 크 기

연충류는 면역계의 세포보다 훨씬 크므로 결정적인 손상을 잘 받지 않는다.

(6) 이 동

운동기관을 사용해 이동하여 면역계의 공격을 피한다.

(7) 숙주 면역계에 대한 공격

기생충이 단백분해효소를 분비하여 숙주의 항체를 분해한다. 또는 면역세포를 괴사(necrosis)시키거나 세포자멸사(apoptosis)를 유도하기도 한다.

(8) 면역억제(immune suppression) 또는 면역관용(immune tolerance)

파동편모충, 열원충 등의 경우 림프구의 분화를 억제하는 현상이 알려져 있다.

4) 기타 면역반응

(1) Sarles 현상(Sarles' phenomenon)

항혈청 속에 살아있는 유충이나 충란을 넣으면 주위에 면역복합체(immune complex)의 침전물이 생기는 것을 일컫는다.

(2) 감염면역(infection immunity)

특히 말라리아에서 나타나는 현상으로, 예방면역(premunition)이라고도 한다. 만성으로 이행된 말라리아에서 소수의 기생원충이 숙주 체내에 남아 있을 때까지는 재감염에 대한 저항성을 보이지만 완전히 사라지게 되면 면역성도 상실하게 되어 재감염된다.

5) 면역병리(immunopathology)

기생충감염에 대한 면역반응이 오히려 숙주에 해로운 영향을 주는 경우가 있다.

(1) 제1형(아나필락시스형)

IgE와 비만세포(mast cell) 등이 관여하는 것으로 생각된다. 회충 감염 시 나타나는 복통(횟배)은 회충체강액에 대한 과민증으로 위장 평활근의 수축, 장관벽의 부종 등에 의해 발생한다(Schultz–Dale 반응). 포충증의 제거 수술 시 숙주에 대량 유입된 낭액 항원에 대한 과민반응도 이에 해당한다.

(2) 제2형(세포독성형)

기생충에 대한 항체가 교차반응을 일으켜 숙주 세포를 공격한다(예 말라리아에서 생기는 용혈 현상).

(3) 제3형(면역복합체 매개형)

면역복합체가 과량 생성되어 병변을 일으킨다(예 말라리아에서 나타나는 신증후군).

(4) 제4형(세포매개형)

지연형 과민반응으로 T 림프구가 매개한다(예 주혈흡충 충란에 대한 육아종 형성).

8. 기생충감염의 진단

기생충감염의 진단을 위하여 문진을 통하여 병력과 임상증상 등을 면밀히 살필 필요가 있으며, 경우에 따라 잠정적인 진단을 내릴 수도 있다(예 특징적인 발열 양상을 보이는 말라리아). 보다 정확한 진단을 위하여 사용하는 실험실 내 진단법은 기생충체 또는 충란, 포낭 등 기생충의 산물을 검출해 내는 방법, 혈청학적 방법을 포함한 면역진단법과 분자생물학적 진단법과 영상진단법 등이다. 결과가 위양성이나 위음성으로 나올 수 있으므로 주의를 요하며, 종합적으로 판단하여 결론을 내려야 한다.

1) 기생충 검출에 의한 확진법

(1) 충체 검출

원인충체를 발견하는 것이다(예 회충, 요충, 무구조충, 옴진드기).

(2) 분변검사

장내 기생충의 충란, 유충, 포낭 등을 검출한다. 방법에 따라 감염 강도를 추정할 수도 있다.

(3) 항문주위 도말검사법

요충란 검출에 이용된다.

(4) 혈액검사

혈액내에 기생하는 열원충, 사상충 등을 검출한다.

(5) 골수검사

리슈만편모충을 검출할 수 있다.

(6) 생검(biopsy)

조직침범기생충(tissue invading parasite)의 검출에 사용된다. 선모충, 리슈만편모충 등을 검출할 수 있다.

(7) 뇌척수액검사

파동편모충, 광동주혈선충 등의 검출에 이용된다.

(8) 객담검사

폐흡충, 폐포자충 등의 진단에 필요하다.

(9) 소변검사

질편모충, 방광주혈흡충의 충란을 검출한다.

(10) 질분비물 도말검사법

질편모충을 검출한다.

(11) 배양법

이질아메바, 리슈만편모충 등은 일정배지에 접종, 배양하여 진단할 수 있다. 크루스파동편모충의 진단에 감염되지 않은 매개곤충을 사용한 타숙주진단(xenodiagnosis)이 이용되기도 한다.

(12) 동물 접종

톡소포자충증의 진단을 위하여 가검물을 실험용 마우스의 복강에 주사한 후 기생충의 증식 여부를 관찰한다.

2) 면역진단법과 분자생물학적 진단법

주로 조직침범기생충에 대하여 혈청이나 뇌척수액을 사용한 면역진단법을 사용할 수 있다. 효소면역검사법(ELISA)이 가장 널리 쓰이지만 간접형광항체법(indirect fluorescent assay), 간접혈구응집법(indirect hemagglutination assay) 등도 이용된다. 주로 샘플 내에 존재하는 기생충 특이 항체의 생성 여부를 판정하여 진단하는 방법이나 때로는 항원을 검출하는 방법이 사용되기도 한다. 특이 항체를 검출해도 확진은 가능하지 않지만, 특히 조직침범기생충(예 유구낭충, 폐흡충, 고충, 이질아메바, 톡소포자충 등)에 대한 면역검사법은 진단에 큰 도움이 된다. 숙주의 과민 반응을 진단에 응용하는 피내반응검사법(intradermal test)은 위양성 반응을 보이는 경우가 많지만, 간흡충, 폐흡충 감염의 판정 등에 유용하다.

최근 중합효소증폭반응(polymerase chain reaction; PCR)을 이용하여 특정유전자를 증폭시킬 수 있게 되었는데, 이를 이용하여 조직 내 기생충 등을 검출할 수 있게 되었다(예 리슈만편모충). 또한 이 PCR 산물을 제한효소로 처리하든지 염기서열을 분석하면 확보한 기생충의 충주(strain) 또는 분리주(isolate)를 확인할 수도 있어 진단, 치료, 질병의 예후 판정 또는 역학 조사 등에 응용되고 있다.

3) 영상진단법

컴퓨터단층촬영법(CT scan), MRI 또는 초음파검사가 뇌낭미충증, 고충증과 포충증 등 조직 내 기생충감염의 진단에 매우 유용하게 사용된다.

9. 기생충감염의 치료

1) 일반요법

기생충감염자 중에 영양 부족, 간 기능 이상, 2차 감염 등이 수반된 경우 이에 대한 처치를 함께해야 한다. 영양 부족인 경우 면역 기능도 약화되어 있어 화학요법만으로 치료가 어려울 수 있다.

2) 약물요법

혈액이나 조직에 기생하는 일부를 제외한 대부분의 기생충은 약물로서 용이하게 구제할 수 있다. 약물요법에 있어서 중요한 점은 기생충의 종류, 환자의 상태, 약물의 선택, 용량 및 용법에 대한 지식 등이며, 흔히 사용되는 구충제도 연령과 성별, 임신 상태를 확인한 후에 투여해야 한다. 약물을 선택할 때는 구충 효과가 높고, 부작용이 적으며, 투여가 간편하고, 안정성이 높은 약을 고른다. 경제적인 요인도 환자의 입장에서 고려해야 할 사항이다. 대상 기생충에 따른 주의도 필요하다. 요충의 경우 전 가족이 동시에 복용하는 것이 구충 효과를 높일 수 있으며, 광절열두조충의 경우 충체의 머리부분이 장내에 남아 있게 되면 다시 자라 성충이 되므로 약물 치료 후에 완전 구충이 되었는지 재검이 필요하다.

장내 기생충이 만연된 지역에서는 집단 구충이 필요할 수 있지만, 원칙적으로 약물투여는 원인기생충을 명확히 진단하려는 노력이 선행되어야 한다. 기생충감염을 확진하지 못하고 약제를 투여한 경우는 증상이 호전되더라도 인과관계를 알 수 없게 된다. 장내 기생충의 경우 구충제 투여 후에 검변하여 충란 음전율(egg negative conversion rate, cure rate)이나 충란 감소율(egg reduction rate)로 효과를 평가할 수 있다.

구충제의 약리 기전은 충체의 생존에 필수적인 당의 흡수를 방해하여 ATP 형성에 장애를 일으키거나 (예 mebendazole), 근신경 연합부의 신경전달물질을 차단함으로써(예 ivermectin) 구충 효과를 나타낸다. 흡충, 조충을 구충할 수 있는 praziquantel은 세포막의 투과성을 변화시켜 세포 내의 칼슘 농도를 변화시킨다. 항원충제는 주로 핵산과 단백질 형성을 저해하여 원충이 분열, 증식할 수 없도록 한다.

사상충의 치료와 같이 부작용으로 발열이 예상될 때는 해열제를 줄 필요가 있으며, 중추신경계를 침범한 유구낭미충증의 경우 화학요법제와 더불어 스테로이드를 병용한다.

3) 처치와 수술

약물요법에 듣지 않는 경우 충체를 제거하는 처치나 외과적인 수술이 필요한 경우가 있다. 고래회충증의 경우 위내시경으로 충체를 잡아낼 수 있다. 고충증이나 포충증의 경우 수술로 충체 전체를 적출할 수 있다. 회선사상충의 경우 결절제거술(nodulectomy)을 시행할 수 있다. 반크롭트사상충 감염의 후유증으로 생긴 상피증(elephantiasis)은 성형의 필요성이 있으나 간단하지 않다. 메디나충의 경우 충체를 조심스럽게 잡아당겨

완전히 제거하는 것이 중요하다. 피부구더기증의 경우 파괴된 조직을 깨끗이 하고 구더기를 제거해야 빨리 낫는다.

10. 기생충감염의 방제, 관리와 예방

질병에 대한 방제(control)와 관리(management)란 질병 발생을 억제하여 한 집단의 감염률을 낮추는 방법이며, 예방(prevention)이란 질병의 전파경로를 차단하여 각 개인이 질병으로부터의 위험에 노출되지 않도록 하는 수단이다. 이 두 가지는 동시에 추진될 때 효과적이다. 국가와 사회는 기생충 및 관계 전문가들을 활용하여 공중보건학상 중요한 기생충감염에 관한 방제를 위한 행정적인 노력, 조사연구사업에 대한 지원, 보건교육 등을 해야 할 의무가 있으며, 개인은 개인위생에 노력하고 기생충을 포함한 감염병에 관한 기본적인 지식을 습득하여 감염 후의 치료보다 예방에 주력해야 한다.

기생충감염에 대한 방제 및 예방을 위한 구체적인 방법은 감염원의 처치, 전파요인의 관리, 숙주의 보호로 크게 나눌 수 있다. 감염원의 처치로는 환자, 감염자 또는 보충숙주에 대하여 치료와 관리를 하는 것이다. 전파요인의 관리에는 분변의 처리와 중간숙주 및 전파자에 대한 관리 등이 포함된다. 숙주의 보호란 기생충이 체내에 침입하지 못하도록 막는 것이다. 즉, 경구감염을 막기 위해서는 생활환경의 개선, 음식물의 가열, 소독, 냉동처치 등을 시행할 수 있고, 경피감염을 피하기 위한 방법으로는 생활환경의 개선과 아울러 곤충기피제, 방충복 등을 사용하여 매개체의 접촉을 차단하는 것 등을 들 수 있다.

기생충감염은 그 지역의 문화적 요인이나 풍습 등에 영향을 받으므로 보건교육의 실시를 통하여 사회 전체가 대처하도록 힘쓰는 것도 중요한 예방법의 하나이다. 최근 말라리아를 비롯한 중요 기생충증에 대하여 백신 연구가 활발히 진행되고 있으나 실제적으로 사용가능한 백신은 아직 개발되지 못하였다.

각론

Chapter 1 원충류

Chapter 2 선충류

Chapter 3 흡충류

Chapter 4 조충류

Chapter 5 의용절지동물

Chapter 6 기생충 검사법

Chapter 7 실 습

CHAPTER 01

원충류(Protozoa)

I. 총론

1. 형태

원충류(protozoa)는 핵(nucelus)과 세포질(cytoplasm)로 된 단세포동물로, 세포질은 외질(ectoplasm)과 내질(endoplasm)로 구별할 수 있다. 외질은 투명하고 음식물 섭취, 배설, 방어 및 운동에 관여한다. 운동기관으로는 위족(pseudopodia), 편모(flagella), 섬모(cilia), 극모(cirrus), 파동막(undulating membrane) 등이 있다(그림 1-1). 음식물 섭취에 필요한 세포입(cytostome), 세포인두(cytopharynx), 구구(peristome 또는 oral groove)를 가진 종류도 있고, 배설을 위한 세포배설구(cytopyge)를 가진 종류도 있다. 내질에는 식포(food vacuole), 염색질체(chromatoid body) 등이 있다. 핵은 한 세포 내에 한 개 내지는 수 개가 들어 있고, 소핵(micronucleus)과 대핵(macronucleus)으로 구분된 두 가지 핵을 가진 종류도 있다. 잘 발달된 핵소체(karyosome)를 가지고 있기도 한다.

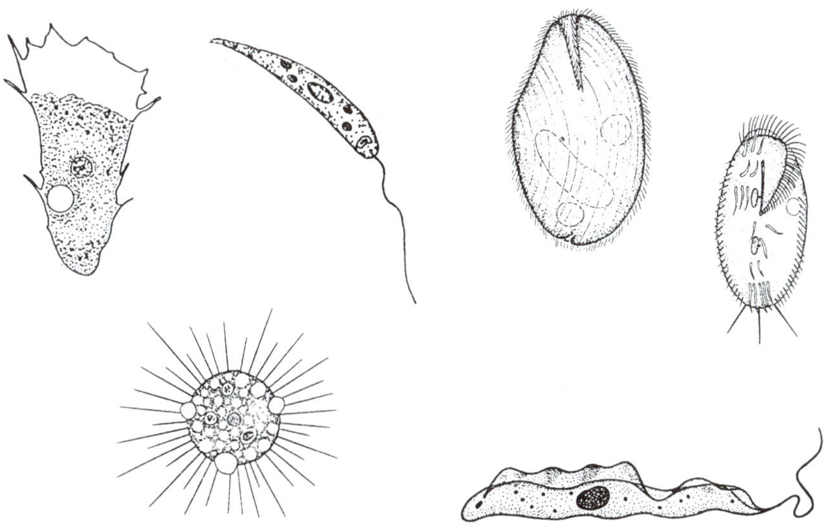

그림 1-1 원충류의 여러 가지 운동기관

2. 생리

원충류는 단세포로 구성되어 있지만 영양의 섭취, 소화, 호흡, 배설, 생식 등 생명체로서 필요한 모든 기능을 갖추고 있다. 영양의 섭취에 있어 아메바 종류와 같이 다른 생물로부터 모두 얻는 전동물영양형(holozoic 또는 zootrophic)은 먹이를 포식한 후 소화시켜 이를 얻는다. 전식물영양형(holophytic)은 색소체(chromatophore) 내의 엽록소에서 탄산가스를 분해하여 산소를 얻는 방식으로, 자유생활원충에서 볼 수 있다. 부생동물형(saprozoic)은 섬모충류에서 볼 수 있는데, 배지에서 영양분을 체표를 통해 단순히 흡수하는 방식이다. 원충도 물질대사에 따라 소화효소를 비롯한 각종 효소, 독성 물질, 색소, 가스 등을 분비 · 배출한다.

호흡은 호기성과 혐기성의 두 가지 방법이 있는데, 자유생활원충은 주로 호기성이고, 기생원충(parasitic protozoa)은 대개 두 방법을 모두 취하고 있다.

3. 생식과 발육

생식법에는 무성생식(asexual reproduction)과 유성생식(sexual reproduction)의 두 가지가 있다. 무성생식에는 이분열법(binary fission), 다수분열법(multiple division), 발아(budding) 등이 있다. 이분열법은 핵이 분열하고 이어 세포질이 분열하여 두 개체가 되는데, 종분열(예 파동편모충류)과 횡분열(예 섬모충류)이 있다(그림 1−2). 유성생식의 한 방법으로 두 개체의 융합에 의한 융합 생식(syngamy)이 있다. 융합에 관여하는 개체를 생식세포(gamete)라 하는데, 그 형태에 따라 두 가지로 구별된다. 동형융합(isogamy)은 두 개체가 생리적으로는 다르지만 형태와 크기가 동형인 경우이다. 이형융합(anisogamy)은 개체의 형태와 크기가 다른 두 생식세포(gamete), 즉 수생식세포(microgamete)와 암생식세포(macrogamete)가 접합체(zygote)를 형성하는 것이다. 이어 접합체가 분열하여 수 개 내지 다수의 개체가 되는데, 이를 종에 따라 포자소체(sporozoite)라 부르며, 이런 방식을 포자생식(sporogony)이라고 한다. 또 다른 유성생식 방법으로 섬모충류에서 볼 수 있는 접합(conjugation)이란 현상이 있다. 이것은 두 개체가 일시적으로 접합해서 핵질의 일부를 교환한 뒤 다시 떨어져서

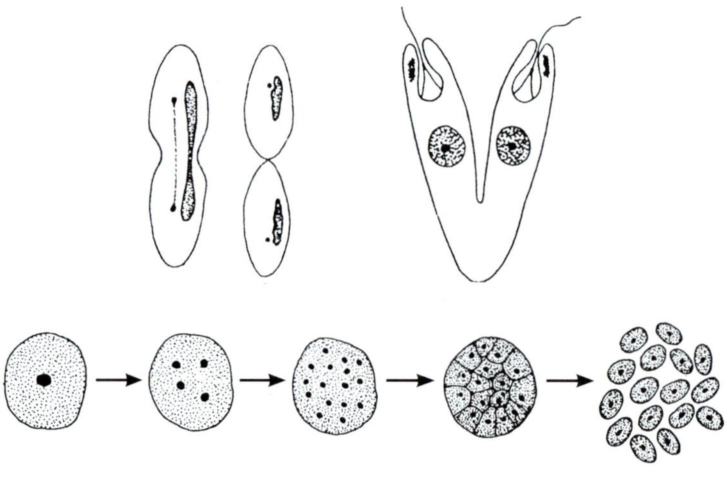

그림 1-2 원충류의 무성생식법

각기 분열하는 방식이다.

아메바 등과 같이 이분열을 하는 원충은 분열 직후의 딸세포(낭체, daughter cell)가 모체와 동일 구조를 가지고 바로 발육한다. 발아에 의하여 생기는 딸세포는 모체와 형태적으로 다른 것이 나타나기도 하며, 다수분열로 생기는 딸세포도 그 크기와 체제가 모체와 다른 것이 많으나 점차 발육하면서 체제를 완성하여 모체와 같이 된다.

원충에서 볼 수 있는 현상으로 피포형성(encystment) 과정이 있다. 즉, 영양형(trophozoite)이 활동을 중지하고 구형으로 변형되면서 외표에 피막을 형성하여 환경 변화에 대한 저항형(resistant form)이 되는데, 이를 포낭(cyst)이라 부른다.

4. 분 류

원충류는 동물분류학상 원생생물계(Kingdom Protista), 원충아계(Subkingdom Protozoa)에 속한다. 이 중 기생원충과 연관이 있는 4개의 문(phylum)과 주요 분류군은 다음과 같다.

(1) 육질편모충문(Phylum Sarcomastigophora)

편모충아문(Subphylum Mastigophora)

육질충아문(Subphylum Sarcodina)

근족충상강(Superclass Rhizopoda)

(2) 미포자충문(Phylum Microspora)

(3) 섬모충문(Phylum Ciliophora)

(4) 첨복포자충문(Phylum Apicomplexa)

포자충강(Class Sporozoea)

Ⅱ. 각론

A. 근족충류(Rhizopoda)

근족충류는 주로 위족(pseudopodia)으로 활동하지만, 때로는 편모(flagella)를 형성하여 운동하는 종도 있다. 핵이 잘 발달되어 있으며, 그 안에 있는 핵소체(karyosome)의 모양과 위치가 종에 따라 특징적이다(그림 1−3).

1 이질아메바(*Entamoeba histolytica*)

세계 각지에 분포되었으나 열대, 아열대 지역에 많다.

1. 형태 및 생활사

(1) 영양형(trophozoite)

인체 내 기생형이다. 설사 환자의 변에서는 점액과 적혈구를 포식한 영양형이 함께 배출되기도 한다. 크기는 15~60μm이며, 핵과 세포질로 구성되어 있다(그림 1−4). 내질에는 과립(granule), 공포(vacuole), 포식한 적혈구, 염색질체(chromatoid body) 등이 존재한다. 외질은 투명하고 위족을 형성한다. 핵은 한 개로, 핵소체(karyosome)가 작은 점으로 핵의 중앙에 위치하고, 그 주위에 투명한 환상부(halo)가 있다. 핵막은 얇고, 그

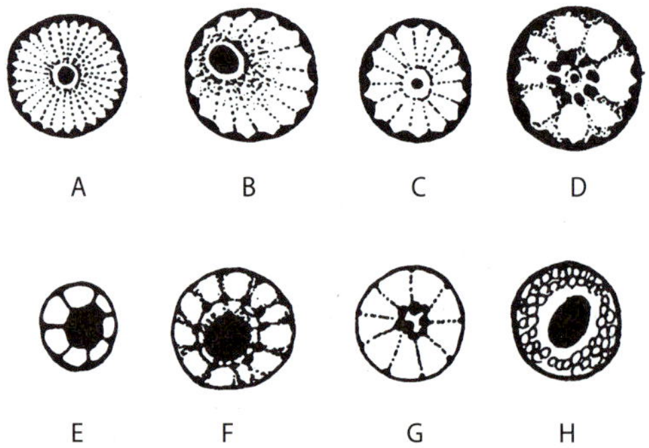

그림 1-3 근족충류의 다양한 핵 구조

A: 이질아메바; B: 대장아메바; C: 잇몸아메바; D: 돼지아메바; E: 왜소아메바; F: 요오드아메바; G: 이핵아메바; H: 자유아메바

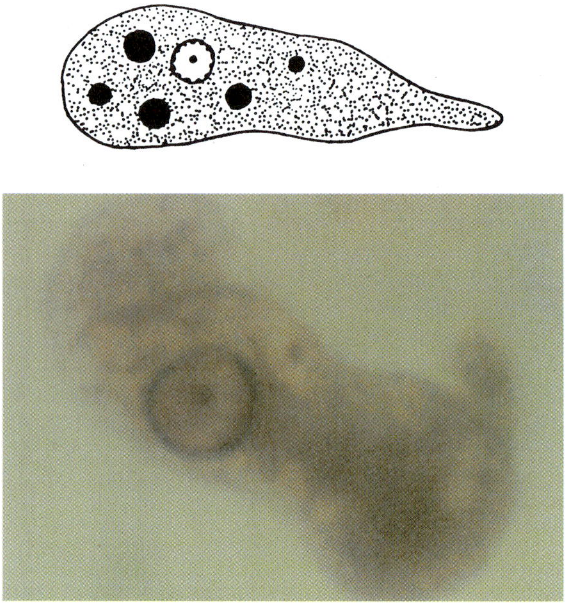

그림 1-4 이질아메바 영양형. Iron−hematoxylin 염색(아래)

안쪽에 염색질의 작은 덩어리(minute chromatin dots)가 불규칙하게 배열되어 있으며, 핵소체와의 사이에는 염색질의 작은 입자가 방사상 망으로 연결되어 있다.

(2) 전포낭기(precystic stage)

운동이 중지되고, 체적이 축소됨과 동시에 원형으로 된다(그림 1-5).

(3) 포낭기(cyst stage)

포낭벽(cyst wall)이 단단해지며, 핵이 4개까지 분할한다. 크기는 10~20μm이고, 염색질체 및 글리코겐 물질(glycogen mass 또는 glycogen vacuole) 등을 가지고 있다(그림 1-6). 숙주에 감염형이다.

(4) 후포낭기(metacystic stage)

음식물과 같이 섭취된 포낭이 장액의 작용을 받아서 포낭벽에 소공이 생기며, 포낭 내 4핵성 아메바는 회장 하부에서 탈낭하고, 다시 핵이 분열하여 8개의 후피낭영양형(metacystic trophozoite)이 된다. 발육해서 정상의 영양형이 되며, 대장에 이행한 후 장점막에 침입하여 이분열법으로 증식한다. 다시 장강 내로 나와 포낭을 형성한 후 체외로 배출된다(그림 1-7).

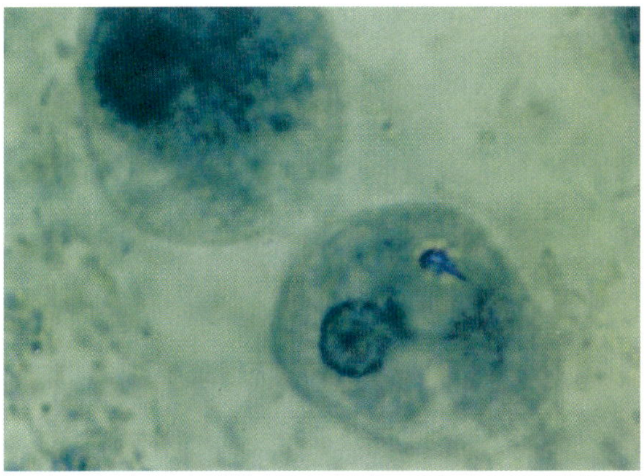

그림 1-5 전포낭기의 이질아메바

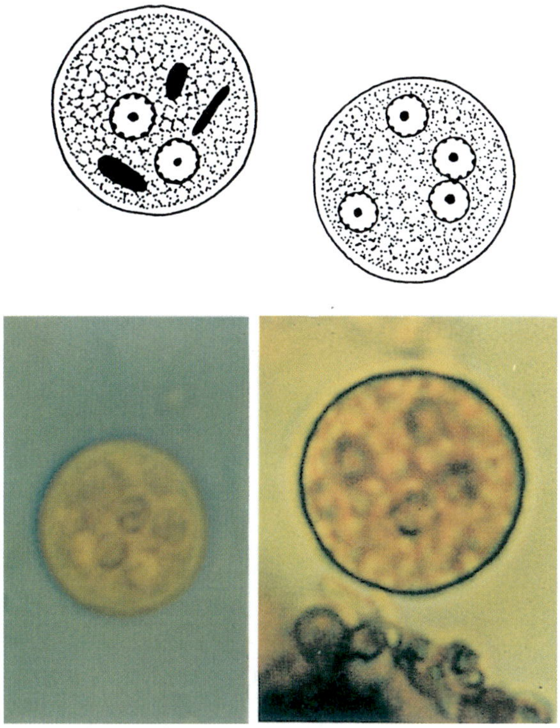

그림 1-6 이질아메바 포낭; 아래, I-H 염색

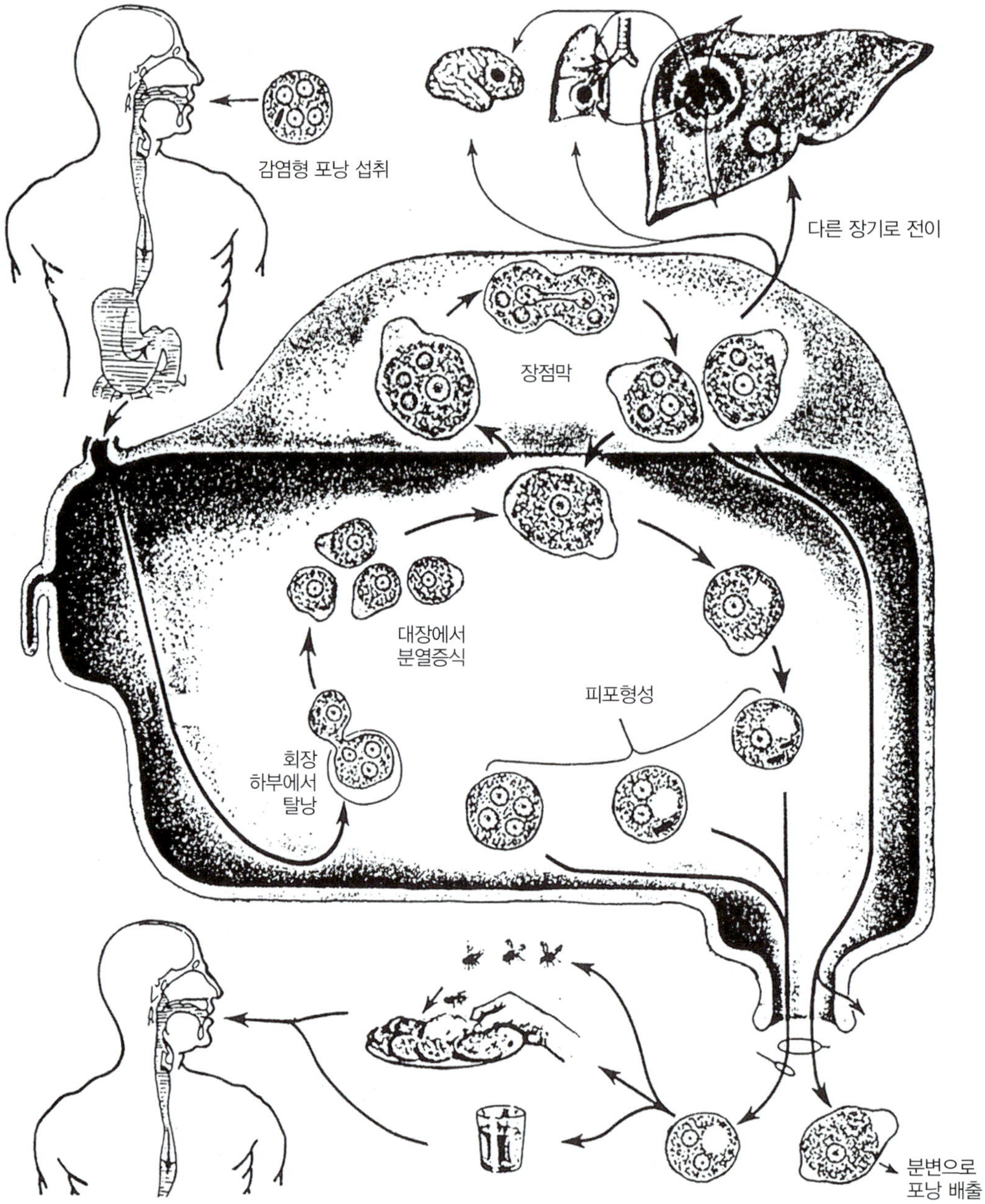

그림 1-7 이질아메바의 생활사

2. 역 학

우리나라에서는 포낭배출자(cyst carrier 또는 cyst passer)가 1930년대에는 30~35%, 1970년대에는 3~10%였으나 1980년 후반부터는 1% 미만으로 감소하였다. 일반인이나 군대에서 집단적으로 발생하기도 하며, 특히 정신병원, 보육원 또는 복역수 등과 같이 집단생활을 하는 사람에서 높은 감염률을 나타낸다. 중요한 감염원은 만성적 포낭배출 환자나 무증상(asymptomatic) 포낭배출자이다. 대변검사 중 발견되는 유사한 형태의 작은(10μm 이하) 포낭은 작은아메바(*Entamoeba hartmani*)로, 비병원성이다.

감염경로는 포낭이 오염된 음식물의 섭취에 의한 것이 대부분이지만, 오염된 급수, 인분을 채소 재배에 비료로 사용하는 경우, 집단 생활에 있어 개인위생의 부주의로 야기되는 접촉감염 등도 있다. 여행자설사(traveler's diarrhea)의 대표적인 원인 원충이다.

근래 이질아메바의 병원성에 관한 분자유전학적 연구 결과 현미경 관찰로 형태를 구분할 수 없으나 유전적으로 분명히 다른 두 가지 종이 섞여 있다는 사실이 확인되었다. PCR(polymerase chain reaction) 등의 방법으로 잘 감별된다. 두 종은 질병을 일으킬 수 있는 능력에서도 완연히 다르다. 이에 따라 병원성을 가진 종은 이질아메바(*Entamoeba histolytica*), 비병원성인 종은 동형아메바(*Entamoeba dispar*)로 구분하여 지칭하게 되었다. 여러 역학 조사에 의하면 비교적 감염자가 적은 우리나라를 포함한 선진국뿐 아니라 이질아메바의 만연지역에서도 동형아메바의 감염률이 이질아메바보다 더 높다고 한다.

3. 병리 및 병원성

원발성 궤양의 호발 부위는 대장으로, 회맹부, 충수돌기 및 상행결장이나 때로는 S자상 결장과 직장에서도 나타난다. 초기에는 점막상피세포의 표면과 하층에서 증식한다. 어떤 계기로 점막근층으로 침입하게 되면 충혈된 융기를 이루고, 이어 점막하조직으로 파급되면 주위 조직에 용해반응(lytic reaction)을 일으켜 입구가 좁은 플라스크 모양의 전형적인 궤양을 형성한다(그림 1-8, 9, 10). 반복 침입에 따른 아메바종(ameboma), 즉 아메바육아종(amebic granuloma)이 형성되기도 한다.

장 이외의 장기에 2차적 병소를 야기하는 예도 많은데, 호발 부위는 간이다. 원발성 병소로부터 장간막정맥을 따라 전이(metastasis)된 영양형의 증식에 의해 일어나며, 용해반응으로 인한 침해가 만성일 때에는 섬유성 피막으로 싸인 경계가 분명한 간농양(liver abscess)이 형성된다(그림 1-11). 병변의 진전에 따라 농양은 횡격막(diaphragm)을 거쳐 우측 흉강 내로 파급되어 폐농양(lung abscess)을 유발한다.

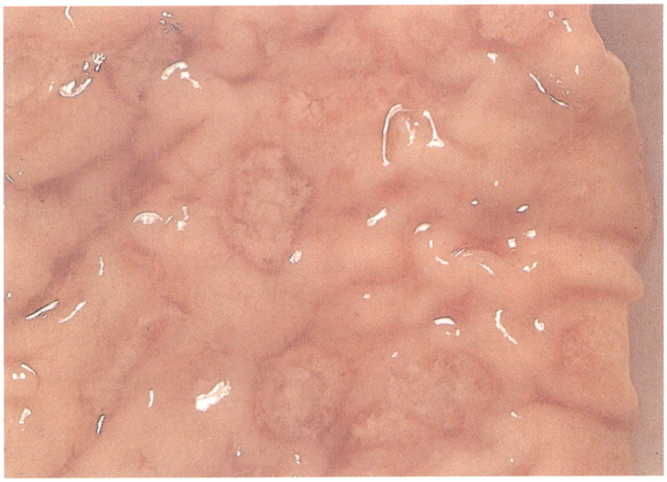

그림 1-8 이질아메바 감염에 의한 궤양

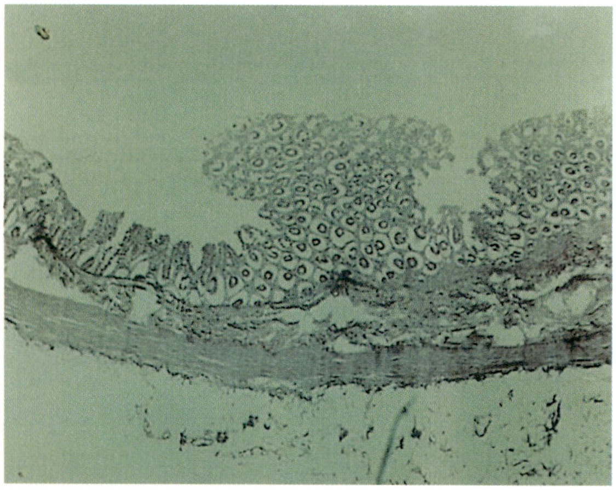

그림 1-9 이질아메바 감염에 의한 플라스크형 궤양

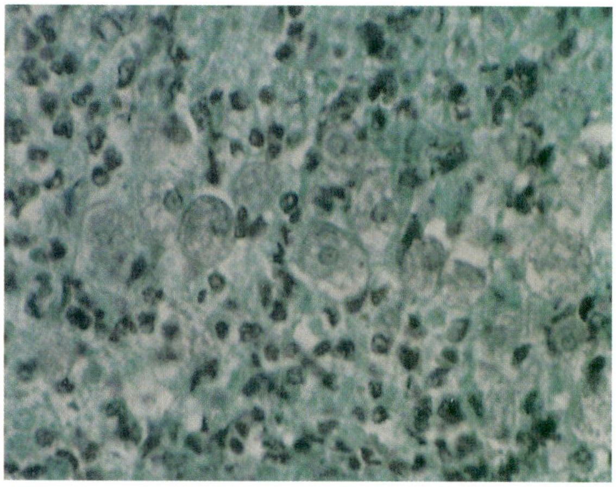

그림 1-10 궤양이 형성된 대장 조직 내에서 관찰되는 이질아메바 영양형

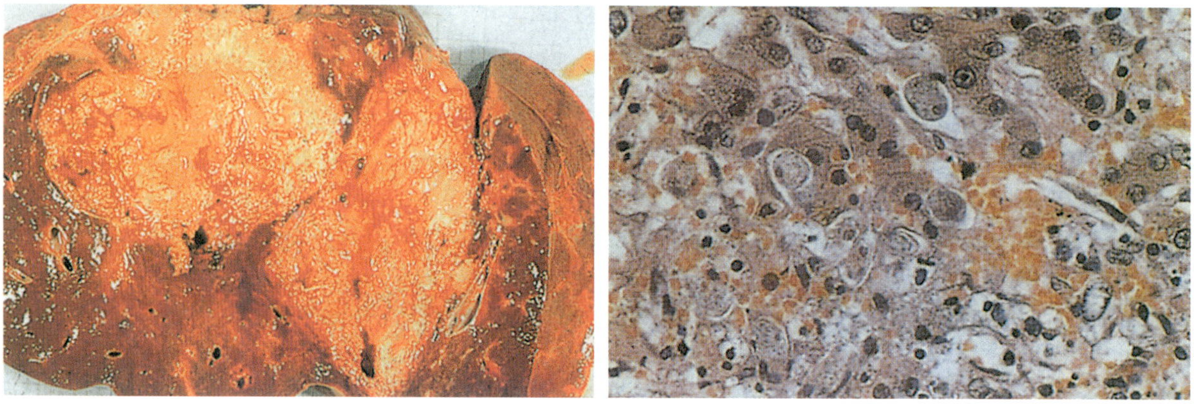

그림 1-11 아메바간농양

출처: Atlas of Tropical Medicine and Parasitology

4. 증 상

잠복기는 수일에서 수개월, 드물게는 수년에 이르기도 하며, 장기 잠복의 경우 대체로 포낭배출자(cyst carrier)이고, 발병 시기는 일정하지 않다.

1) 장아메바증(intestinal amebiasis)

(1) 급성 이질(acute dysentery)

병원성이 강한 균주(strain)에 감염되면 2~3일 내에 급성으로 나타난다. 대체로 메스꺼움, 구토, 설사, 복통, 후중증(tenesmus) 등의 전구 증상이 나타난다. 설사는 특유한 점혈변으로, 점액과 혈액이 혼합된 분변이 특징이다. 대변의 고형 정도와 영양형과 포낭형의 분포 관계를 고려하였을 때 설사변에 가까울수록 포낭형은 줄어들고 영양형이 많으며, 고형변에 가까울수록 포낭형이 많고 영양형이 적은 편이다. 때로는 상피세포 및 Charcot-Leyden 결정체들이 혼재한다.

(2) 아급성 또는 만성 이질(subacute or chronic dysentery)

대부분은 급성으로부터 이행되지만 포낭배출자로서 수년간 건강하게 지내던 사람에서 발현되기도 한다. 초기 증상이 분명하지 않으며 연변, 변비, 복부팽만감, 복통, 식욕부진 등의 소화기 장애를 보인다.

2) 아메바간염(amebic hepatitis) 및 아메바간농양(amebic liver abscess)

(1) 아메바간염

급성기에 있어서는 고열, 간종대(hepatomegaly) 및 압통과 백혈구증가증(leukocytosis)이 나타난다. 만성은 대체로 급성에서 이행되거나 장아메바증에서 유래된 독성 물질에 의해서 나타나는데, 급성처럼 증상이 분명하지 않고, 단순한 위장 증상과 체중 감소, 우상복부 둔통, 불쾌감 및 압통(tenderness) 등의 증상이 나타나며, 열은 거의 없다.

(2) 아메바간농양

간염으로부터 점진적으로 진행되며, 대체로 농양 부위에 둔통과 압통을 동반하고, 유연감을 준다. 급성 간염과 유사한 열과 발한이 있고, 맥박 미약, 두통, 황달, 체중 감소, 전신 쇠약, 악액질을 보이기도 하며, 심한 경우 죽음에 이르기도 한다.

3) 아메바흉막염(amebic pleuritis) 및 폐농양(amebic lung abscess)

대부분 우하흉부의 심한 동통, 호흡곤란, 지속적인 기침 등이 오고, 폐농양이 기관지와 통하게 되면 피가 섞인 화농 물질이 객담에 섞여 배출된다.

4) 포낭배출자(cyst carrier)

대체로 무증상이며, 포낭만 배출하는 단순형(essentially asymptomatic cyst carrier)과 만성 이질에서 이행된 잠재형(subclinically symptomatic cyst carrier)의 두 가지가 있다.

5. 진 단

(1) 임상 진단

만연지역에 거주했던 경험과 특징적인 소화기 증상이 있으면 아메바증을 의심해야 한다. 직장경(colonoscopy) 관찰로 전형적인 궤양과 울혈성 병소를 볼 수 있으며, 이 병소에서 재료를 채취하여 원충의 유무를 확인해야 한다. X선 관찰에서 대장염이 의심되거나 염증성 아메바종, 협착 등이 보이면 진단에 도움이 된다.

(2) 간아메바증

장아메바증 병발 여부를 확인하는 것이 좋다. 간농양에서 채취한 농즙은 대개 초콜릿 색깔이며, 농양벽에서 채취한 농즙에서 영양형을 검출할 수 있으나 여러 번 반복 검사해야 한다. X-선 검사, 간 초음파검사, 간 CT scan, 간 기능검사 등도 진단에 도움이 된다(그림 1-12, 13).

(3) 검사실 진단

대변이나 조직에서 영양형이나 포낭을 현미경 관찰로 검출하여 동정한다. 배변 후 30분 이내에 검사가 가능하다면 생리식염수내 검사를 통해 영양형의 운동성을 관찰할 수 있으며, 직접 도말하여 고정 후 Iron-hematoxylin 염색법이나 Trichrome 염색법을 통해 영양형과 포낭형을 발견할 수 있으며 확실한 종을 구별하는 것이 가능하다. 병소에서 채취한 재료나 간농양에서 흡인한 농즙을 배양하여 영양형을 검출할 수도 있다. 특히 아메바가 이질이나 간염, 간농양, 폐농양 등을 일으킨 경우 효소면역검사법(ELISA), 간접형광항체법, 간접혈구응집반응 등의 면역학적 검사는 진단에 매우 유용하다. 근래 단클론항체를 이용하여 대변 내 항원(copro-antigen)을 검출하는 진단키트도 개발되었다.

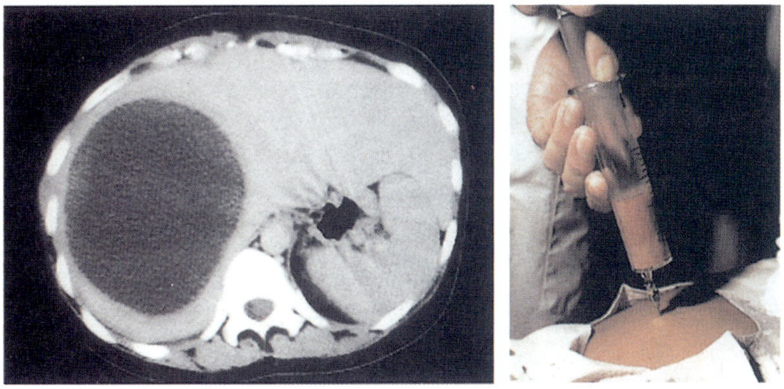

그림 1-12 아메바간농양의 CT scan 소견 및 간농즙 채취

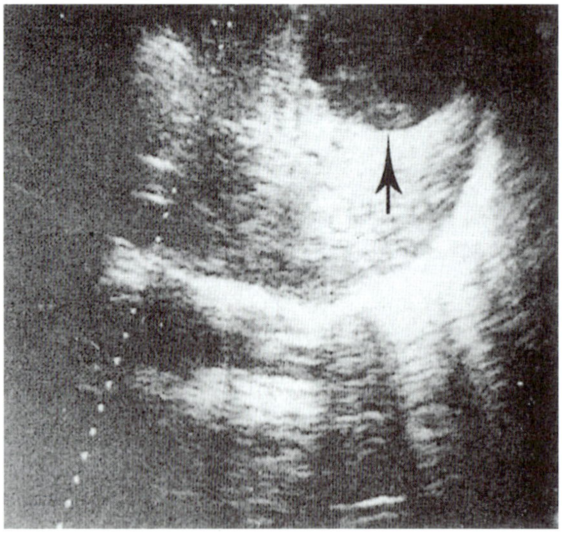

그림 1-13 아메바간농양의 복부초음파검사 소견

6. 치 료

(1) 일반요법

심한 이질을 호소하고, 열이 있으며, 허탈 상태이면 안정을 취하도록 하고, 탈수를 교정해 주는 등 대증요법을 적용한다.

(2) 화학요법

① Metronidazole을 10mg/kg로 하루 3번, 8~10일간 계속 투여한다. 경구투약이 불가능한 경우 가능해 질 때까지 같은 용량과 용법으로 정맥내 주사할 수 있다. 임신 초기나 만성 알코올 중독인 경우 투여해서는 안 된다.

② 5−nitrorimidazole 유도체인 tinidazole, ornidazole 및 secnidazole 등이 유효하다.

7. 예 방

음료수는 끓이거나 소독해서 마신다. 의류, 식기 등을 자주 열소독한다. 위생 시설이 불량한 지역에서는 포낭의 하수도 배출과 토양오염을 막아야 한다. 급성기에 배출되는 영양형은 외계에서 10~60분 내에 죽기 때문에 문제가 없지만, 포낭을 배출하는 환자는 반드시 치료하여 감염원을 줄여야 한다.

2 대장아메바(*Entamoeba coli*)

전 세계적으로 분포하며, 우리나라는 과거 20~30%의 포낭 검출률이 보고된 바도 있었으나, 현재 1% 미만으로 추정하고 있다.

1. 형태 및 생활사

영양형은 15~50(평균 20~30)μm의 크기로, 외질의 운동이 완만하다. 운동 상태일 때에만 위족을 어느 정도 볼 수 있다. 적혈구를 포식하지 않고 주로 박테리아를 포식한다. 핵에는 한 개의 비교적 큰 핵소체가 중앙에서 약간 한쪽으로 치우쳐 있다(그림 1−14).

포낭은 대변과 함께 배출되는데, 요오드 염색 표본을 관찰하면 이질아메바보다 큰 10~24μm로, 원형 또는 난원형이다. 핵의 수는 1~8개로 관찰된다(그림 1−15).

생활사는 이질아메바와 비슷하다. 대장, 특히 맹장 부위에 주로 기생하는데, 조직 침입은 하지 않는다.

2. 병리 및 증상

대장아메바는 이질아메바(*E. histolytica*)와 형태가 흡사하지만, 비병원성으로서 장 조직은 침입하지 않는다. 이 원충이 중요시되는 것은 진단상 이질아메바와 감별을 필요로 하기 때문이다.

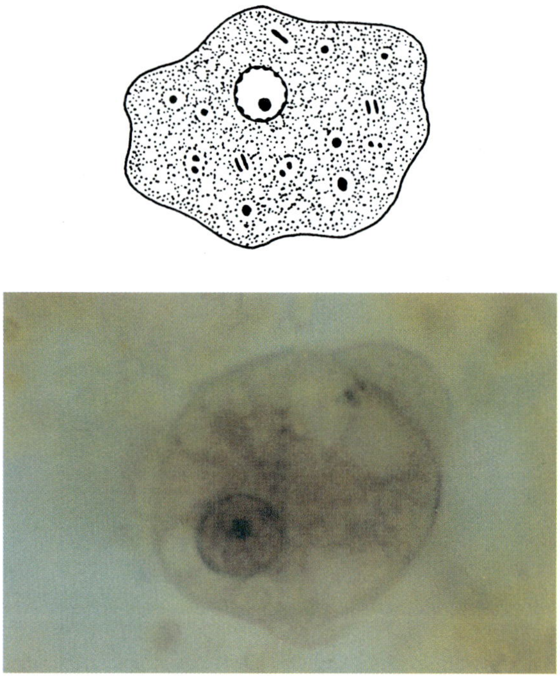

그림 1-14 대장아메바 영양형

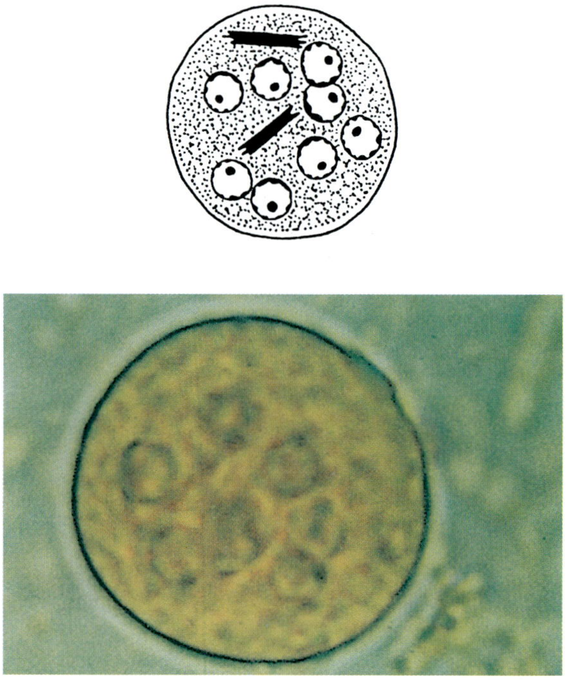

그림 1-15 대장아메바 포낭

❸ 잇몸아메바(치은아메바, *Entamoeba gingivalis*)

세계 각지에 분포되어 있다.

영양형은 5~35(평균 10~20)μm로, 운동은 활발하고, 내질과 외질의 구별이 확실하다(그림 1-16). 포낭은 발견되지 않는다. 감염경로는 명확하지 않지만, 식기에 묻어 감염되거나 키스 등의 직접적인 접촉에 의하여 감염된다고 생각된다.

구강 내 위생 상태가 불량한 예에서 발견되는 경우가 많기 때문에 병원성이 의심되기도 하지만, 실험적으로 증명된 바는 없다. 백혈구를 탐식하기도 한다. 특별히 치료가 필요한 것은 아니지만 구강을 청결하게 하는 것이 좋다.

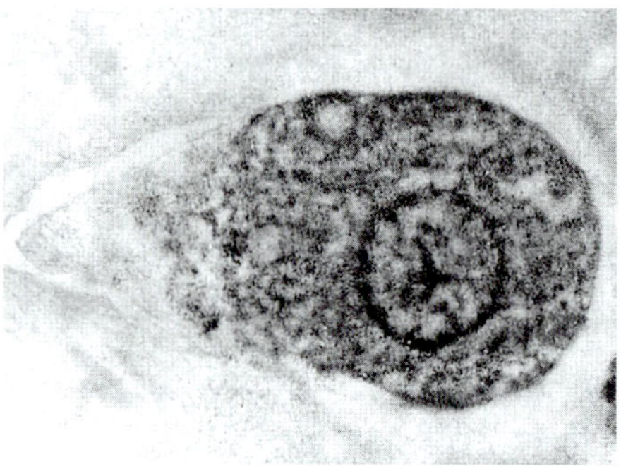

그림 1-16 잇몸아메바 영양형

4 왜소아메바(*Endolimax nana*)

세계 각지에 분포되어 있다.

영양형은 6~15μm, 포낭은 6~10μm 내외로, 타원형 및 장타원형 등 여러 형태를 보인다(그림 1-17, 18). 핵은 4개이고, 핵소체는 커서 핵의 반을 점유하며, 핵막의 한쪽에 치우쳐 있다. 주로 대장점막에 기생하고, 비병원성이다.

5 요오드아메바(*Iodamoeba buetschlii*)

세계 각지에 분포되어 있다.

영양형은 8~15μm로, 내질, 외질의 구별이 뚜렷하지 않다. 핵은 핵소체가 크며, 그 주위에 염색과립이 모여 있는 것이 특징이다.

포낭은 원형 또는 부정형으로, 5~18μm이다. 핵은 보통 한 개이고, 핵소체가 한쪽에 편재해 있다. 요오드 염색표본상에서 특이하게 글리코겐 공포(glycogen vacuole)가 적갈색으로 염색되어 나타난다(그림 1-19).

비병원성 원충으로 알려져 있다.

6 이핵아메바(*Dientamoeba fragilis*)

영양형은 5~12μm로 소형이다. 내질, 외질의 구별이 있으며, 엽상의 위족을 낸다. 핵은 보통 두 개이나 한 개인 것도 있다. 핵소체는 여러 개의 염색질체 과립이 한데 뭉쳐 핵의 중앙부를 점유하고 있다. 포낭은 확인되지 않았다. 기생 부위는 대장으로 알려져 있으며, 영양형은 대변과 함께 배설되면 곧 사멸되기 때문에 배변 직후에 대변을 검사해야 검출이 가능하다.

원칙적으로 조직의 침범은 없으나 점막에 대한 자극으로 장운동을 항진시키며, 점액성 설사, 메스꺼움, 구토, 미열, 복통 등의 원인이 되기도 한다(그림 1-20).

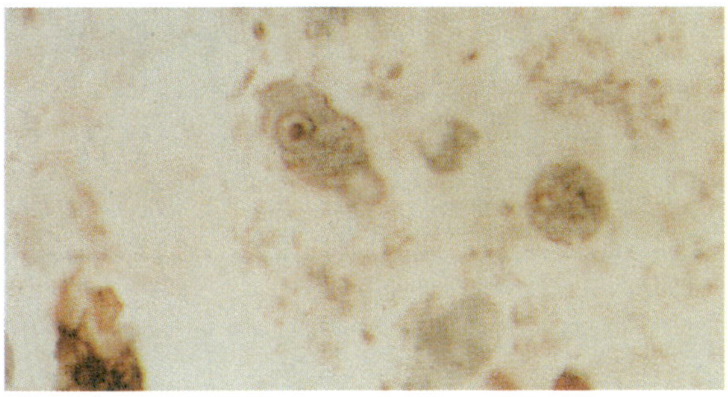

그림 1-17 왜소아메바 영양형

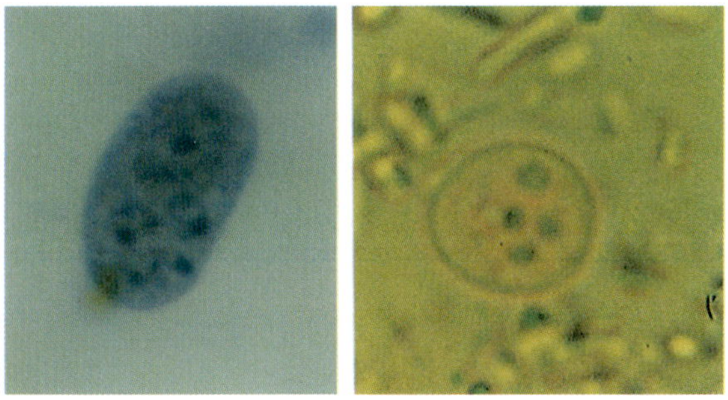

그림 1-18 왜소아메바 포낭

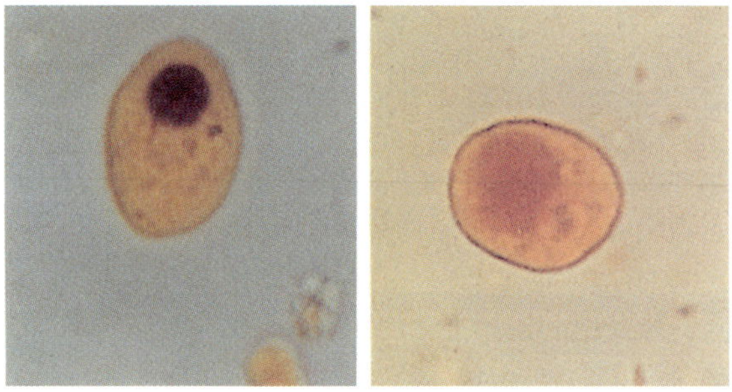

그림 1-19 요오드아메바 포낭

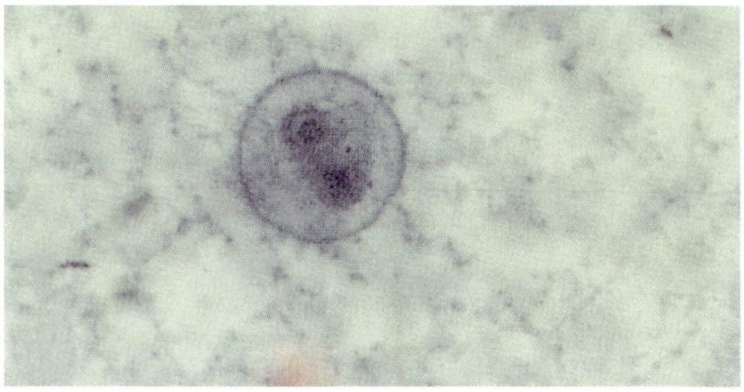

그림 1-20 이핵아메바 영양형

7 *Blastocystis hominis*

세계 각지에 분포되어 있고, 분변검사에서 6~40μm 크기의 포낭이 발견된다. 마치 공포(vacuole)처럼 보이는 막으로 둘러싸인 중심체(central body)를 가지고 있는 것이 특징이다(그림 1-21). 소화관 내에서는 위족운동을 하며, 이분법이나 포자생식에 의하여 증식한다. 과거에는 원충인지 아닌지 의심되기도 하였고, 비병원성으로 간주되기도 하였으나 포낭배출자 중 설사, 구토 등 소화기 증상을 나타내는 사람이 많아 병원성 원충이라는 보고가 최근 증가하고 있다.

8 자유생활아메바(Free-living amoeba)

1. 형태 및 생활사

자유생활아메바 중 문제가 되는 속(genus)은 자유아메바속(*Naegleria*; Family Vahlkampfiidae), 가시아메바속(*Acanthamoeba*; Family Hartmannellidae), *Balamuthia mandrillaris* 등이다.

자유아메바의 영양형은 7~20μm이며, 위족으로 활발히 움직이며 분열증식을 한다. 수온이 상승하거나 기타 환경이 변하면 때때로 편모를 갖기도 하는데, 편모형은 분열증식을 하지 않고 운동성이 증가하여 환경을 이동하는 방법이 된다. 포낭은 10~18μm로, 1개의 핵을 가지며, 원형으로 두꺼운 이중낭벽을 지닌다. 가시

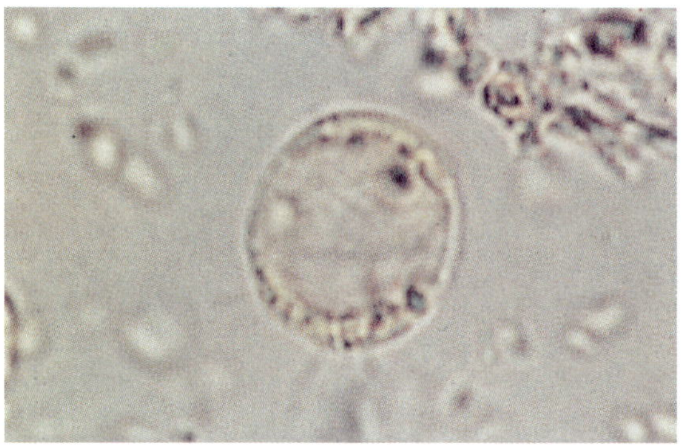

그림 1-21 *Blastocystis hominis* 포낭

아메바의 영양형은 크기가 다양한데, 일반적으로 10~30μm이며, 가시위족(acanthopoda)을 가지고 있다. 포낭은 12~20μm로, 뚜렷한 이중막을 가지고 있으며, 종에 따라 원형, 4~6각형 또는 별 모양의 형태를 갖는다(그림 1-22, 23, 24, 25).

원칙적으로 자연환경에서 자유생활을 하지만 경우에 따라 인체에 우연기생(accidental parasite)할 수 있다. 인체감염원은 주로 연못, 하천, 수영장, 토양, 대기 등이며, 강한 병원성을 가진 파울러자유아메바(*Naegleria fowleri*)는 비강 점막(nasal mucosa)을 뚫고 후신경(olfactory bulb)을 통하여 뇌로 침입하여 병변을 일으키는 것

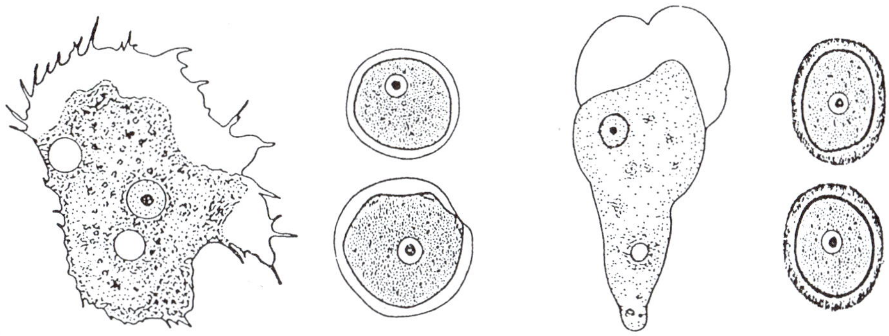

그림 1-22 자유생활아메바 영양형과 포낭. 가시아메바(위); 자유아메바(아래)

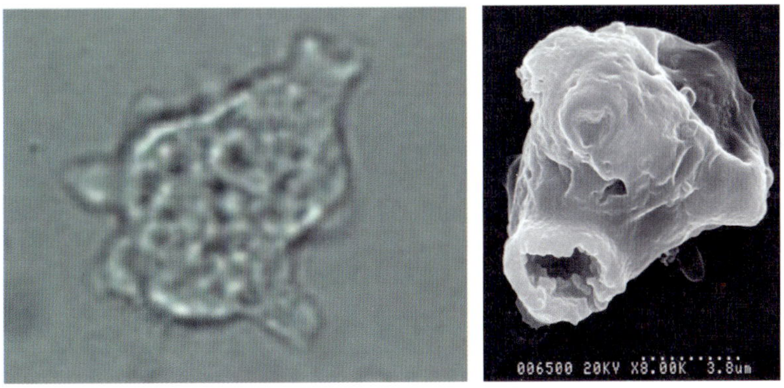

그림 1-23 자유아메바 영양형

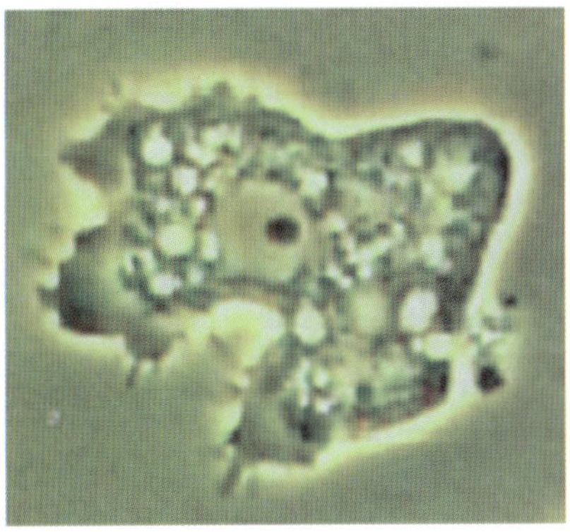

그림 1-24 가시아메바 영양형

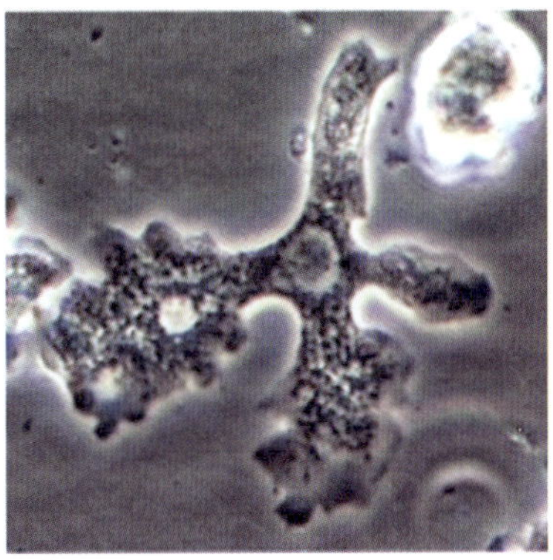

그림 1-25 *Balamuthia* 영양형

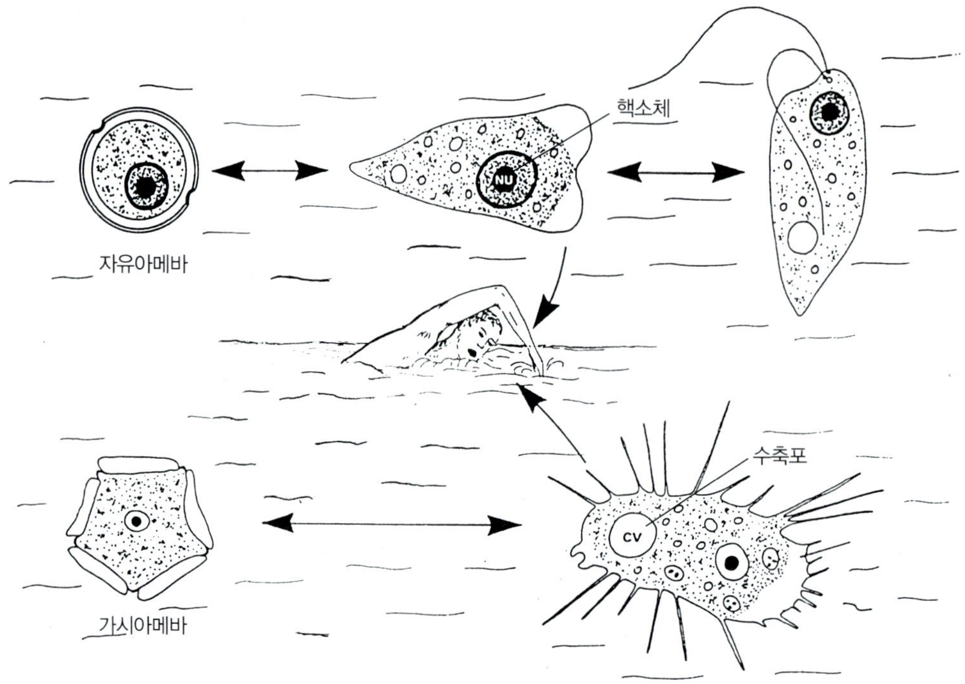

그림 1-26 자유생활아메바의 생활사

으로 알려져 있다(그림 1−26).

2. 병리 및 증상

주로 뇌에서 회백질과 전두엽에 한계가 분명한 용해성 병소를 만든다. 영양형이 침입하여 표재성 괴사를 수반하는 원발성아메바수막뇌염(primary amebic meningoencephalitis)을 일으킨다.

증상은 일반적으로 급성으로 나타나는데, 때로는 두통 및 기면을 동반한 상기도 증상의 전구 증상을 보이기도 한다. 급성 초기 증상은 인후통, 비강의 폐쇄감, 비강 내분비 항진, 이상후각(parosmia), 두통, 발열 등이며, 급진전하여 격심한 두통, 고열, 구토, 경부경직 및 정신착란 등을 보이고, 이어 혼수에 빠져 4~7일 이내에 죽음에 이르기도 한다(그림 1−27).

주로 콘택트렌즈 착용자의 각막에 침범한 가시아메바는 심한 염증을 일으켜 가시아메바성 각막염(acanthamoeba keratitis)을 유발하여 때로는 시력을 잃게 만든다(그림 1−28). 또한 가시아메바는 만성 육아종성 아메바뇌염(chronic granulomatous amebic encephalitis)을 일으키기도 한다.

3. 진단 및 치료

급성 화농성 뇌수막염과 임상소견이 비슷하며, 수영을 했던 기왕력이 진단에 도움을 준다. 뇌척수액에서 단핵구가 많이 검출되고 단백질과 당의 수치가 상승해 있다. 활발히 움직이는 영양형이 검출되면 확진할 수 있지만 대식세포(macrophage)와 감별해야 한다. 뇌척수액을 배양하면 자유생활아메바가 검출된다.

Amphotericin B 등이 사용되지만, 만족할 만한 치료 약제가 없다.

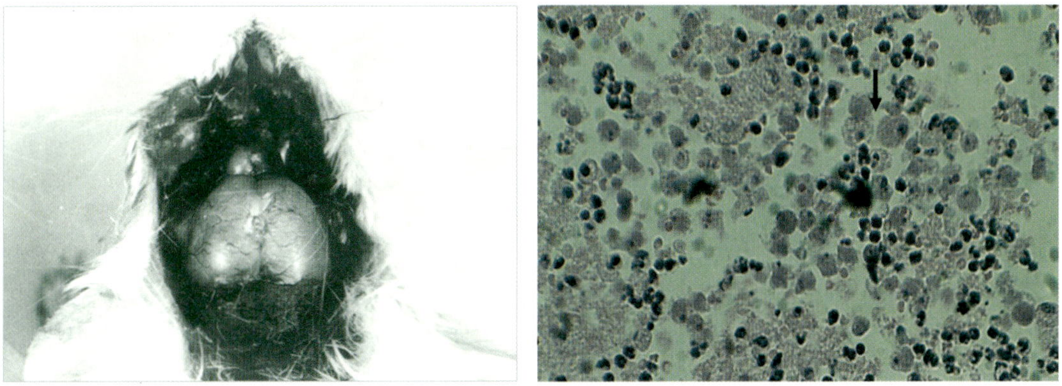

그림 1-27 가시아메바에 감염된 마우스 뇌(왼쪽)와 뇌 조직에서 관찰되는 영양형(오른쪽)

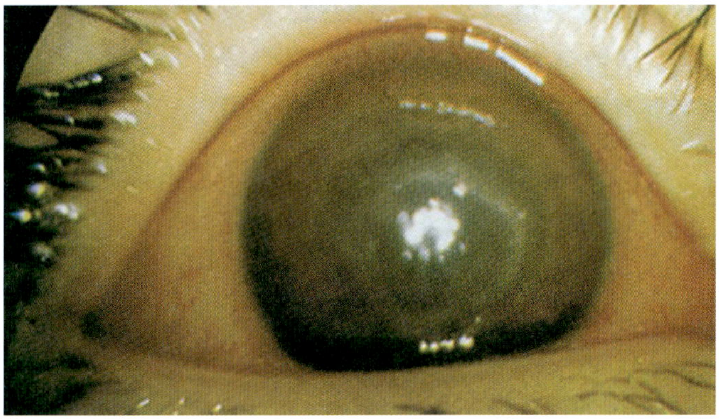

그림 1-28 가시아메바에 의한 각막염

B. 편모충류(Mastigophora)

편모충류는 영양형이 한 개 또는 수 개의 편모(flagella)를 가지며, 주로 이분법으로 분열한다. 운동기질(kinetoplast)이 있으며, 구조상 편모핵(blepharoplast)과 부기체(parabasal body)로 구분되어 있다.

편의상 장관, 구강 및 생식기에 기생하는 편모충과 혈액 및 조직에 기생하는 편모충의 두 집단으로 분류한다.

A) 장관, 구강 및 생식기 기생편모충

1 람블편모충(*Giardia lamblia*)

세계 각지에 분포되어 있으나 열대, 아열대 지역에 많다. 우리나라에서는 약 2% 미만으로 보고되고 있으며, 일반적으로 성인보다 소아에게서 감염률이 더 높다.

1. 형태 및 생활사

영양형은 서양배 모양으로, 9~15μm의 크기이다. 복면에는 두 개의 흡착원반(sucking disc)이 있다. 전단은 넓은 원형이고, 후단은 뾰족하며, 양측이 대칭적이다. 편모는 4쌍이고, 핵은 타원형으로 두 개가 흡반 상부의 중심체(median body)의 양측에 위치한다. 핵소체는 크고 핵 중앙에 위치하고, 크로마틴 과립은 없다. 중앙 상단 부위에 두 개의 편모핵(blepharoplast)이 있고, 여기서부터 2개의 축주(axostyle)가 충체 후단까지 뻗어 있다(그림 1-29, 30).

포낭은 7~12μm로, 타원형이고, 성숙한 포낭의 핵은 4개이며, 대체로 한쪽에 모여 있다. 요오드 염색표본에서는 황갈색의 축주와 순판(shield 또는 curved bristle)을 볼 수 있다(그림 1-31).

포낭이 오염된 식수나 음식물을 통하여 인체로 감염되면 소장 상부에서 탈낭(excystation)하여 점막에 기생하고 이분열법으로 증식한다. 일부 조직으로 빠져나온 영양형은 대장을 지나면서 피포형성(encystation)과정을 거쳐 포낭이 되고, 대변과 함께 체외로 배출된다(그림 1-32). 심한 설사를 일으키는 경우 영양형이 설사변과 함께 배출되기도 한다.

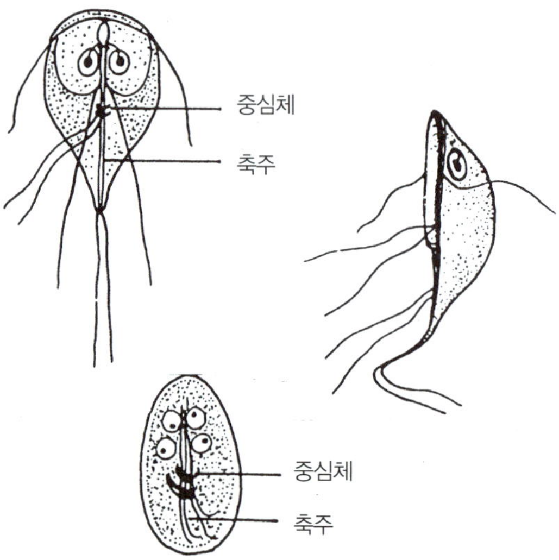

그림 1-29 람블편모충 영양형 및 포낭

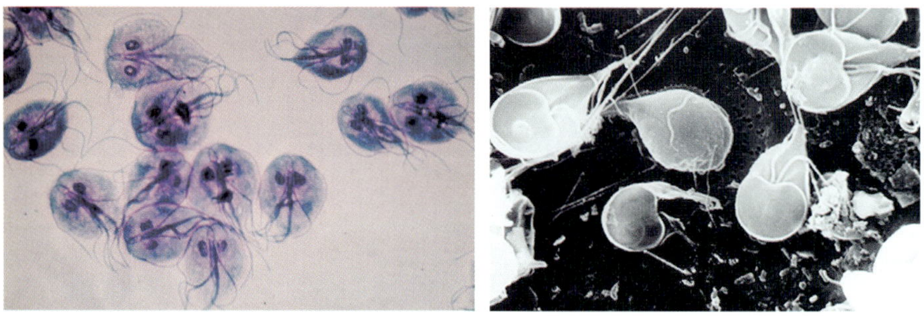

그림 1-30 람블편모충 영양형의 광학현미경 및 전자현미경사진.

2. 병리 및 증상

십이지장과 소장 상부에 주로 기생하며, 원칙적으로 조직 침범은 없으나 자극에 의한 점막의 손상, 다수 기생에 의한 지방흡수장애 등이 초래된다. 대체로 위장 증상, 즉 점액의 과잉 분비를 동반하는 십이지장 자극으로 인한 복통, 복부 팽만감, 만성 설사, 특히 지방변(steatorrhea) 등이 나타난다. 소아에서는 지속적인 탈수와 식욕부진으로 체중이 감소하기도 한다(그림 1-33).

3. 진단 및 치료

설사변에서 영양형을, 고형변에서는 포낭을 검출하면 진단된다.

- Tinidazole: 2g 1회 투여 시 효과적이다.
- Metronidazole: 성인은 하루 1번 2g씩 3일간 투여한다. 소아는 15mg/kg씩 하루 여러 차례로 나누어 5~10일간 투여한다.

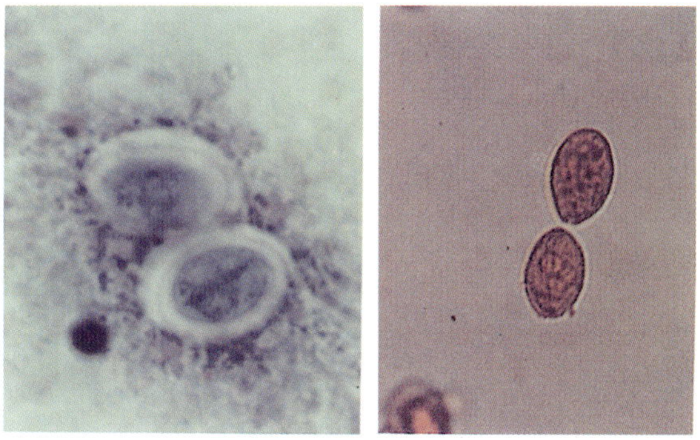

그림 1-31 람블편모충 포낭

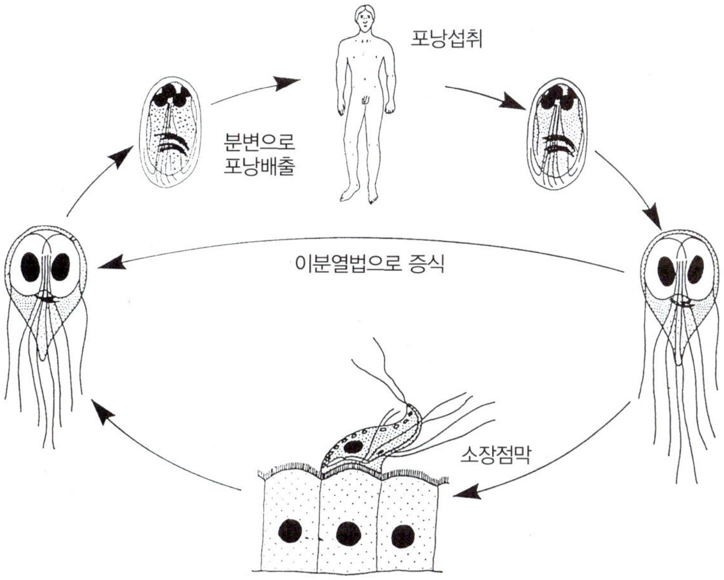

그림 1-32 람블편모충의 생활사

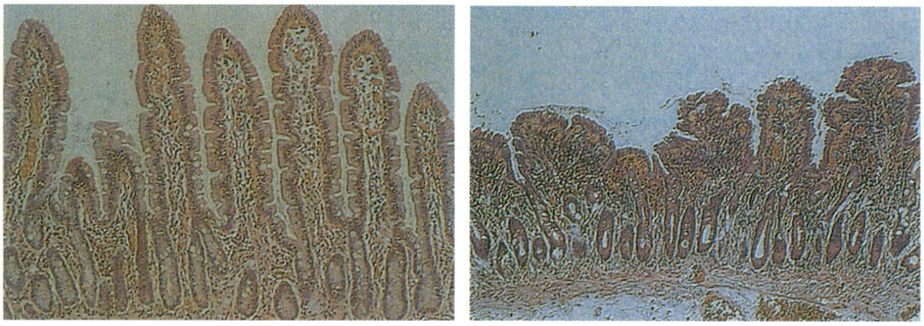

그림 1-33 람블편모충에 감염된 소장점막 조직. 정상(왼쪽), 감염 조직(오른쪽)

2 장세모편모충(*Trichomonas hominis*)

세계 각지에 널리 분포되어 있으며, 열대와 아열대지방에 많다.

영양형은 서양배 모양으로, 5~15μm 크기이고, 운동이 활발하다. 전단에 3~5개의 편모가 유리되어 있는데, 후단으로 길게 뻗은 하나의 편모가 충체와 편모 사이에 파동막(undulating membrane)을 이루며 체외로 유리된다(그림 1-34). 포낭 시기는 없다.

3 구강편모충(*Trichomonas tenax*)

세계 각지에 분포한다. 형태는 질편모충과 유사하지만 체장 4~20μm 크기로, 약간 작다. 전단에 4개의 편모가 유리되었고, 파동막은 체장의 2/3 부위에서 끝난다(그림 1-35). 포낭은 만들지 않는다. 사람의 구강 내에 기생하며, 비병원성 원충으로 간주되고 있다.

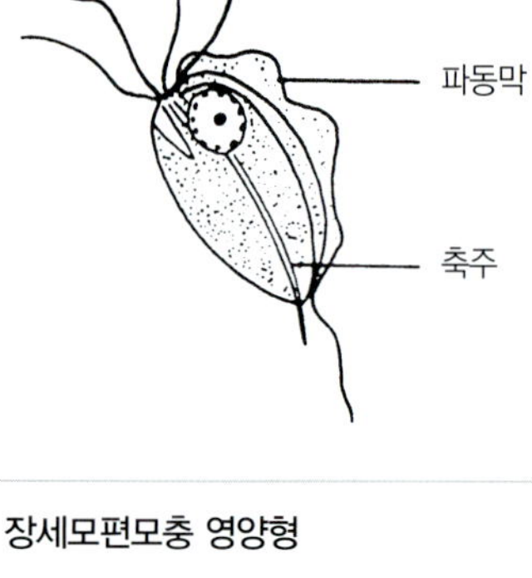

그림 1-34 장세모편모충 영양형

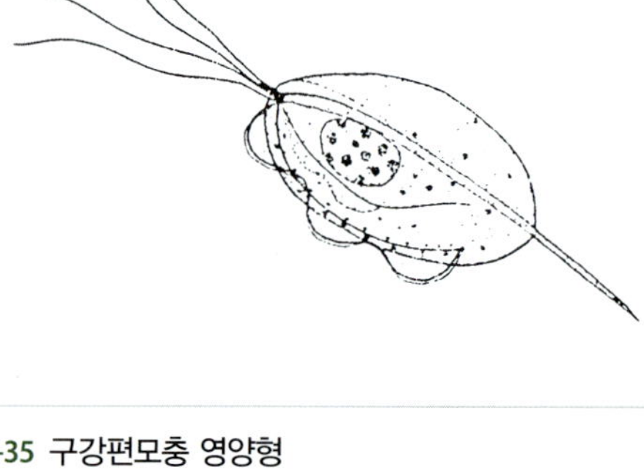

그림 1-35 구강편모충 영양형

④ 질편모충(*Trichomonas vaginalis*)

전 세계적으로 분포되어 있으며, 우리나라에서도 감염률이 높았으나 최근 감소하는 추세이다. 성접촉에 의하여 감염된다.

1. 형 태

영양형은 서양배 모양으로, 6~30μm의 크기이며, 4개의 전편모(anterior flagella)와 1개의 후편모(posterior flagellum) 및 충체 중앙부에서 시작되는 파동막을 가지고 있다. 핵은 크고 난원형이며, 축주(axostyle)는 전단의 편모핵부터 핵의 측면을 돌아 후단으로 뻗었고, 체외로 유리되어 있다(그림 1-36). 포낭은 만들지 않는다.

2. 병리 및 증상

질, 요도 및 전립선에 기생한다. 초기에는 질 상피세포의 변성, 탈락과 주위 조직에 염증을 일으킨다. 분비물은 주로 백색의 대하(leukorrhea)이나 녹색 또는 황색을 보이기도 하며, 무수한 원충과 함께 백혈구, 박테리아, 질상피세포 등을 포함하고 있다(그림 1-37). 자극성이 매우 강하여 국부에 심한 가려움증과 작열감이 나타난다. 일반적으로 월경 후에 악화하는 경향이 있는데, 이는 질의 산도(pH)가 정상인 3.8~4.4로부터 5.0~5.5로 변하여 원충의 생존에 보다 좋은 환경을 제공하기 때문이다. 남자는 감염되어도 대부분 증상이 없으나 비특이성 요도염을 유발하여 통증이나 가려움증이 생길 수 있다.

3. 진 단

임상 소견으로 음부에 작열감, 가려움증, 대하와 충혈이 있으면 질편모충 감염을 의심한다. 여성에 있어서는 질 분비물과 소변의 침사에서, 남성에서는 전립선을 마사지하여 정액, 분비액 또는 소변에서 원충을 검출한다. 도말 염색한 표본에서 발견하여 진단할 수도 있다. Giemsa 염색법으로 도말표본을 검사해도 되고 증상이 있으나 도말표본 검사 결과 음성인 경우에는 배양법을 이용하면 질편모충 진단을 위한 민감도가 매우 높은 편(95%)이다.

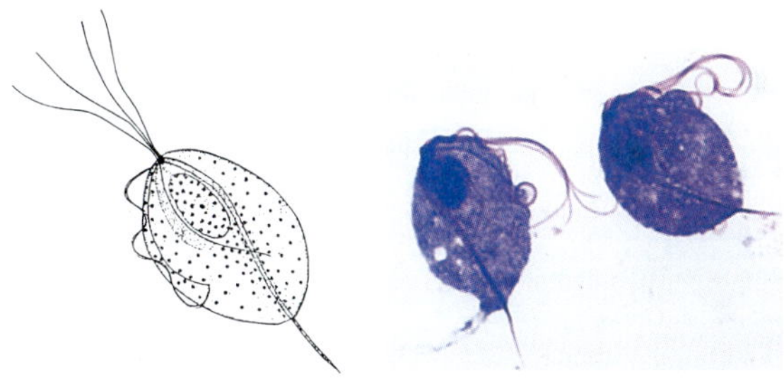

그림 1-36 질편모충 영양형

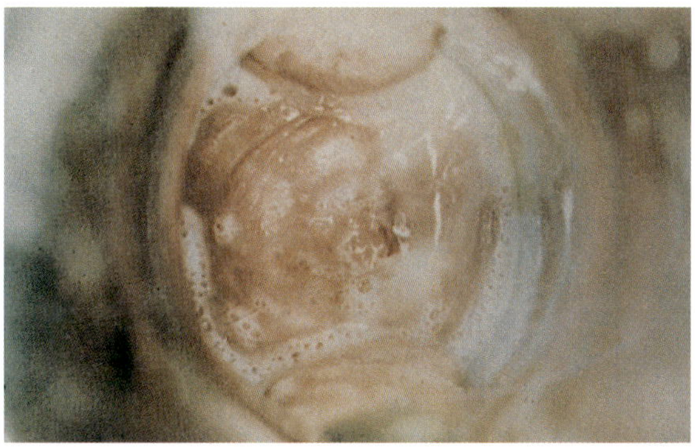

그림 1-37 질편모충 감염에 의한 질 분비물

4. 치 료

질부를 깨끗이 하고 산도를 유지시키는 것이 좋다. 재감염이 되지 않도록 주의하면서 배우자도 동시에 치료해야 한다.

- Metronidazole: 여성에게 2g 단회 경구투여하면 효과가 좋다. 또는 200~250mg씩 하루에 3번 7일 동안 투여한다. 질정(vaginal suppository)을 사용할 수도 있다.

5. 예 방

질편모충 감염은 거의 성적 접촉에 의한 것으로, 건전한 성생활이 중요하다. 또한 증상이 없는 남성 감염자들의 진단과 치료는 여성 감염자의 치료 못지않게 중요하다.

B) 혈액 및 조직 기생편모충

파동편모충과(Trypanosomatidae)에 속하는 사람기생편모충류에는 리슈만편모충(*Leishmania* 속)과 파동편모충(*Trypanosoma* 속)이 있는데, 이들은 생활사 중 다음과 같은 체형의 변화를 일으킨다.

(1) Amastigote

난원형이며, 진한 핵이 중앙에 위치한다. 운동핵(kinetoplast)은 핵의 앞에 있으며, 짧은 축사(axoneme)가 있다.

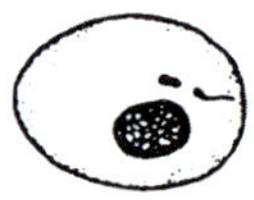

(2) Promastigote

방추형이며, 핵은 중앙에서 약간 전방에 있다. 운동핵에서 편모가 나가고 축사는 있지만 파동막(undulating membrane)은 없다.

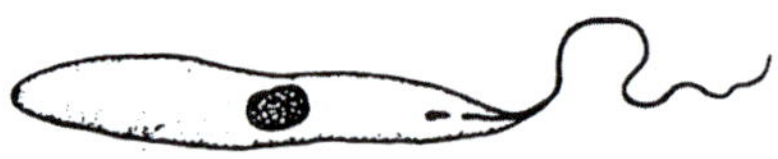

(3) Epimastigote

체형은 promastigote와 유사하지만 핵이 중앙에서 약간 후방에 위치하며, 운동핵은 보통 핵과 근접해 있다. 축사가 외부에 유리되기 전에 짧은 파동막이 있으며, 유리된 편모는 꽤 긴 편이다.

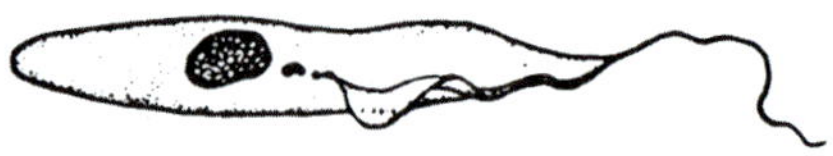

(4) Trypomastigote

전형적인 방추형으로, 약간 굽어 있으며, 핵은 중앙에 운동핵은 후방에 있고, 긴 편모와 파동막을 가진다.

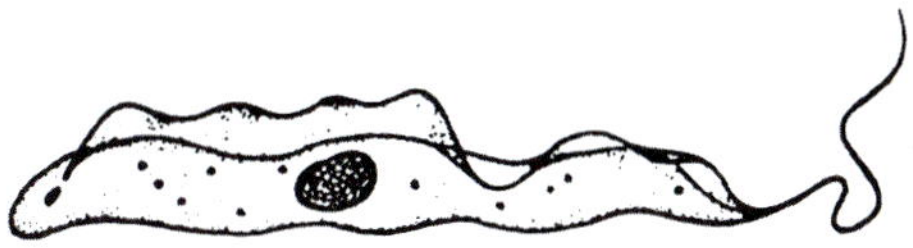

1 내장리슈만편모충(*Leishmania donovani*)

2 소아리슈만편모충(*Leishmania infantum*)

내장리슈만편모충은 인도를 비롯한 아시아, 아프리카, 중남미 등에 많으며, 소아리슈만편모충은 중동, 지중해 연안에 분포한다. 인도와 동남부 아프리카에서는 사람이 감염원이고, 소아 감염이 많은 곳에서는 개가 또 다른 중요한 감염원이다.

1. 형태 및 생활사

인체 내에서는 amastigote가 되고, 크기는 2~5μm이다(그림 1-38). 매개곤충과 배지 내에서는 promastigote로 편모가 있으며, 길이는 약 15~25μm이다(그림 1-39).

매개곤충은 모래파리(sand fly; *Phlebotomus*속 또는 *Lutzomyia*속)로 흡혈할 때 들어간 amastigote는 곤충의 중장(midgut)에서 promastigote가 되고 분열하여 4~5일 내에 식도를 경유, 구강 내에 모인다(그림 1-40). 모래파리가 흡혈할 때 promastigote가 인체로 도입되어 대식세포(macrophage)와 각종 장기의 망상내피세포계 세포(reticuloendothelial cell)에 기생한다. 감염된 모래파리에 의해서 사람에서 사람으로 또는 개에서 개나 사람으로 전파되며, 보유숙주는 개, 고양이, 말, 양 등이다(그림 1-41).

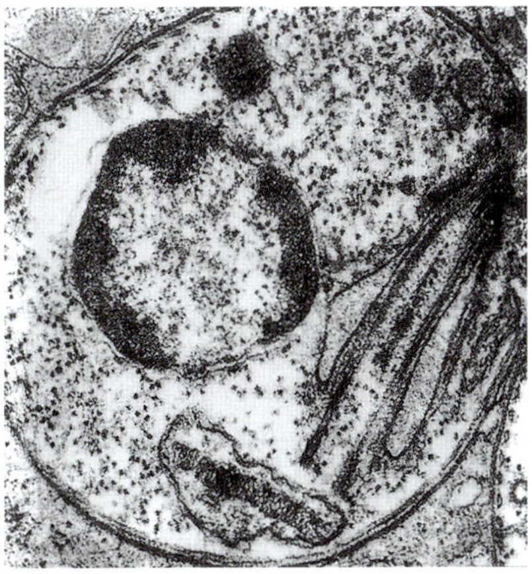

그림 1-38 전자현미경으로 관찰한 amastigote

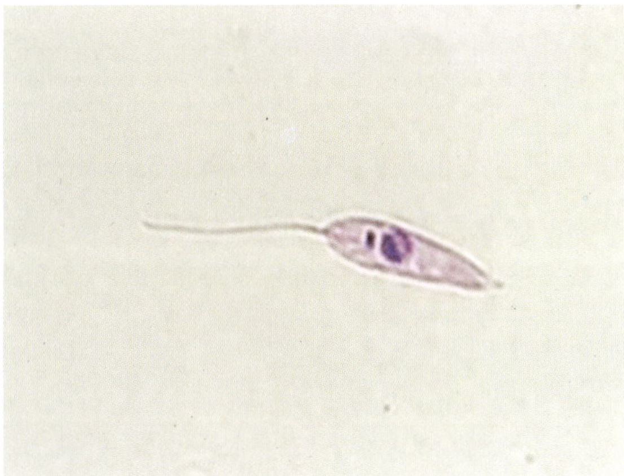

그림 1-39 배양 중인 promastigote

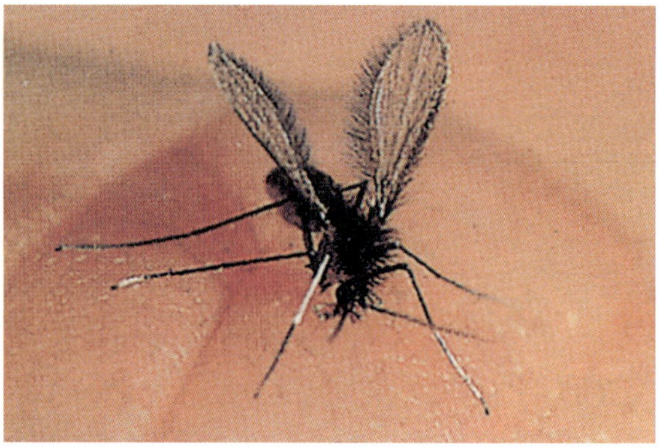

그림 1-40 흡혈하고 있는 모래파리

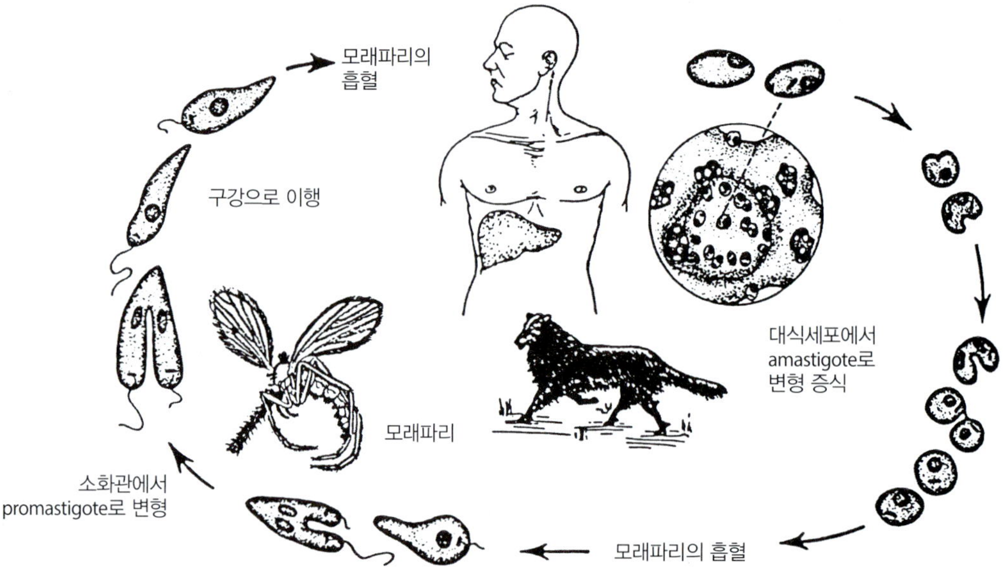

그림 1-41 내장리슈만편모충의 생활사

2. 병리 및 증상

모래파리에 의해 피부에 감염된 promastigote는 주위의 대식세포에 들어가 amastigote로 변형되어 증식하고, 혈류로 들어온 대식세포는 주로 비장, 골수, 림프선 및 기타 망상내피계 조직 내로 들어가 계속 증식하면서 세포를 파괴한다(그림 1–42). 비장은 울혈, 종대(splenomegaly)된다. 간은 종대(hepatomegaly) 및 지방 침윤을 보이며 골수 침범으로 빈혈이 오고 림프선도 커진다. 말초혈액은 초기의 진행성 백혈구감소증에 이어 단핵구증가증(monocytosis)을 나타낸다.

주로 내장을 침범하기 때문에 내장리슈만편모충증(visceral leishmaniasis)이라 한다. 지역에 따라 kala azar, dumdum fever 또는 열대비장종대증(tropical splenomegaly)라고도 부른다(그림 1–43).

잠복기는 10일부터 1년에 이르기도 하지만 대체로 2~4개월이다. 감염 초기 2~6주에는 권태감, 두통, 발열 등이 있다가 더 진행되면 불규칙한 발열이 특징적으로 나타난다. 점차 현저한 간종대, 비장종대, 간 기능

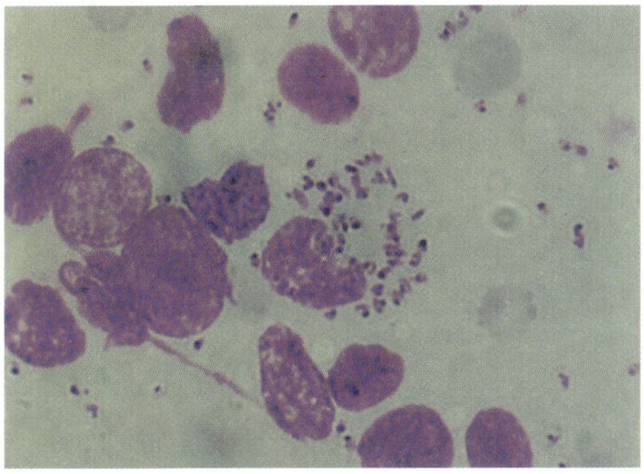

그림 1-42 대식세포 내 amastigote

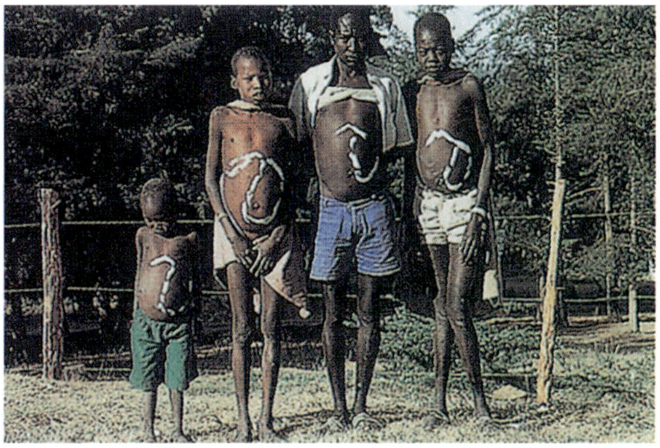

그림 1-43 내장리슈만편모충 감염에 의한 비장종대

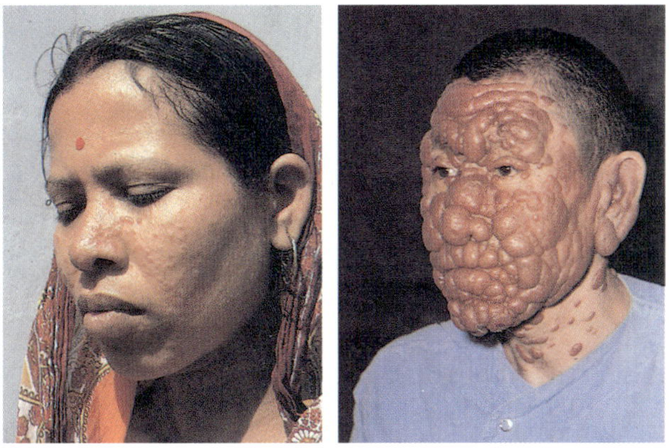

그림 1-44 Post–kala azar 얼굴

장애, 영양 장애, 부종이 나타나고, 피부는 흑색으로 변한다. 전신 쇠약, 복부 팽만, 설사, 복통, 잇몸 및 비점막 출혈, 백혈구감소증을 동반한 빈혈, 폐렴, 악액질(cachexia), 나아가서는 패혈증으로 발전하여 죽음에 이르기도 한다. 피부에 후유증을 남기기도 한다(그림 1–44).

3. 진 단

- 혈액을 채취하거나 비장, 간, 골수, 림프선 등의 조직을 생검(biopsy)한다. 가검물을 슬라이드에 도말, 염색하여 현미경으로 관찰하거나 병리 표본에서 원충을 검출함으로써 확진한다(그림 1–45).
- 면역진단법, 피내반응검사(Montenegro test)도 진단에 도움이 된다(그림 1–46).

4. 치 료

Antimony sodium gluconate(Pentostam®, Solustibosan®) 600mg을 10일간 근육 주사한다. 병소에 국소 주입으로 Pentostam®을 600mg씩 격일로 4회 투여하는 것도 효과적이다.

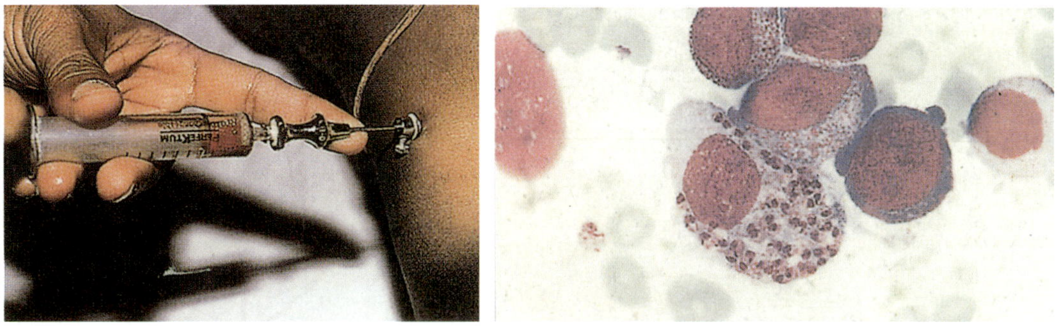

그림 1-45 골수의 amastigote

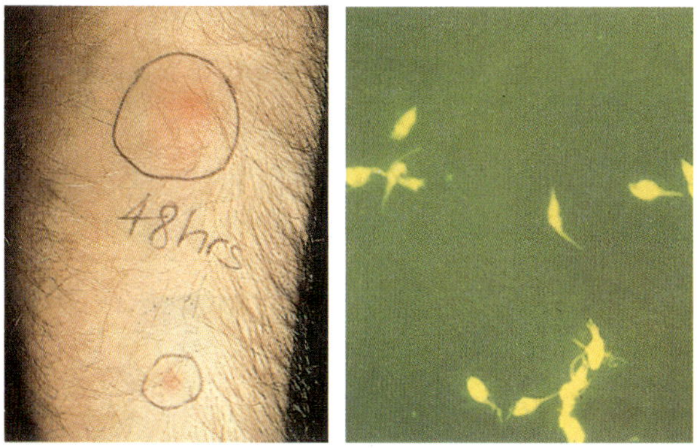

그림 1-46 피내반응검사(Montenegro test)와 형광항체법

5. 예 방

보충동물을 처치하여 감염원을 없앤다. 살충제의 잔류 살포를 통한 모래파리의 방제도 중요하다. 매개곤충에 물리지 않도록 주의한다.

❸ 피부리슈만편모충(열대리슈만편모충, *Leishmania tropica*)

❹ 큰리슈만편모충(*Leishmania major*)

❺ 이디오피아리슈만편모충(*Leishmania aethiopica*)

중앙아시아, 북아프리카, 유럽의 지중해 연안, 인도 북서부 등지에 분포되어 있다. 모래파리가 사람을 많이 흡혈하는 계절에 격리된 집단에서 높은 감염률을 볼 수 있다.

1. 형태 및 생활사

내장리슈만편모충과 비슷하다. 모래파리 중 *Phlebotomus papatasii* 등이 매개한다. 자연계 보유숙주는 야생 설치류(gerbil)와 개이다. 특히 큰리슈만편모충의 경우 gerbil이 중요한 보유숙주이다.

2. 병리 및 증상

피부에 감염된 promastigote는 주위의 대식세포에 들어가 amastigote로 변형, 증식한 후 이들 세포를 파괴하고 나오지만, 일부는 다시 대식세포에 탐식되기도 한다. 탐식이 일어나면서 대식세포가 분열증식하고, Th1 세포의 증식이 일어나며, 림프구 침윤으로 인해 환부가 발적한다. 피부각질층의 세포 내로 들어가 증식하면서 중심 부위가 함몰되고 주변부는 융기된 병소를 형성하는데, 형질세포, 림프구, 거대단핵구 및 무수한 원충을 함유한 대식세포 등이 나타나 상피종(epithelioma)과 유사한 소견을 보인다. 진행되면 조직의 괴사와 궤양 및 2차 세균 감염이 일어난다(그림 1-47).

피부리슈만편모충증(cutaneous leishmaniasis 또는 oriental sore)이라고 부른다. 잠복기는 2~3일로부터 수개월까지로 일정하지 않다. 병소는 주로 얼굴과 사지의 노출부에 나타난다. 초기에는 적색의 구진이 형성되지만 점차 갈색 가피(eschar)를 형성하고, 궤양을 형성하는 경우도 있다. 이디오피아리슈만편모충 감염의 경우 피부 병변이 전반적으로 퍼져 있어 마치 나병(leprosy)과 같은 양상을 보이는 점이 특징이다. 보통 수주 혹은 수개월에 걸쳐 자연 치유된다.

3. 진 단

궤양 주위 조직의 환부를 긁어서 건조도말 및 Giemsa stain을 실시한다. 대식세포의 세포질내 원충을 확인할 수 있다. 배양법 외에도 ELISA, PCR과 같은 방법을 사용할 수 있다. 면역검사법도 유용하다.

4. 치 료

Antimony 제제인 sodium antimony gluconate를 하루 600mg씩 근육 또는 혈관으로 6~10일간 주사한다. Quinacrine HCl(Atabrine®)을 200mg씩 궤양 기저부에 주입하기도 한다. 국소적으로 냉동외과술(cryosurgery)이나 레이저 치료도 효과가 있다.

5. 예 방

피부에 생긴 병변을 잘 관리하여 접촉으로 인해 감염자의 신체 다른 부위나 타인에게 전파되지 않도록 한다. 보유숙주를 관리하여 감염원을 줄인다.

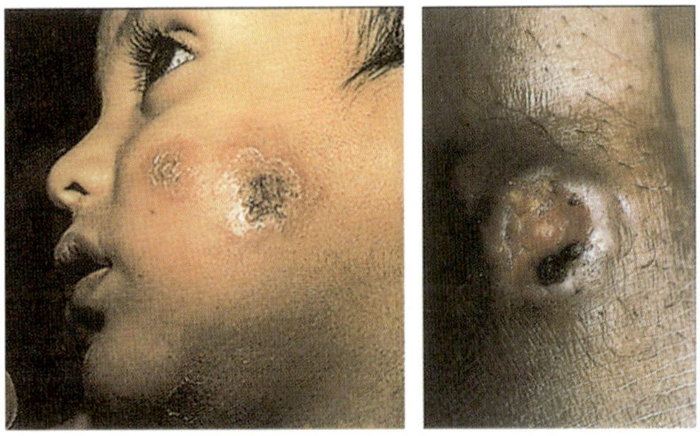

그림 1-47 얼굴에 생긴 피부리슈만편모충증과 병소 부위

6 피하리슈만편모충군(브라질리슈만편모충군, *Leishmania braziliensis* complex)

7 멕시코리슈만편모충군(*Leishmania mexicana* complex)

피하리슈만편모충군(브라질리슈만편모충군)은 남미 일대에, 멕시코리슈만편모충군은 주로 중미에 분포되어 있다. 지역별로 espundia, uta, chiclero ulcer 등 다른 이름으로 부르기도 한다. 감염자는 도시보다 농촌에 많고 성인 남자가 많다. 감염률과 계절적 분포는 모래파리(sandfly)의 밀도에 따라 좌우되는데, 이는 기온, 습도와 밀접한 관계가 있다.

1. 형태 및 생활사

내장리슈만편모충과 비슷하다. 매개곤충은 *Lutzomyia* 속의 모래파리이다.

2. 병리 및 증상

피부에 감염된 promastigote는 피부에 작은 구진(papule)을 형성하며 가려움증을 동반한 붉은 수포로 바뀌어 1~4주 내에 궤양을 형성한다(그림 1-48).

증상은 반복 침범이 없는 한 6~15개월이면 자연 치유되는 경향을 보이지만, 때로는 나종성 나병(lepromatous leprosy)과 유사한 병변을 일으키거나 피부점막 접합부로 파급되어 전형적인 피부점막리슈만편모충증(mucocutaneous leishmaniasis)으로 진행하기도 한다(그림 1-49).

3. 진 단

궤양 부위에서 가검물을 채취하여 도말, 염색하여 원충을 찾아낸다. 가검물을 배양하기도 한다. 면역검사법도 진단적 가치가 있다.

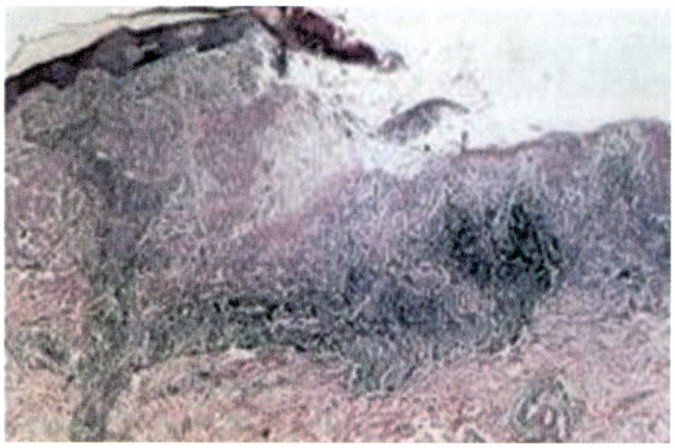

그림 1-48 피하리슈만편모충에 감염된 조직

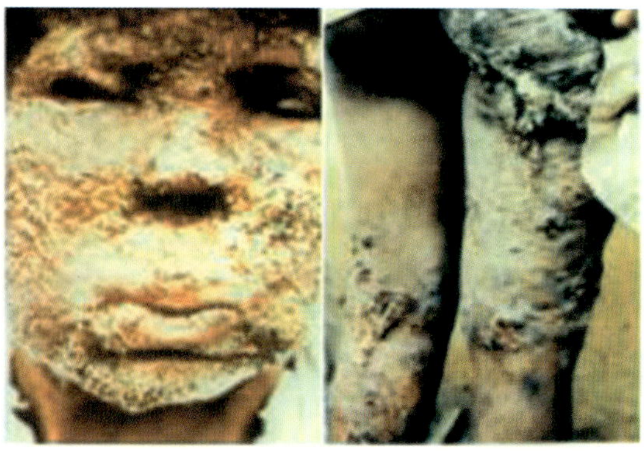

그림 1-49 피부점막리슈만편모충증(espundia)

4. 치료 및 예방

Sodium antimony gluconate, amphotericin B, cycloganil pamoate, pyrimethamine 등을 사용한다(그림 1-50). 피부 병소에 모래파리가 접촉하지 못하도록 덮어 두어야 한다. 모래파리의 방제가 중요하다.

8 크루스파동편모충(*Trypanosoma cruzi*)

파동편모충은 매개체의 발육이 어디서 일어나느냐에 따라서 전서식처군과 후서식처군으로 구분할 수 있다.

표 1-1 파동편모충의 분류

구 분	후서식처군	전서식처군
운동핵 (kinetoplast)	대형이고 후단 전방에 위치	소형이고 말단에 편재
편모	항상 존재	없거나 짧음
파동막	발육 불량	잘 발육
몸의 후단	가늘고 예민	둥글고 둔각형
매개체 내 발육	후장	중장과 타액선
감염	숙주 접촉 시 피부 또는 점막을 통한 감염	매개 곤충이 흡혈 시 감염
병원성	크루스파동편모충 이외에는 병원성이 가벼운 편임	병원성이 있음

크루스파동편모충은 후서식처군으로, 브라질, 아르헨티나, 칠레, 우루과이, 콜롬비아, 멕시코 등 중남미 지역에 분포한다. 크루스파동편모충에 감염되면 아메리카파동편모충증(American trypanosomiasis), 일명 샤가스병(Chagas' disease)을 일으킨다.

1. 형태 및 생활사

인체 혈액 내 원충은 trypomastigote로, 20~25μm의 방추형이다. 핵은 중앙부에 위치하고, 운동핵(kinetoplast)은 충체의 후단에 있으며, 비교적 크다. 파동막은 후단에서 전단으로 뻗었고, 체외로 유리된다(그림 1-51).

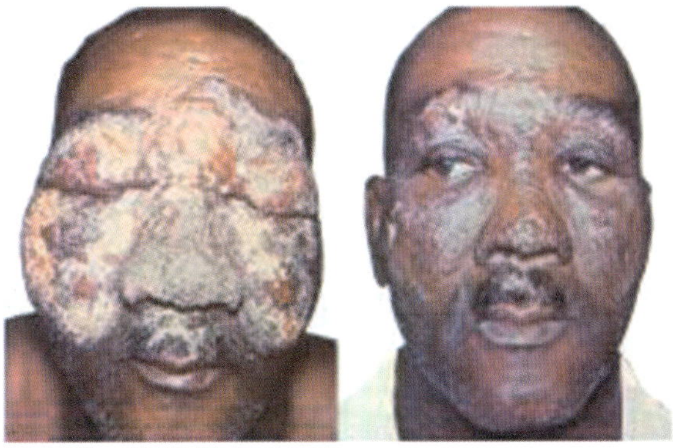

그림 1-50 피부점막리슈만편모충증의 치료 예

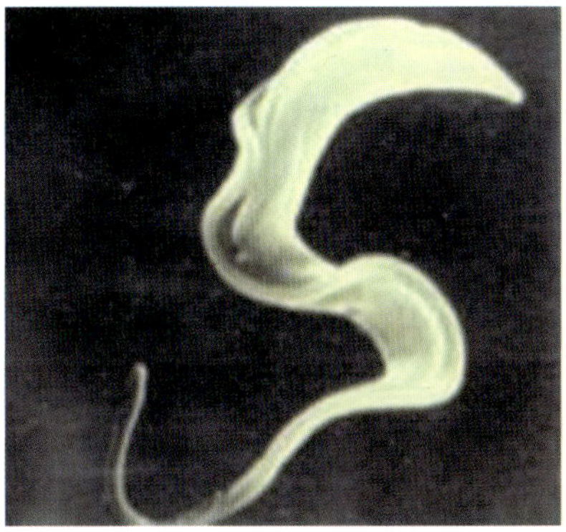

그림 1-51 파동편모충의 전자현미경 사진

망상내피계(reticuloendothelial system)세포나 다른 조직세포에 침입한 trypomastigote는 파동막과 편모를 잃고 큰 핵과 운동핵을 가진 1.5~4.0μm 크기의 난원형 amastigote가 된다. Amastigote가 trypomastigote로 변형, 분열 증식해 가며 세포를 파괴하고 방출된다. 혈류에는 trypomastigote만 나타난다.

숙주는 사람과 각종 야생동물로 주요한 매개곤충은 흡혈노린재(triatomid bug)이다(그림 1-52). 흡혈노린재의 장관(midgut) 내에서 epimastigote가 되어 분열증식하고, 점차 후장(hindgut)으로 이동하여 8~10일 후에

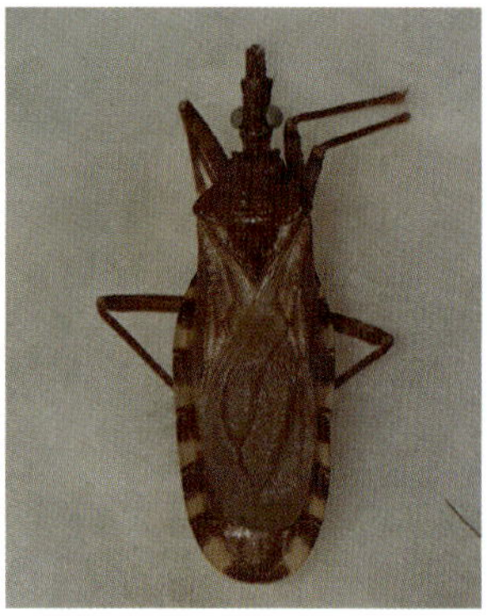

그림 1-52 흡혈노린재

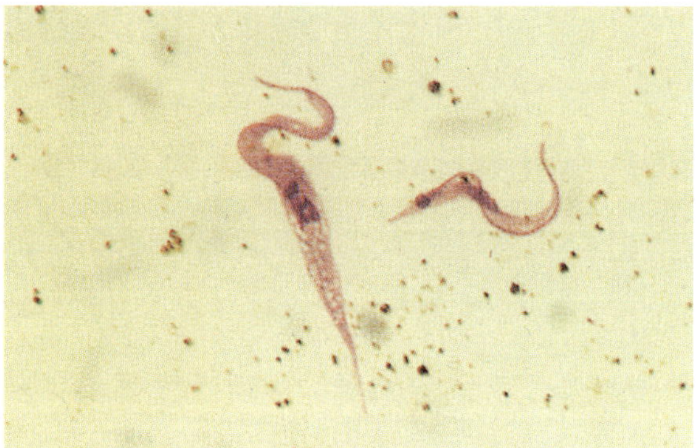

그림 1-53 크루스파동편모충 metacyclic trypomastigote

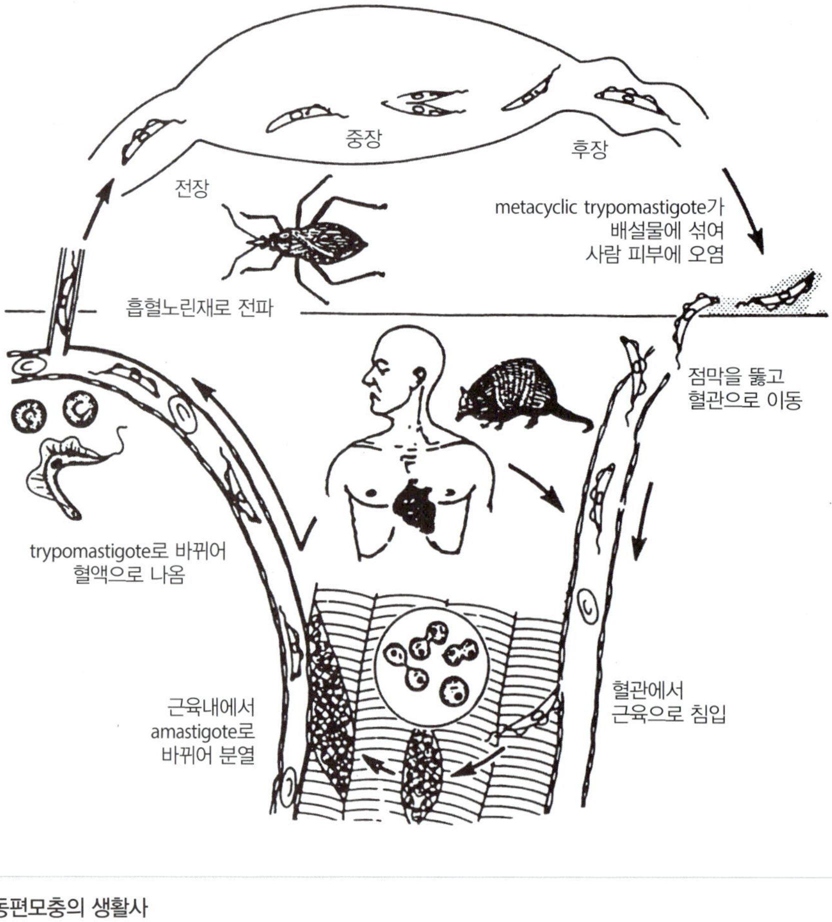

그림 1-54 크루스파동편모충의 생활사

는 metacyclic trypomastigote가 되어 매개곤충의 분변과 함께 밖으로 배출된다(그림 1-53). 야간에 흡혈노린재가 흡혈할 때 사람이 가려워서 그 부위를 긁으면 원충이 손상된 피부로 침입한다(그림 1-54).

2. 병 리

눈, 비공 또는 입술 주위의 점막을 통해 들어온 metacyclic trypomastigote가 피하 조직 내 지방세포나 근세포 등에 들어가 amastigote로 변형되어 증식하게 되면 세포는 파괴되고 국소에 염증이 생긴다. 이러한 병소로부터 원충은 혈류나 림프류를 따라 여러 장기로 이동하고 다시 분열 및 증식하여 세포를 파괴하는 과정을 반복하면서 병변이 진행된다(그림 1-55). 주로 망상내피계와 심근, 위장관 및 중추 신경계의 신경교세포(neurogliocyte)에 침범한다. 특히 간 소엽의 중심부에 나타나는 망상조직구와 림프구로 구성된 결절(nodule)은 샤가스병(Chagas' disease)의 특징적 병리 소견이다.

심근을 침범하는 경우 심실벽이 얇아지고, 심실이 커지고, 심근 조직에 림프구의 침윤, 간질섬유화, 심근세포의 위축이 온다. 위장관형인 경우 식도, 대장이 팽대되어 있는데, 림프구 침윤을 중심으로 염증 병변이 있으며, 장근신경총(myenteric plexus)의 신경 단위 수가 감소되어 있다.

3. 증 상

잠복기는 보통 1~2주이다. 급성 증상은 주로 소아에서 나타나며, 20~30일간 계속된다. 불규칙한 고열, 안면 부종과 안검부종(Romana's sign) 등이 생긴다(그림 1-56). 급성 심근염에 의한 심부전으로 사망할 수 있다.

아급성기에는 빈맥, 비장종대, 간종대, 전신성 림프선종대가 나타난다. 만성기는 급성기에 침범된 장기와 조직의 병변 정도에 따라 다르게 진행된다. 심근 침범(그림 1-57, 58)으로 인한 부정맥, 심근병증(cardiomyopathy), 혈전색전증(thromboembolism), 거대식도증(megaesophagus)으로 인한 연하 곤란, 위식도 역류, 거대결장증(megacolon)으로 인한 복통, 변비 등의 증상이 나타난다. 악액질, 폐렴, 장폐쇄, 패혈증으로 진행하여 사망하기도 한다.

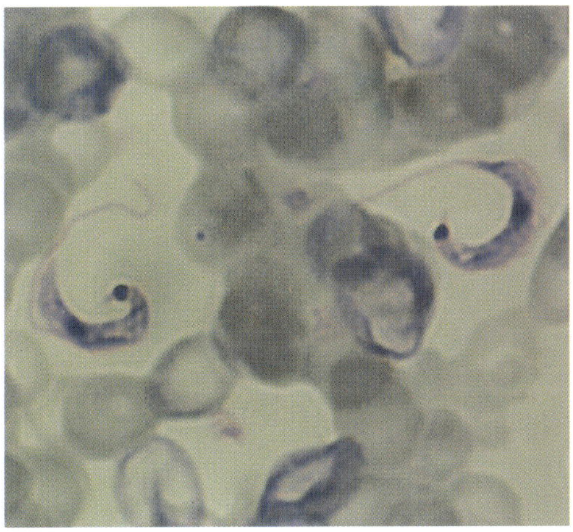

그림 1-55 혈액 내 크루스파동편모충 trypomastigote

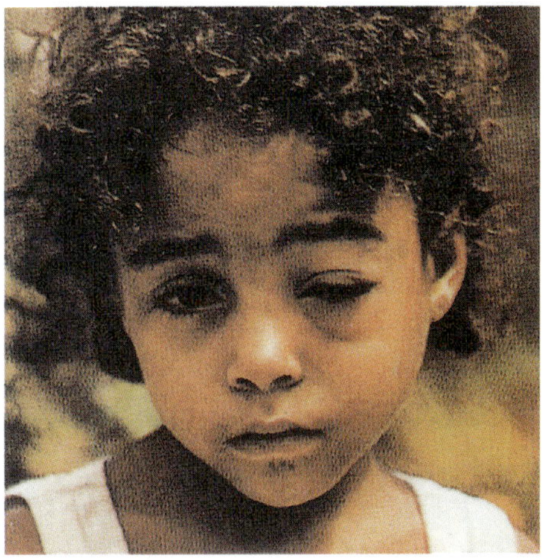

그림 1-56 크루스파동편모충 감염에 의한 눈의 부종(Romana's sign)

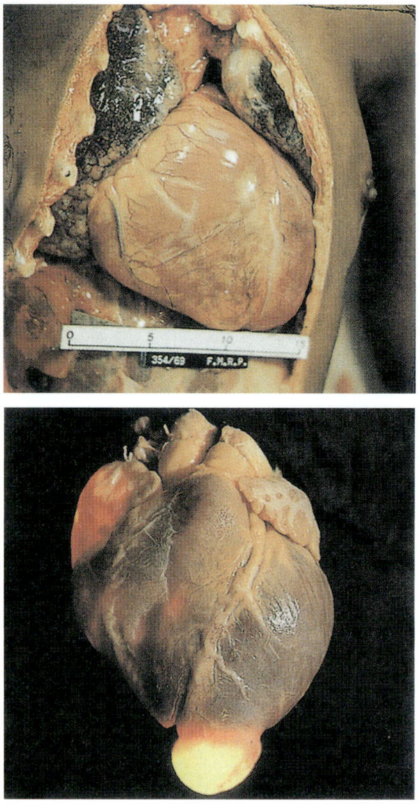

그림 1-57 크루스파동편모충 감염에 의한 샤가스병

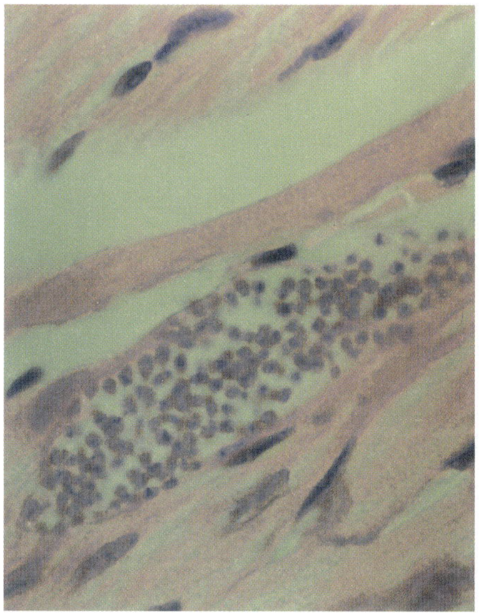

그림 1-58 심근 내 크루스파동편모충 amastigote

4. 진 단

혈액, 림프선, 골수, 비장에서 채취한 가검물이나 조직표본을 염색한 후 관찰하여 원충을 검출한다. 배양하거나 마우스에 주사하여 원충을 확인하기도 한다. 만성기에는 타숙주진단(xenodiagnosis)을 시행할 수도 있다(그림 1-59). 즉, 감염되지 않은 흡혈노린재로 하여금 환자를 흡혈하게 하면 약 10일 후 이 흡혈노린재의 체내에서 metacyclic trypomastigote를 발견할 수 있다. 혈구응집 반응, 효소면역검사법 등의 면역검사법도 진단에 유용하다.

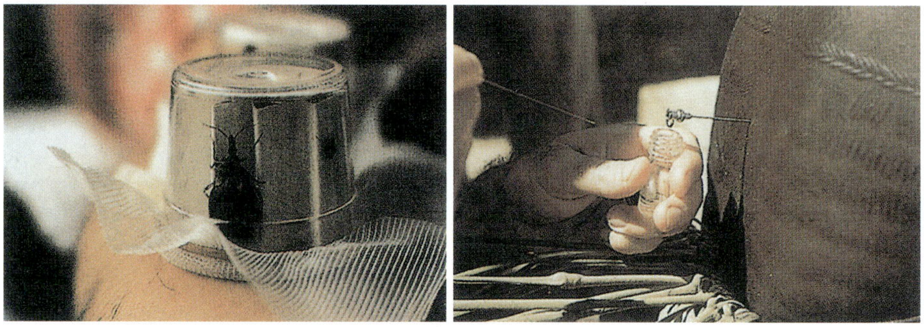

그림 1-59 뇌척수액 채취(위)와 xenodiagnosis(아래)

5. 치 료

샤가스병의 치료는 만족스럽지 못하다.

(1) Benzimidazole

Nitroimidazole의 유도체로, 성인은 하루 5~7mg/kg씩 경구투여하며, 60일간 계속한다. 12세 이하 어린이는 하루 10mg/kg으로 60일간 투여한다.

(2) Nifurtimox

성인은 하루 8~10mg/kg씩 경구투여하며, 90일간 계속한다. 어린이는 하루 15~20mg/kg을 같은 방법으로 투여한다.

6. 예 방

흡혈노린재를 방제하기 위하여 살충제를 옥내 잔류 분무한다. 주택 건축의 현대화로 흡혈노린재의 옥내 서식처를 제거하는 것이 중요하다.

9 감비아파동편모충(*Trypanosoma gambiense*)

10 로데시아파동편모충(*Trypanosoma rhodesiense*)

이 두 종의 파동편모충은 아프리카파동편모충증(African trypanosomiasis) 또는 아프리카수면병(African sleeping sickness)을 일으키는 병원체이다. 감비아파동편모충의 분포지역은 중앙 및 서아프리카로, 적도를 중심으로 남위와 북위 15° 이내, 동쪽은 빅토리아호에서 서쪽 해안 사이이다. 로데시아파동편모충은 분포지역이 중복되지 않는 아프리카의 남동부 및 동부의 광활한 사바나 지역에서 발생한다.

1. 형태 및 생활사

혈액 내 기생 형태는 trypomastigote로, 체장은 편모까지 합쳐서 14~42 × 1.5~3.5μm이다. 핵은 중앙에 있고, 운동핵은 소형으로 핵과 떨어져 후단에 있다. 운동핵에서 편모가 충체를 따라 파동막을 형성하고 전방으로 나가 유리된다(그림 1-60).

매개곤충의 체내에서는 epimastigote로 존재한다. 매개곤충은 체체파리(*Glossina palpalis*, *G. tachinoides* 등)이다(그림 1-61, 62). 감염된 체체파리가 사람을 물어 원충을 옮긴다. 감비아파동편모충의 주요 숙주는 사람이고, 로데시아파동편모충은 소, 야생동물, 사람 등 숙주가 다양하다.

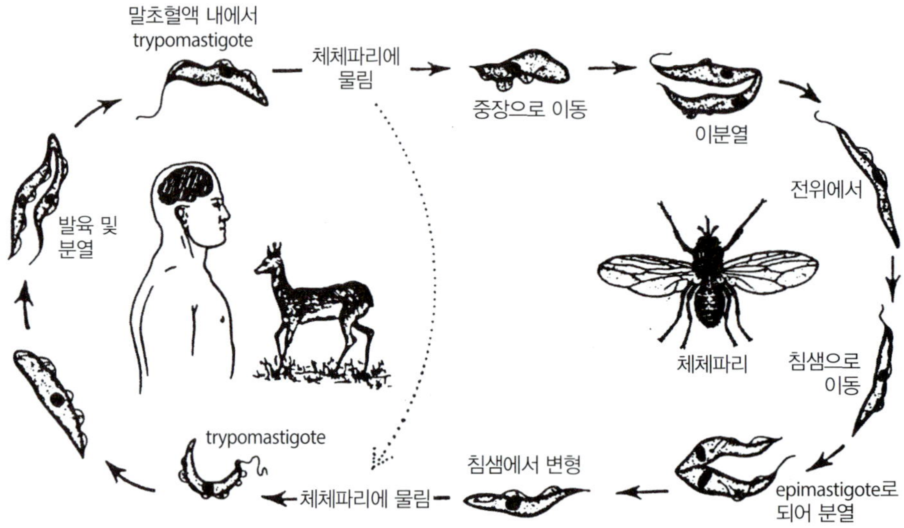

그림 1-60 감비아파동편모충과 로데시아파동편모충의 생활사

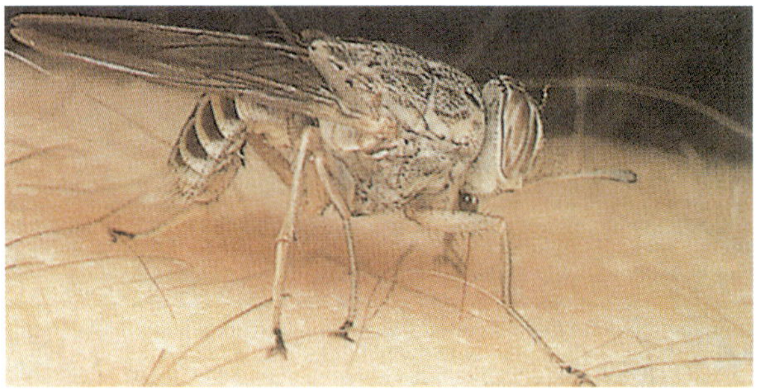

그림 1-61 체체파리(tsetse fly)

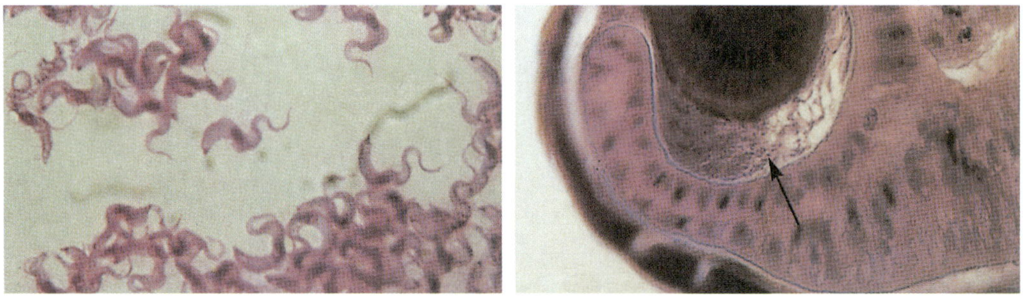

그림 1-62 체체파리의 주둥이(proboscis)에 있는 파동편모충

2. 병 리

피부에 감염된 epimastigote는 국소에 일시적으로 염증 반응을 일으킨다. 점차 혈류로 들어가 증식하여 기생충혈증(parasitemia)을 일으키지만 조직 침범은 없다(그림 1-63). 점차 전신에 걸쳐 림프선의 침범이 이루어지며, 특히 후경부, 하악부, 서혜부 및 대퇴부의 림프선이 종대되고, 내피세포가 현저하게 증식한다. 혈관 주위

에 백혈구의 침윤이 유발되며, 비장과 간의 울혈과 종대가 뒤따른다. 진전되면 뇌를 침범하여 만성 연수막염(chronic leptomeningitis)과 유사한 임상소견을 보이며, 뇌척수액의 단백질 농도와 세포수의 증가가 일어난다.

기면 상태에 있을 때의 주요 병리 소견은 림프계의 만성 염증과 뇌혈관 주위의 세포 침윤이며, 만일 출혈 등에 의한 압박이 있게 되면 신경교세포(neurogliocyte)가 위축된다.

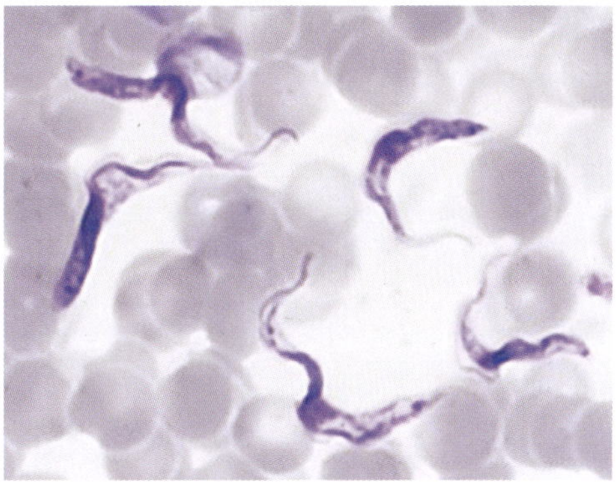

그림 1-63 말초혈액 내 trypomastigote

파동편모충은 항원변이에 의해서 숙주에 오래 생존할 수 있는 것으로 알려져 있다. 충체가 분열하여 숫자가 늘어나면 세포 표면 단백의 구성물질인 variant surface glycoprotein (VSG)의 N-terminal 400개의 아미노산에 변동이 발생한다. 따라서 새로운 항원성을 지니는 개체가 출현한다. 먼저 증식하고 있는 충체가 다량 있을 때는 파동편모충은 많이 증식하지는 않는다. 면역 반응에 의해 숙주 세포에 이미 노출된 항원의 원충이 항체에 의해 제거되고 난 뒤 새로운 항원성을 얻은 개체가 증식하는 것이다.

3. 증 상

잠복기는 통상 2일~2주일이며, 발병 초기까지 별다른 증상이 없다. 점차 림프선, 특히 후경삼각부(postcervical triangle)의 종대가 현저하며, 열이 난다(Winterbottom's sign, 그림 1-64). 원충이 혈중으로 유입되면서 간과 비장의 종대가 초래되고, 점차 호흡곤란, 흉통, 시력 장애, 빈혈, 기력쇠진 등이 오며, 때로는 신장염이 나타난다.

더욱 진행되면 뇌가 침범되어 만성 또는 수면기로 이행한다. 만성기에는 심한 두통, 정신력 둔화, 침울과 흥분, 근육경련, 현저한 반사기능 장애, 경부동통과 경직, 경련성 또는 이완성 마비 등이 나타나며, 점차 정도가 심해진다. 대개 발명 후 1년 이내에 수면 상태로 되고, 우울증, 망상, 전신마비 증상을 나타낸다. 무릎 관절반사가 음성을 보이며, 이어 수면에 빠졌다가 죽음에 이른다. 그러나 유행 시기에 있어서는 만성 경과 없이 급성으로 진전하여 단기간에 사망하기도 한다(그림 1-65).

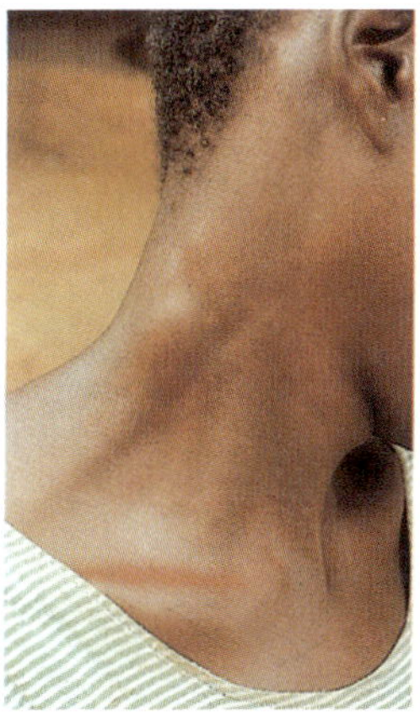

그림 1-64 감비아파동편모충 감염에 의한 Winterbottom's sign

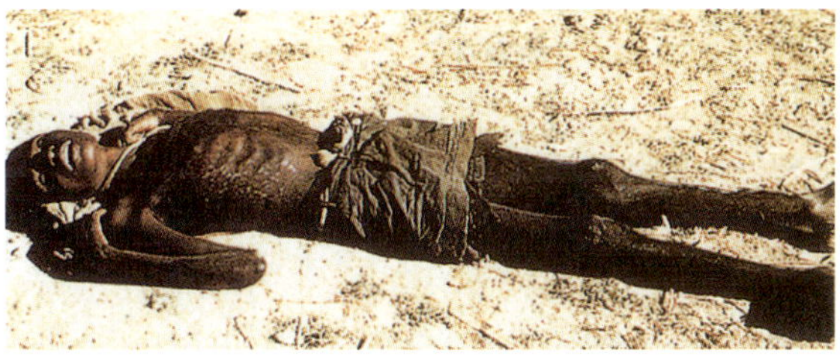

그림 1-65 감비아파동편모충 감염에 의한 수면병

로데시아파동편모충증의 경우 초기의 병리적 소견은 감비아파동편모충에 의한 것과 유사하지만, 급성기가 보다 빨리 나타나고 치사율도 높다. 림프선의 종대는 그다지 심하지 않지만 열발작은 보다 빈번하게 나타난다.

4. 진 단

유행지에서 불규칙한 열, 림프선 종대, 수면증 또는 신경 증상이 있는 환자는 수면병을 의심해야 한다. 림프선, 혈액, 골수, 뇌척수액에서 trypomastigote를 검출한다(그림 1-66). 가검물을 N.N.N. 배지(Novy, MacNeal and Nicoll media)에 배양하거나 실험동물에 접종하여 검출률을 높일 수 있다.

5. 치 료

- 중추신경계 침범 증상이 나타나기 전: Pentamidine을 4mg/kg으로 1~2일에 1번씩 7~10일간 근육 주사한다.
- 중추신경계 침범 증상이 나타난 후: Suramin을 1회 1g 정맥주사하고, 5일 간격으로 tryparsamide을 2g씩 8번 정맥 주사한다.

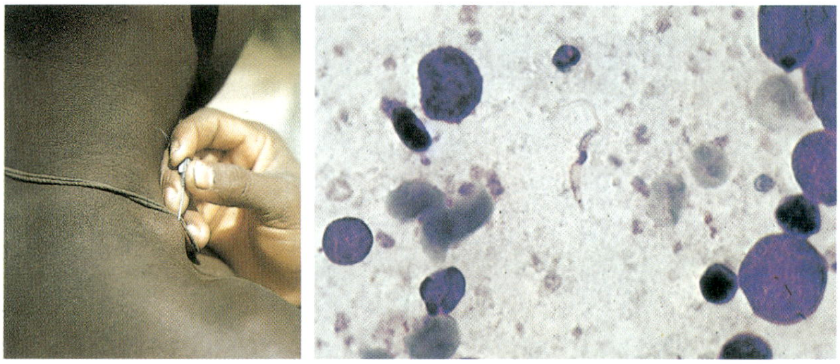

그림 1-66 림프선을 생검하여 trypomastigote를 관찰

표 1-2 리슈만편모충과 파동편모충의 발육형태 변화

	매개체에서의 발육형태 변화	숙주(사람)에서의 발육 형태 변화
리슈만편모충	sand fly amastigote → promastigote	promastigote (혈액) → amastigote (조직)
감비아파동편모충, 로데시아파동편모충	tsetse fly trypomastigote → (midgut) epimastigote → (salivary g.) trypomastigote Metacyclictrypomastigote	trypomastigote (혈액)
크루스파동편모충	triatoma trypomastigote → (midgut) epimastigote → (hidgut.) trypomastigote Metacyclictrypomastigote	trypomastigote (피부, 점막) → amastigote (조직) → promastigote → epimastigote → trypomastigote (혈류)

C. 섬모충류(Ciliata)

1 대장섬모충(*Balantidium coli*)

돼지에서 빈번히 검출되는 원충이지만 사람에 기생할 수 있다. 주로 열대, 아열대에 많다(그림 1-67).

영양형은 난원형이며, 40~100μm의 크기로 사람기생원충 중 가장 크다. 섬모(cilia)가 원충 표면을 덮고 있다. 세포입(cytostome)이 전단에 함몰된 모양으로 있으며, 후단의 수축포(contractile vacuole)는 세포배설공(cytopyge)과 연결된다. 핵은 대핵(macronucleus)과 소핵(micronucleus)의 2개가 있다. 포낭은 45~50μm으로, 원형 또는 타원형이다. 대핵이 있고, 때로는 소핵과 수축포를 관찰할 수도 있다(그림 1-68).

영양형은 주로 대장에 기생하며 이분법으로 증식한다. 대장점막을 침입하여 아메바이질(amebic dysentery)과 유사한 초기 병소와 궤양을 형성한다(그림 1-69). 무증상인 경우도 있으나 감염자 대다수에서 복통, 메스

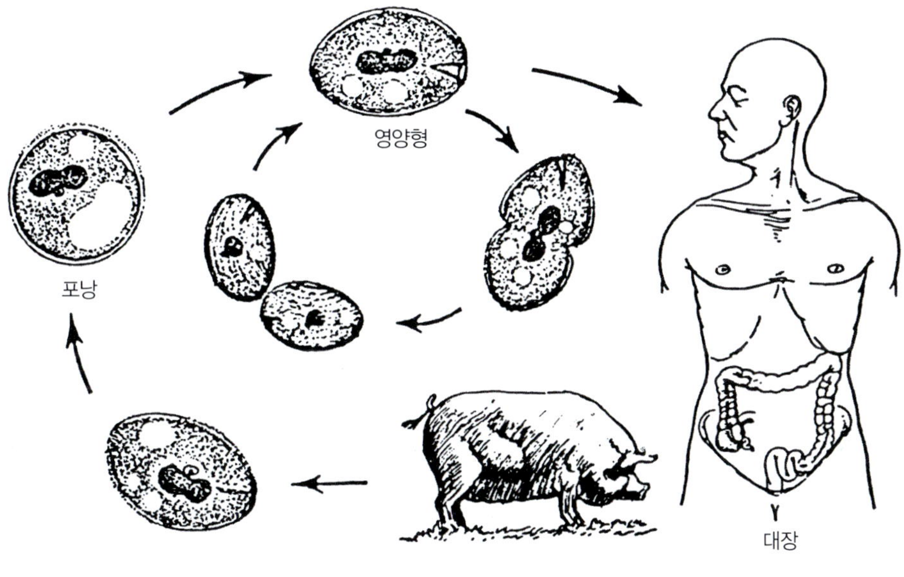

그림 1-67 대장섬모충의 생활사

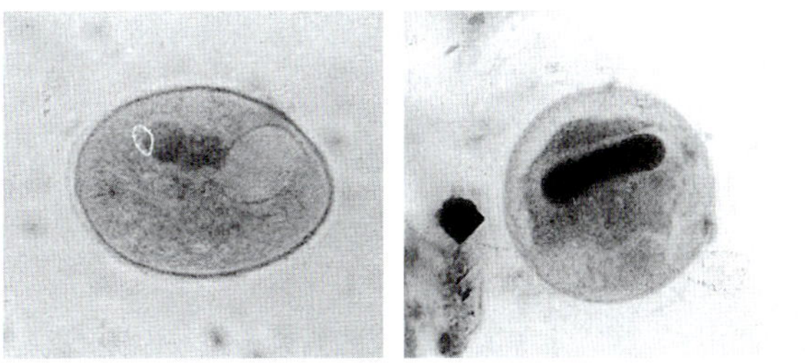

그림 1-68 대장섬모충 영양형과 포낭

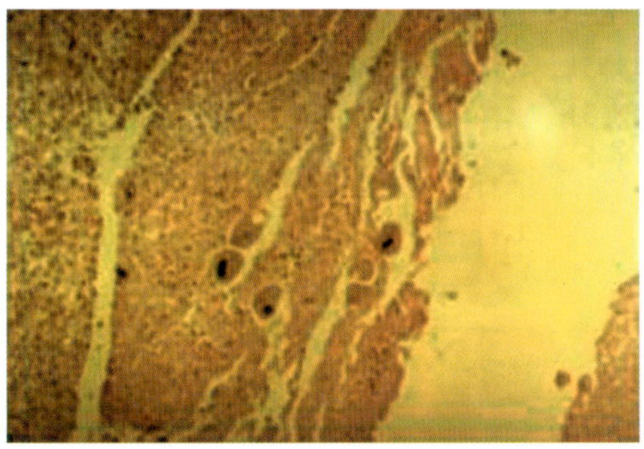

그림 1-69 대장섬모충에 감염된 대장 조직

꺼움, 구토, 설사, 이질성 점혈변이 나타난다.

고형변에서 포낭을 검출하거나 설사변에서 영양형을 검출하여 진단한다. Tetracycline을 500mg씩 하루 4번 10일간 투여하여 치료한다.

D. 포자충류(Sporozoa)

포자충류는 증식 과정 중 포자소체(sporozoite)나 포자(spore)를 형성하며, 세대교번(alternation of generation)을 하여 무성세대(asexual generation)와 유성세대(sexual generation)를 가지고 있다.

종에 따라 차이가 있지만 일반적인 포자충류의 생활사는 분열생식(schizogony), 배우자생식(gametogony), 포자생식(sporogony)이 순서대로 일어난다. 무성생식(asexual reproduction) 과정 중 원충의 유약기를 영양형(trophozoite)이라 하는데, 이것이 분화해서 핵이 여러 개로 분열한 것을 분열체(schizont)라 한다. 이어 세포질까지 분열하여 분열소체(merozoite)가 된다. 이 모든 과정을 분열생식(schizogony)이라 한다. 어떤 분열소체는 발육하여 암생식모세포(macrogametocyte)와 수생식모세포(microgametocyte)로 되며, 이들이 성숙해서 암생식세포(macrogamete)와 수생식세포(microgamete)가 된다. 이를 배우자생식(gametogony)이라 한다. 암생식세포와 수생식세포가 만나 합체해서 접합체(zygote)가 되며, 분화하여 난포낭(oocyst)이 된다. 종에 따라 다르지만 결국 난포낭 내에 포자소체(sporozoite)가 생성되는데, 이 과정을 포자생식(sporogony)이라 한다. 통상 이것이 다른 숙주에 대한 감염형이다. 배우자생식과 포자생식은 유성생식 과정이다.

1 사람등포자충(*Isospora belli*)

인체에 기생하는 *Isospora* 속의 난포낭(oocyst) 중 소형인 것은 *Isospora hominis*, 대형인 것은 *I. belli*로 간주하여 왔으나 현재 *I. hominis*는 근육포자충(*Sarcocystis hominis*)으로 분류된다. 등포자충은 세계 각지에서 보고되었다.

1. 형태 및 생활사

난포낭은 길쭉한 난원형으로, 크기는 12~33μm이다. 분열에 의하여 형성된 두 개의 포자모세포(sporoblast) 안에는 4개의 길쭉한 모양의 포자소체(sporozoite)가 있다(그림 1-70).

인체에 들어온 성숙 난포낭으로부터 나온 포자소체가 공장 또는 회장의 점막을 침범한 후 영양형이 된다. 증식 및 발육하여 점막세포를 파괴하고 나온 분열소체(merozoite)는 다른 점막세포를 침범한다. 일부는 암생식모세포와 수생식모세포로 분화하여 접합체를 형성한다. 난포낭으로 발육하여 대변과 함께 체외로 배출된다(그림 1-71).

2. 병리 및 증상

포자소체가 장관점막에 침입, 상피세포를 파괴한다. 대체로 감염 후 1주일 이내에 식욕 감퇴, 메스꺼움, 복통을 동반한 설사 등의 증상이 나타난다.

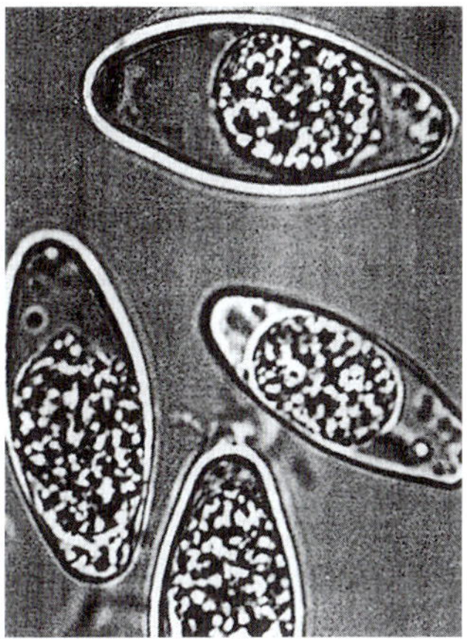

그림 1-70 사람등포자충 난포낭

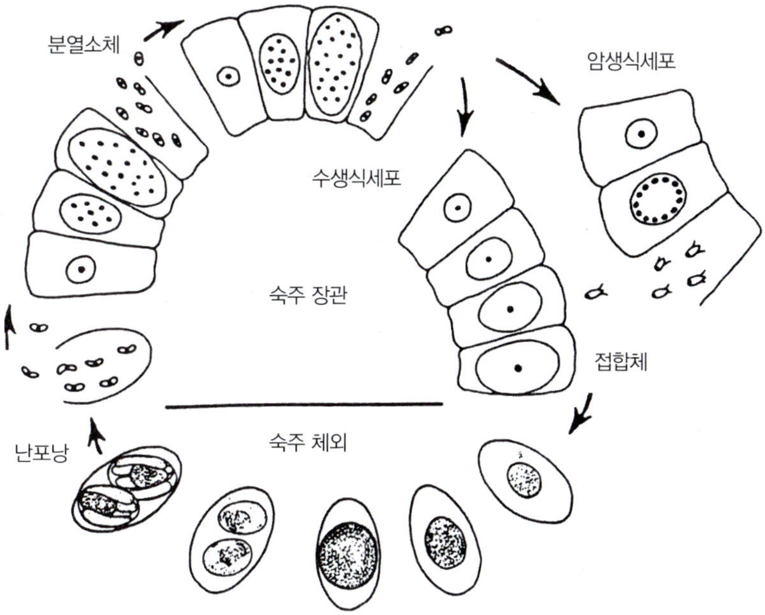

그림 1-71 사람등포자충의 생활사

3. 진단 및 치료

분변 중에서 난포낭을 검출한다. Sulfamethoxazole 800mg과 trimethoprim 160mg을 각각 하루 4번, 10일간 투여한다.

❷ 작은와포자충(*Cryptosporidium parvum*)

전 세계적으로 보고되고 있으며, 특히 면역억제 또는 면역결핍된 사람(AIDS 환자, 암 환자 등)에서 기회감염(opportunistic infection)을 일으킨다. 선진국에서 여행자설사(traveler's diarrhea)의 원인이 된다. 소아 감염이 많으며, 수인성 감염으로 인한 대규모 유행(outbreak)이 선진국에서 보고된 바 있다. 소가 중요한 보유숙주이다.

1. 형태 및 생활사

난포낭(oocyst)의 크기는 4~6μm로 작다. 난포낭에는 포자모세포(sporoblast)가 없고, 4개의 포자소체가 들어 있다(그림 1-72).

인체감염은 난포낭을 섭취함으로써 이루어진다. 난포낭이 장관에서 탈낭한 후 포자소체들이 장관점막을 침입하고 세포 내에서 발육하여 분열체(meront, 다른 포자충의 schizont에 해당)가 된다. 숙주세포를 파괴하고 나온 분열소체는 다시 새로운 상피세포를 침입한다. 이 분열체 중 일부가 암생식모세포와 수생식모세포로 분화한다. 이들은 접합체를 형성하고 난포낭이 된 다음 대변과 함께 체외로 배출된다(그림 1-73, 74, 75).

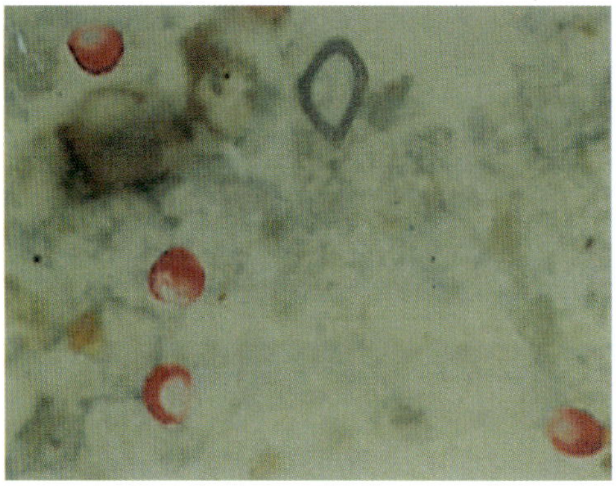

그림 1-72 대변 내 작은와포자충 난포낭(acid-fast 염색)

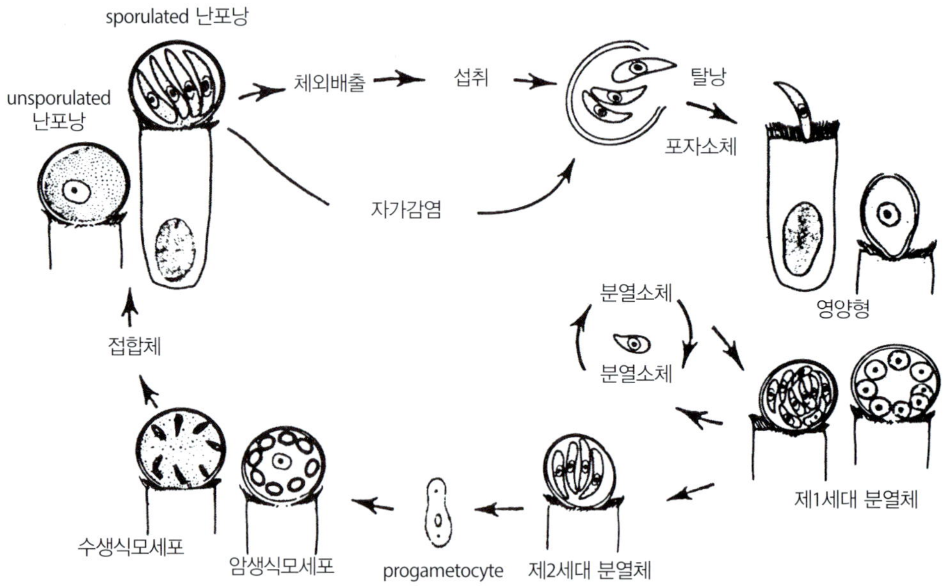

그림 1-73 작은와포자충의 생활사

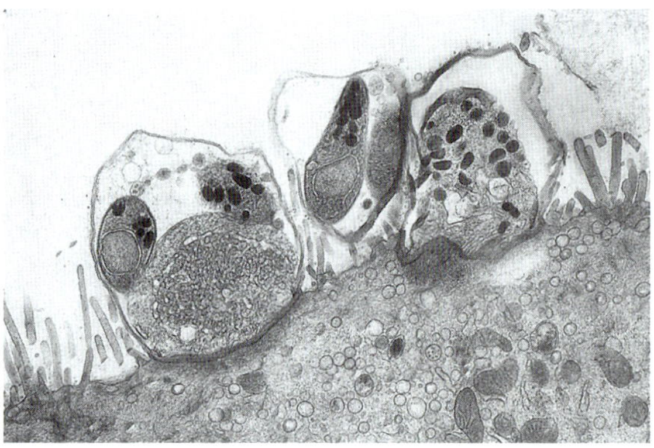

그림 1-74 대장조직에 기생한 작은와포자충의 전자현미경 관찰

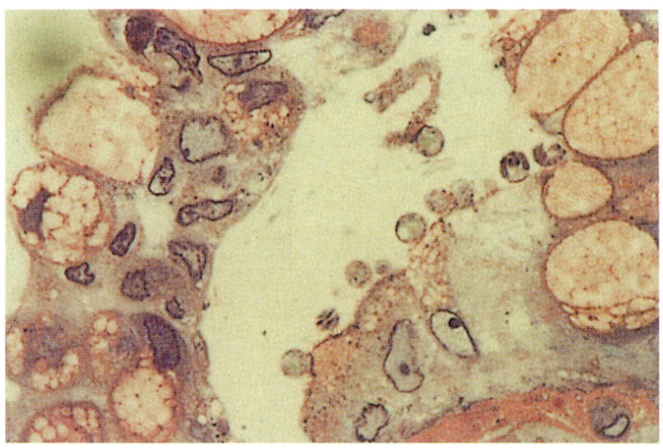

그림 1-75 대장에 감염된 작은와포자충

2. 병리 및 증상

발열, 구토, 심한 복통, 식욕 부진, 하루 수차례~수십 차례의 수양성 설사 등의 증상이 있다. 감염이 지속되는 경우 심한 탈수와 체중 감소, 전신 쇠약 등이 생길 수 있다. 정상적인 면역 기능을 가진 환자는 1~2주 설사를 하다가 자연 치유되지만 면역이 결핍된 환자에서는 반복 감염 없이도 증상이 오래 지속되고 결국 사망할 수도 있다.

3. 진 단

대변에서 난포낭을 검출한다. Modified acid-fast 염색법으로 여러 차례 반복 검사하는 것이 검출률을 높일 수 있다. 생검한 후 조직표본을 광학현미경 또는 전자현미경을 이용하여 관찰한다. 단클론항체를 이용한 형광항체법을 사용하여 분변 내 난포낭을 검출하는 면역진단법도 사용된다(그림 1-76).

4. 치 료

면역억제제를 사용하고 있는 환자에서는 그 약제의 사용을 중단해야 한다. Spiramycin 등을 사용하지만 아직 만족할 만한 치료약제가 개발되지 않았다.

③ 원포자충류(*Cyclospora* sp.)

미국, 중남미, 동남아시아, 동유럽, 호주 등 전 세계적으로 보고되고 있다. 네팔과 페루에서 유행한 보고가 있다.

1. 형태 및 생활사

녹조류의 일종(cyanobacterium-like organism)으로 취급되다가 페루에서 *Cyclospora cayetanensis*로 명명되면서 인체감염이 활발히 연구되었다. 성숙한 난포낭은 12~30μm의 크기로, 두 개의 포자낭(sporocyst)을 가지며, 이 포자낭 안에는 두 개의 포자소체(sporozoite)가 존재한다. 생활사는 아직 정확히 밝혀져 있지 않지만

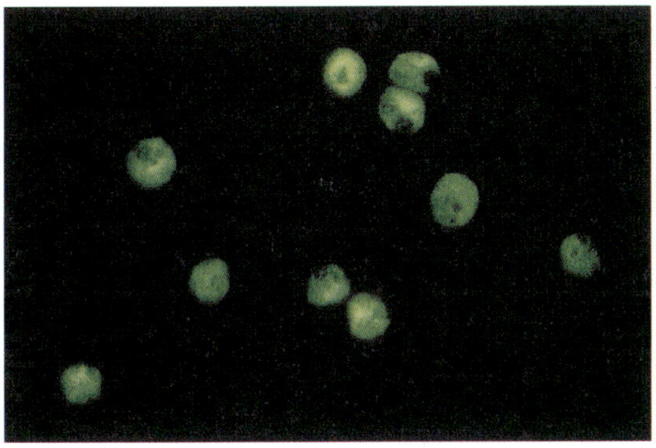

그림 1-76 단클론항체를 이용한 형광항체법 결과

작은와포자충과 비슷한 것으로 알려져 있다. *C. cayetanensis*의 경우 대변 내로 미성숙 난포낭이 배출되고, 외부 환경에서 포자소체를 형성하는 데 5~13일이 소요된다. 사람의 공장에 기생한다(그림 1-77).

2. 병리 및 증상

작은와포자충의 감염 때와 비슷하여 복통, 미열과 하루 수차례 이상 설사를 유발한다. 면역이 억제된 환자나 AIDS 환자에서 발병률이 높다고 하지만 기회감염이라는 확실한 증거는 부족하다. 설사 환자의 공장점막에서 염증 반응, 융모 위축(villus atrophy)과 선와 과다증식(crypt hyperplasia) 등의 병리 소견이 발견되었다.

3. 진 단

대변에서 난포낭을 검출한다. Modified acid-fast 염색을 하면 난포낭은 연분홍색 또는 진분홍(deep red)으로 염색되며, 작은와포자충의 약 2배 크기이다. 때로는 실온에서 1주일간 배양하여 포자낭과 포자소체를 관찰하기도 한다.

4. 치 료

일반적인 항생제는 치료 효과가 낮다. 현재 trimethoprim(160mg)과 sulfamethoxazole(800mg)을 혼용하여 쓰지만 재발률이 높다고 보고되었다.

4 미포자충류(Microsporidia)

미포자충증(microsporidiosis)은 AIDS 환자에서 빈번히 발생되어 기회감염의 하나로 취급되며, 최근에는 일반인에서도 감염 예가 보고되고 있다. 인체감염을 일으키는 것으로 알려진 것은 5개 속(genus), 즉 *Encephalitozoon*, *Nosema*, *Pleistophora*, *Enterocytozoon* 및 *Microsporidium*이 있다.

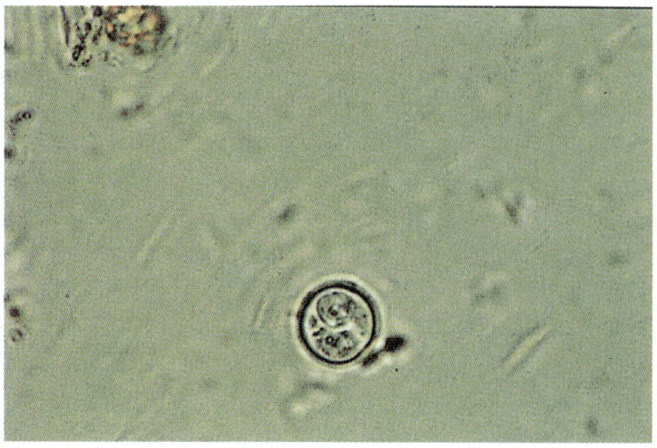

그림 1-77 *Cyclospora cayetanensis* 성숙 난포낭

1. 형태 및 생활사

미포자충류는 다양한 동물을 숙주로 하는 세포 내 기생원충으로 알려져 있는데, 인체에 기생하는 미포자충류의 포자(spore)는 크기가 1~2μm로 매우 작다. 특징적인 극세관(polar tubule) 또는 극사(polar filament)가 세포질과 연결되어 있으며, 감염되었을 때 숙주 세포로 내용물을 주입하는 데 이용한다.

미포자충류는 숙주 세포질 내에서 분열증식(다수분열과 포자생식)한다. 장에 기생하는 *Enterocytozoon bieneusi*의 감염 예를 보면, 포자생식에 의해 형성된 포자는 장을 통해 대변으로 배출되며, 다른 숙주에 섭취된다. 때로는 흡입에 의해 감염된다는 보고도 있다.

2. 병리 및 증상

종에 따라 다양한데, *Encephalitozoon cuniculi*는 중추신경계와 눈에서 분리되었고, *E. hellem*은 눈에서 검출되었다(그림 1-78). *Nesema connori*는 면역결핍된 4개월된 영아에서 전신감염을 일으켜 심근, 신장, 간 및 폐 등에서 발견되었다. *Pleistophora* sp.의 감염은 고열, 림프 선종, 근육 약화와 위축을 나타내었다. AIDS 환자에서 많이 발견되는 *Enterocytozoon bieneusi*에 감염되면 만성적인 설사, 발열, 피로, 체중감소 등 작은와포자충의 감염 때와 비슷한 증상을 보인다(그림 1-79, 80).

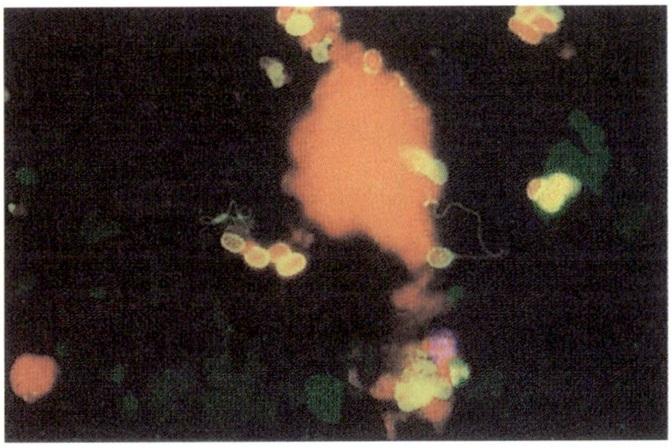

그림 1-78 면역결핍 환자의 결막염 부위로부터 검출한 *Encephalitozoon hellem* 포자의 간접 형광항체법 소견

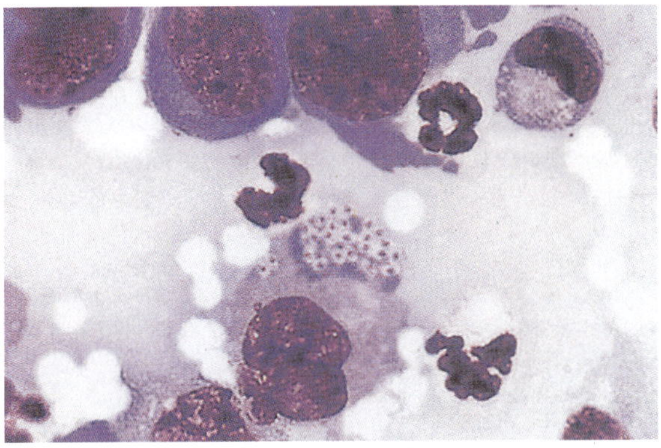

그림 1-79 환자의 골수에 존재하는 대식세포 내에서 관찰된 *Encephalitozoon* sp.

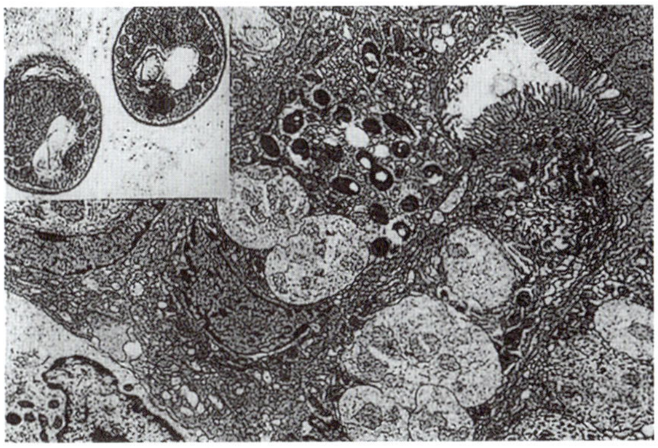

그림 1-80 환자의 공장 내피세포(jejunal enterocyte)에서 관찰된 성숙한 *Enterocytozoon bieneusi*의 포자

3. 진 단

대변 도말표본에서 특징적인 포자를 찾아내야 하는데, 일반적인 trichrome 염색액에 진한 chromotrope 2R을 첨가하여 사용한다. 조직 표본이나 채취 가능한 가검물을 얻어 세포배양하거나 현미경 관찰로 포자를 찾는다. 최근에는 혈청학적 검사법이나 PCR법을 이용한 기술들이 개발되고 있다.

4. 치 료

만족할 만한 약제는 없으며, metronidazole, albendazole, primaquine 등을 사용하면 호전되기도 한다.

⑤ 말라리아(Malaria)

온대, 아열대 및 열대지방에 걸쳐 세계적으로 유행하는 모기 매개 질병이다. 매년 3~5억 명의 환자가 발생하고, 그중 150~200만 명이 사망하는 지구 상에서 가장 중요한 감염병이라고 할 수 있다.

1. 분 류

말라리아를 일으키는 병원체는 열원충과(Family Plasmodiidae)에 속하는 열원충(*Plasmodium* spp.)이다. 열원충 속(Genus *Plasmodium*)에는 많은 종이 있는데, 대부분은 조류와 포유류에 기생하고, 인체에 기생하여 말라리아를 일으키는 것은 다음 4종이다.

- 삼일열원충(*Plasmodium vivax*)
- 열대열원충(*P. falciparum*)
- 사일열원충(*P. malariae*)
- 난형열원충(*P. ovale*)

이 중 삼일열원충은 온대와 열대지방에 걸쳐 가장 넓은 분포상을 보이고, 열대열원충과 사일열원충은 열대와 아열대지방에만 분포한다. 난형열원충은 열대아프리카에서 주로 발견된다.

2. 생활사

열원충류(*Plasmodium* spp.)는 두 숙주를 필요로 하고, 비교적 복잡한 생활사를 가지고 있다. 모기 체내에서 일어나는 포자생식(sporogony)과 인체 내에서 일어나는 분열생식(schizogony)이 있는데, 전자는 유성생식(sexual reproduction)이고 후자는 무성생식(asexual reproduction)이다(그림 1−81).

(1) 포자생식(sporogony)

모기가 말라리아 환자를 흡혈하면 혈액과 함께 열원충의 수생식모세포(microgametocyte 또는 male gametocyte)와 암생식모세포(macrogametocyte 또는 female gametocyte)가 모기 위 내에서 각각 수생식세포(male gamete)와 암생식세포(female gamete)가 된다. 수생식모세포는 핵을 가진 편모가 4~8개 생겨나는데, exflagellation

이라고 한다. 각각의 편모(수생식세포)는 떨어져 나와 암생식세포에 들어가 수정(fertilization)이 이루어진다. 수정한 생식세포는 접합체(zygote)로 변하고, 곧이어 운동성인 운동접합체(ookinete)가 된다. 운동접합체는 위벽을 뚫고 나가 위 외벽에 착상하여 원형의 난포낭(oocyst)이 된다(그림 1-82). 난포낭은 핵이 유사분열을 계속함에 따라 크기가 커지면서 수많은 포자소체(sporozoite)를 형성한다(그림 1-83). 성숙난포낭은 터져, 내부의 모든 포자소체가 모기 체액 내에 방출되면 타액선(salivary gland) 속으로 들어가 대기 상태에 있음으로서 포자생식 과정이 완료된다. 이 과정의 기간은 기온에 따라 차이가 있는데, 대략 10~17일(평균 14일)이 소요된다. 타액선 내의 포자소체는 모기가 죽을 때까지 생존한다.

(2) 분열생식(schizogony)

인체 내에서 일어나는 무성생식(asexual reproduction)으로, 적혈구외 분열생식과 적혈구내 분열생식의 2단계로 나뉘어서 일어난다.

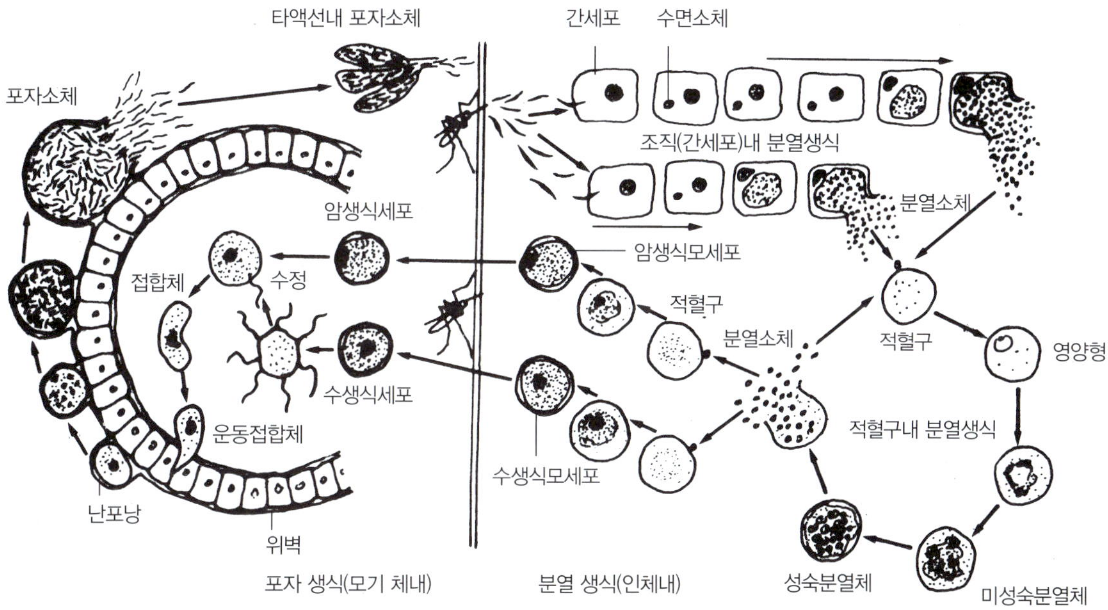

그림 1-81 열원충의 생활사

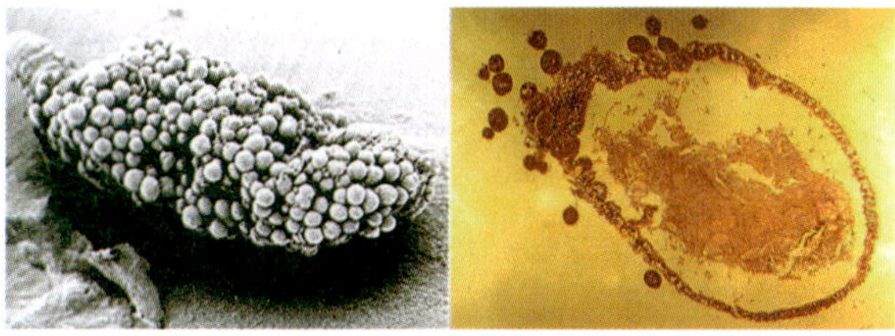

그림 1-82 열원충의 난포낭

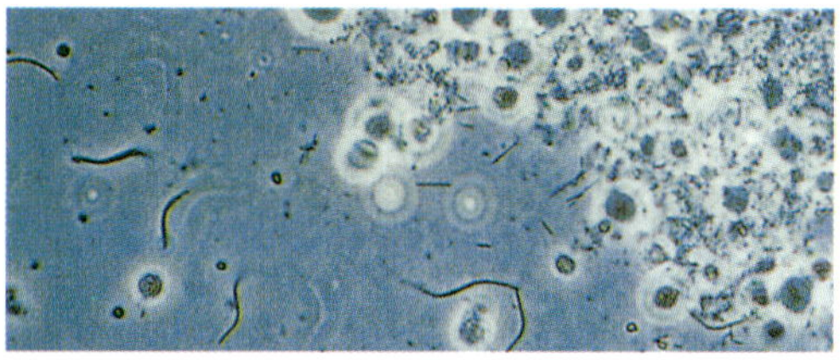

그림 1-83 열원충의 포자소체

① 적혈구외 분열생식(exo-erythrocytic schizogony)

조직분열생식(tissue schizogony)이라고도 한다. 모기가 흡혈할 때 미량의 타액을 인체 내에 방출하는데, 이 때 다수의 포자소체(sporozoite)가 주입된다. 포자소체는 혈류를 따라 30분 내로 간세포(liver parenchymal cell)에 들어가 정착하고 핵분열을 계속하여 수많은 분열소체(merozoite, 1.0~1.8μm)가 만들어진다(그림 1-84). 한 개의 포자소체로부터 삼일열원충의 경우는 약 10,000개, 열대열원충은 30,000~40,000개의 분열소체가 형성된다. 간 세포막이 터져 모든 분열소체가 방출되어 혈류 속에 들어간다. 적혈구외 분열생식기간은 삼일열원충이 6~8일이고 열대열원충이 5.5~7일이다. 삼일열원충의 일부 지역형(strain)에는 장기잠복기(long-term incubation period)를 거치는 개체가 있다. 즉, 간세포에 들어간 포자소체가 분열을 시작하지 않고 장기간(6개월~2년) 동안 잠복하고 있다가 어느 시점에 분열을 시작한다. 장기간 잠복하고 있는 개체를 수면소체(hypnozoite, 4~5μm)라 부른다. 인체 내에 주입된 모든 포자소체가 수면소체이면 그 감염자는 수개월~십여 개월 후에 발병하게 되고, 일부만 수면소체이면 재발(relapse)하게 된다.

② 적혈구내 분열생식(erythrocytic schizogony)

혈류 속의 분열소체는 각기 적혈구에 들어가 착상하여 초기영양형(early trophozoite) → 후기영양형(late trophozoite) → 미성숙분열체(immature schizont) → 성숙분열체(mature schizont)의 순으로 발육하여 원형의 분열소체(merozoite)를 형성한다. 삼일열원충은 12~24(평균 16)개, 열대열원충은 8~26(평균 18)개의 분열소체를 만든다. 분열소체 형성이 완성되면 적혈구 외벽이 터져 배출된다. 모든 분열소체는 각각 다른 적혈구 내로 들어가 증식 과정을 반복한다. 적혈구내 분열생식 주기는 사일열원충만 72시간이고, 삼일열원충, 열대열원충 및 난형열원충은 모두 48시간이다. 적혈구 내에 들어간 분열소체 중 일부는 핵분열을 하지 않고 한 개체를 유지하면서 발육하여 미성숙생식모세포를 거쳐 성숙된 암생식모세포(macrogametocyte)와 수생식모세포(microgametocyte)로 된다. 이들은 계속 혈류를 따라 순환하면서 모기의 흡혈을 기다린다.

3. 역 학

말라리아는 세계적으로 매년 3~5억 명의 환자가 발생하는데, 90% 가량이 아프리카에 집중되어 있다. 매년 사망자수는 100~270만 명인데, 대부분이 5세 미만의 어린이이다. 치사율은 10~30%이다. 말라리아가 토착화한 지역은 북위 64°~남위 32°에 이르는 온대에서 열대지방에 걸쳐 분포되어 있다. 그러나 1950~60년대

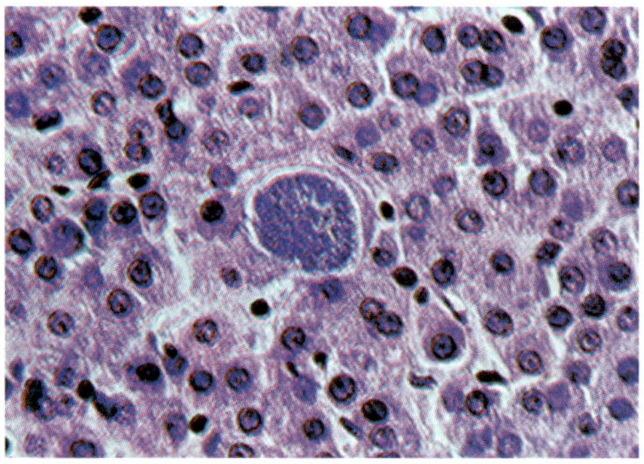

그림 1-84 간세포내 분열소체

에 온대지방 대부분의 나라에서는 환자 발생이 현저히 감소하여 현재는 유럽과 북미 대륙에서 완전히 자취를 감추었다. 말라리아의 근절은 지역 환경, 기타 여러 요인에 의해 결정되지만 장기적으로는 경제발전이 결정적 작용을 하는 것으로 알려져 있다.

말라리아는 모기에 의해 사람에서 사람으로 전파된다. 따라서 감염자를 조기에 발견하여 치료하는 것이 1차적인 말라리아 방제 방법이고, 매개종(모기)의 구제와 사람-모기 접촉을 차단하는 것은 2차적인 방제 방법이 된다. 경제적으로 선진국의 경우는 주민 각자가 자기 방어를 할 수 있기 때문에 말라리아는 대대적인 국가사업이 없어도 자연히 근절된다. 그러나 가난한 나라(개발도상국가)에서는 의료 시설의 절대 부족, 교통시설 미비, 주민의 보건 의식 부족, 기타 많은 요인으로 적기에 치료를 받을 수 없는 채 모기에 장기간 노출되므로 말라리아 전파가 계속된다. 그러므로 말라리아는 가난의 질병이라 할 수 있다.

말라리아를 매개하는 얼룩날개모기속(*Anopheles*)의 모기 유충은 자연적으로 발생한 맑은 물에서만 서식하기 때문에 도시에서는 발생하지 않는다. 따라서 말라리아는 농촌의 질병이다. 또한 일반 모기는 벽면과 수평으로 앉는 반면에 말라리아 매개 모기는 벽면과 대략 45도의 각도를 이루면서 뒤의 꽁지를 위로 들게 된다. 또한 일반적으로 모기가 접근하면 나는 '윙'소리도 이 얼룩날개 모기는 내지 않는다. 한 지역의 유행도는 그 지역 매개종의 습성, 특히 개체군의 절대 밀도, 수명, 인체 흡혈 빈도, 분산 능력 등에 의해서 결정된다. 따라서 지리적 변동, 기후(강수량, 기온 등) 변화 등이 매개종에 유리하게 작용하면 말라리아 유행(epidemic)이 일어날 수 있다.

말라리아는 역학적으로 크게 두 가지 유형, 즉 안정 말라리아(stable malaria)와 불안정 말라리아(unstable malaria)가 있다. 전자는 환자 발생 양상이 해마다 연중 큰 변동 없이 높은 이환률을 유지하면서 안정되어 있는 경우로, 열대지방에서 흔히 볼 수 있다. 후자는 여러 가지 환경 변화에 따라 환자 발생이 민감하게 변동하므로 일시적인 대유행이 일어나고 환경 요인이 사라지면 쉽게 유행이 억제된다. 온대지방에서 흔히 찾아볼 수 있다.

우리나라가 대표적인 불안정 말라리아의 지역이라 할 수 있는데, 삼일열 말라리아가 토착성이라 할 수 있으며, 역학적 특징은 다음과 같다. ① 병원체 전파 기간이 매년 6월~9월(4개월)로 짧다. 따라서 말라리아의 발생은 매년 5~6월부터 새로 시작하게 된다. ② 매개종인 중국얼룩날개모기(*Anopheles sinensis*)가 가축흡혈기호성(zoophilic)이어서 0.1% 이하의 매우 낮은 인체흡혈률(human blood rate)을 보이고 있다. 따라서 새로운 감염이 이루어지려면 가축(소와 돼지)수가 격감하거나, 모기 개체군 밀도가 크게 증가하여 인체흡혈 빈도가 높아져야 한다. ③ 매개모기의 수명이 길어야 하는데(최소한 12일 이상), 낮에는 논이나 마을 인근 풀숲에서 휴식하고 있어 빈번한 농약살포가 모기 수명에 큰 영향을 미친다. ④ 매개종의 가장 활발한 흡혈시간이 오전 2~3시여서 주민이 옥내에서 자는 시간이다. ⑤ 의료시설이 잘 갖추어져 있어 환자가 지체 없이 병원을 찾는다. 이상 여러 요인이 겹쳐 매개종 또는 병원체에 유리하게 환경이 변하지 않는 한 말라리아 유행은 일어나지 않는다.

그럼에도 불구하고 1993년부터 완전히 근절되었던 말라리아가 크게 유행하기 시작하여 매년 수천 명의 환자가 발생하고 있다. 같은 시기에 북한 전역에서 매년 수만~수십만의 환자가 발생하고 있고, 남한의 환자 발생지역이 휴전선(DMZ) 20km 이내에 국한되어 있다는 역학적 양상을 감안할 때 남한의 말라리아가 북한의 말라리아와 직접적으로 연관되어 있음을 알 수 있으며, 환자 이동이 불가능하기 때문에 감염 모기의 분산이 주원인이라고 생각된다.

4. 병 리

감염 직후 적혈구외 분열증식 시기에는 기생 간세포의 미미한 조직변화는 있지만 어떤 증상이나 기능 장애는 일어나지 않는다. 따라서 모든 병리학적 변화는 적혈구에 침범하여 분열소체로 증식하는 과정에서 일어난다.

- **뇌**: 열대열원충 감염 시 뇌말라리아(cerebral malaria)가 오게 된다. 중증 뇌말라리아의 약 20%에서 뇌부종(cerebral edema)이 관찰된다. 거미막(arachnoid membrane)혈관이 확장되고, 점상출혈이 현저하다. 원충이 기생하고 있는 많은 수의 적혈구가 뇌모세혈관과 세정맥 속에 차 있는 것이 관찰된다.
- **혈액**: 기생된 적혈구는 모두 파괴되기 때문에 열발작이 계속되면 빈혈은 피할 수 없게 된다. IgG 항체와 빈혈 정도는 상관 관계가 없다. 혈소판 감소증(thrombocytopenia)이 흔히 관찰되고, 중증 열대열원충 환자의 혈소판 수명은 2~4일로 짧아지며, 뇌혈관 내 혈소판은 크게 감소되어 있다. 비정상적으로 커진 거핵세포(megakaryocyte)가 골수에서 관찰된다.
- **비장**: 모든 말라리아에서 비장이 커지고 흑적색 또는 흑갈색으로 변한다. 다량의 색소 침착이 있고, 다수의 열원충 기생 적혈구가 관찰된다. 색소를 함유한 단핵구, 대식세포와 감염, 비감염 적혈구가 가득 찬다. 점상출혈과 경색도 나타날 수 있다. 대식세포에 부착되어 있거나 포식되어 변성된 감염적혈구도 관찰된다. 삼일열말라리아에서 비장종대가 보다 현저하고 빠르게 나타난다.
- **간**: 병리적 변화는 모든 종의 열원충에서 유사하게 나타난다. 간이 비대해지고, 색소침착으로 인하여 흑갈색으로 변한다. 삼일열원충의 경우는 분열하지 않는 작은(5~6μm) 열원충이 다수 관찰된다. 쿠퍼세포

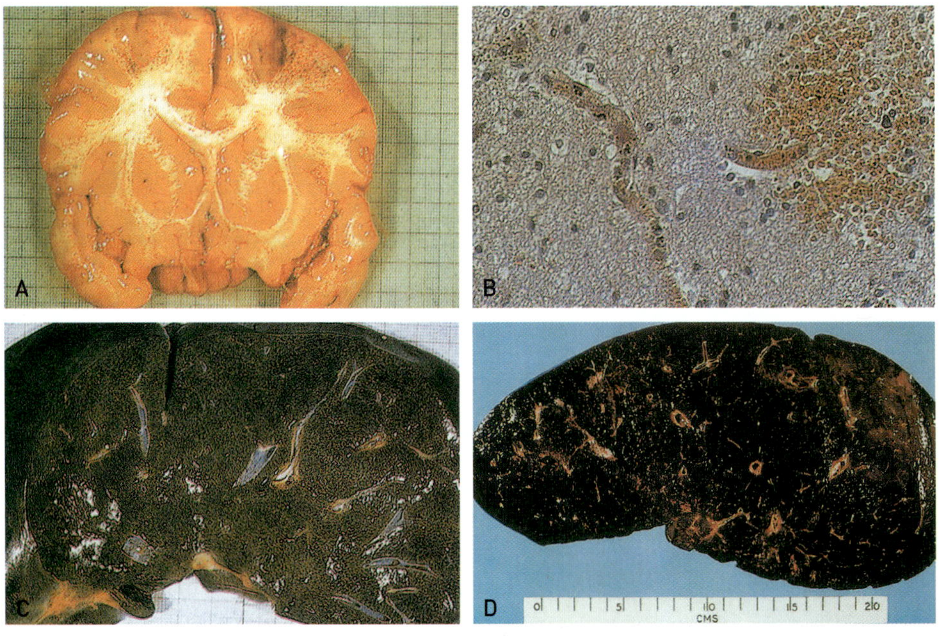

그림 1-85 말라리아의 병리

A: 뇌부종과 점상출혈을 보이는 뇌말라리아의 육안적 소견; B: 뇌말라리아에서 미세출혈을 보이는 모세혈관; C: 색소 침착을 보이는 비장종대; D: 만성 말라리아에서 보이는 색소 침착과 간종대

(Kupffer cell)와 대식세포의 수가 증가하고, 이들의 감염적혈구에 대한 식작용(phagocytosis)도 관찰된다. 중증 열대열말라리아에서는 간기능 장애가 초래되어 항말라리아 약제 등 여러 물질에 대하여 대사능력의 감소가 나타난다(그림 1-85).

5. 증 상

말라리아의 잠복 기간(incubation period)은 열대열원충의 경우 9~14(평균 10)일이고 삼일열원충의 경우 12~17(평균 14)일인데, 이 기간이 지나면 증상이 나타나기 시작한다. 발병 초기 수일 간의 증상은 피로, 전신 쇠약에 이어 두통, 미열, 현기증, 식욕부진, 메스꺼움, 구토 등으로 감기, 독감 등의 증상과 유사하다.

말라리아의 전형적인 증상으로 오한기(cold stage), 발열기(hot stage) 및 발한기(sweating stage)가 주기적으로 나타난다. 가벼운 오한에 이어 격렬한 오한이 15~60분 계속되고 나면 발열기가 온다. 몸이 더워지기 시작하고 열이 나고 심한 두통이 생기며, 맥박이 빨라지고 심계 항진, 빈호흡, 허탈, 체위성 실신, 상복부통, 메스꺼움, 구토, 갈증 등의 증상이 나타난다. 체온은 40~41℃까지 올라가고 발열기는 2~6시간 계속된다. 이 시기가 지나면 열이 내리고 땀을 흘리고 탈진되어 잠을 자게 되는 발한기를 거치면서 정상으로 돌아온다. 이와 같은 일련의 발증은 8~12시간 계속되는데, 삼일열원충, 난형열원충말라리아는 48시간 주기로, 사일열원충은 72시간 주기로 찾아온다. 발열 증상은 적혈구내 성숙분열소체가 적혈구의 세포막을 파괴하고 분열소체를 방출할 때 일어난다. 열발작이 뚜렷한 주기성을 보이는 원인은 적혈구 내에서 발육하는 열원충의 절대 다수가 발육 시간을 조절하여 분열소체가 동시에 방출되는 동조기작(synchronization)이 일어나기 때문이다. 열대열원충의 경우는 동조가 잘 이루어지지 않으므로 발열이 불규칙하게 계속되어 거의 주기성을 보이지 않는다(그림 1-86).

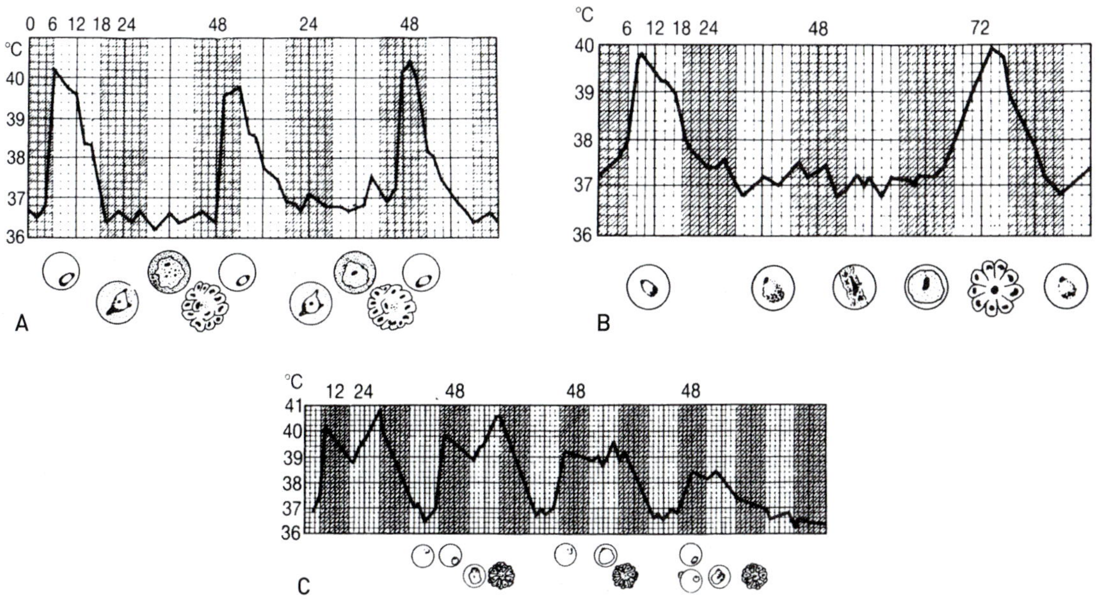

그림 1-86 말라리아의 발열 주기

A: 48시간 발열 주기를 반복하는 삼일열말라리아; B: 72시간 발열 주기를 나타내는 사일열말라리아; C: 불규칙한 발열 주기를 보이는 열대열말라리아

- **빈혈**: 발작이 진행되면 모든 말라리아에서 빈혈이 일어나지만, 특히 열대열원충에 감염된 경우 보다 심하게 나타난다. 열대열원충의 경우 간세포 내에서 만들어지는 분열소체의 수가 훨씬 많고 모든 나이의 적혈구에 침입이 용이하게 이루어지기 때문이다. 따라서 혈중기생충(parasitemia) 밀도가 훨씬 높게 나타난다. 일반적으로 전 적혈구의 10~40%가 감염된다. 침범당하지 않은 적혈구도 용혈될 수 있다.
- **간종대(hepatomegaly)**: 모든 말라리아의 발작 초기부터 비대해진다. 만성으로 진행될수록 더욱 비대해지고, 2차적으로 기능항진증이 일어날 수 있다. 간종대와 함께 비종대(splenomegaly)도 일어나는데, 면역기능이 저하되어 있는 성인이나 어린이에게서 심하게 나타난다.
- **황달(jaundice)**: 모든 말라리아에서 황달이 생길 수 있으나, 주로 열대열말라리아에서 심하게 나타난다.
- **저혈당증(hypoglycemia)**: 불안, 초조, 호흡곤란, 오한, 빈맥, 의식 장애, 신경 발작 등 전형적인 저혈당 증상이 수반할 수 있다.
- **신장 기능 장애**: 열대열말라리아 특유의 증상으로, 주로 면역기능이 저하된 사람에게서 나타난다.
- **뇌말라리아**: 열대열말라리아에서만 일어나는 증상이다. 뇌수막염 등과 유사한 여러 가지 신경 증상이 관찰된다. 즉, 언어 장애, 운동 장애, 안구진탕증(nystagmus), 간질발작 및 저혈압이 나타난다. 뇌말라리아는 감염 후 서서히 오기도 하지만 갑자기 일어나기도 한다. 환자는 혼수상태에 이어 사망할 수 있다. 이와 같은 신경 증상은 중추신경계의 모세혈관이 열대열원충 기생 적혈구의 응집에 의해 막히게 되어 일어나는 현상이다.
- **흑수열(blackwater fever)**: 심한 열대열말라리아에서 나타나는 현상이다. 특히 말라리아 만연지역 거주민 중에서 과거 항말라리아 약제인 quinine, primaquine 등으로 치료받은 경력이 있는 사람에게서 관찰된다. 대량의 적혈구가 파괴되어 오줌이 흑갈색으로 변한다. 고열, 빈맥, 간비종대, 심한 빈혈, 황달 등이 동반된다.
- **재발(relapse)**: 말라리아 환자를 부적절하게 치료했거나 치료하지 않았을 때 얼마 후 재발하는 수가 있다. 짧게는 8~10주, 길게는 30~40주 후에 재발하는데, 종에 따라 또는 지역에 따라 큰 차이를 보인다. 열대열원충에 감염된 경우는 소수의 열원충이 혈중에 생존해 있다가 다시 증식하여 재발되는데, 이 경우는 단기 재발로 recrudescence라 한다. 삼일열원충 감염의 경우 recrudescence 외에 일부 열원충이 수면소체(hypnozoite)의 상태로 간세포 내에서 잠복하고 있다가 수개월에서 수년(2~4년) 후에 증식하여 증상이 나타나는 장기 재발(long-term relapse)이 있다. 약 60%의 삼일열원충 환자가 재발한다. 특별히 우리나라와 같이 장기 잠복기를 가진 열원충의 경우 인체 내에 침범한 모든 포자소체가 수면소체 상태로 있다가 장기간(6~14개월) 후에 증상이 나타나게 된다. 이런 현상은 재발과 구별되어야 한다.

6. 진 단

말라리아 발생지역 주민이나 최근 발생지역을 여행한 사람의 경우 열, 두통 등의 증상이 있으면 일단 말라리아 감염을 의심해야 한다. 따라서 지체없이 혈액검사를 시행해야 한다. 특히 열대열말라리아 유행지를 여행한 사람은 혈액채취와 동시에 항말라리아 약제를 투약하는 것을 고려해야 한다.

임상적으로 삼일열말라리아의 초기 환자나 열대열말라리아의 경우 감기, 독감, 폐렴, 장티푸스 등 여러 열성 질병과 혼돈하기 쉽다. 따라서 혈액도말표본을 제작하여 열원충을 확인하는 것이 우선되어야 한다.

1) 혈액도말검사

최근 분자생물학적, 혈청학적 혹은 면역학적 검사가 가능한 경우에도 현미경으로 관찰하여 4종의 사람기생열원충을 확인하는 것이 가장 기본적이고 확실한 진단방법이다.

혈액 후층도말(thick smear) 및 박층도말(thin smear) 슬라이드 표본을 제작하여 Giemsa 염색 후 고배율 현미경(×1,000)으로 관찰한다. 박층도말표본은 감염된 적혈구와 열원충을 모두 깨끗하게 관찰할 수 있으며, 4종의 사람기생열원충의 종 감별을 할 수 있으나 한 시야에 들어 오는 적혈구 수가 적어 열원충을 찾는 데 많은 시간과 노력이 필요하다. 특히 감염 초기 또는 부적절한 약제 투여 후에는 밀도가 낮아 음성으로 판독할 위험이 있다. 급성기의 말초 혈액 채혈은 발열 직전과 직후에 실시하는 것이 적합하다. 후층도말표본의 경우 적혈구가 20~30층으로 겹쳐 있기 때문에 열원충을 짧은 시간 내에 발견할 수 있는 장점이 있다. 그러나 적혈구는 모두 용해되고 백혈구와 열원충만 보이기 때문에 열원충 확인 및 종 감별에 어려움이 따르는 단점이 있다. 따라서 우선 후층도말표본을 관찰하여 열원충을 확인하고 박층도말 관찰로 종을 감별하는 순서가 바람직하다. 즉, 후층도말표본은 집단검사를 통해 감염 여부를 판정하기 위해 활용될 수 있고, 박층도말표본은 종감별에 용이하다. 혈액도말표본을 제작할 때 최소한 2~3장의 슬라이드 표본을 만들어야 한다. 염색액 세척 시 도말된 혈액이 씻겨 나가거나 염색불량의 우려가 있기 때문이다. 음성 판정을 위해서는 급성기에는 하루 3회 3일간 검사를 실시하고 만성기에는 1주간 1회씩 8주간 검사하여 원충이 미발견되면 음성으로 판정할 수 있다.

표 1-3 말라리아의 혈액도말상 감별진단방법

구분		*P. vivax*	*P. falciparum*	*P. malarie*	*P. ovale*
감염 RBC	크기	커짐	커지지않음	커지지않음	커짐 (난형)
	염색성	옅어짐	정상	정상	옅어짐
	dot	Schuffner's	Maurer's	Ziemann's	Schuffner's
Ring form		큼	작음, 2개 이상	삼일열보다 작음	삼일열과 비슷, ring이 여러 개
Trophozoite		amoeboid	보이지 않음	Band form	Round, compact
Merozoite 수		12~24	8~18	6~12	6~12
Gametocyte		RBC보다 크다	바나나모양	삼일열보다 작음	삼일열보다 작음

2) 혈청검사

열원충의 종특이 항원(species-specific antigen)을 이용하는 간접형광항체법이나 효소면역검사법(ELISA)으로 항체의 유무 및 항체가를 측정할 수 있다. 또한 효소면역검사법은 항원을 검출하는 목적으로도 사용된다. 이러한 검사는 급성 말라리아 환자를 진단하기에는 문제가 있어 주로 역학적인 조사에 적용되고 있다.

3) 신속 항원검문검사

혈액 내 항원을 빠르고 쉽게 검출할 수 있는 각종 진단 키트를 사용하여 검출과 종동정을 한다. 근래 활발히 이용된다.

4) 분자생물학적 검사

열원충 종특이 유전자의 염기서열 부위를 증폭하는 PCR(polymerase chain reaction)법이 개발되었고, 진단에 사용되고 있다. 혈액도말표본 검사보다 민감도가 더 높다는 장점이 있지만 고도의 기술과 장비가 필요하며, 검사 결과를 얻는 데 보다 많은 시간이 소요된다는 단점이 있다. 최근에는 종특이 히스티딘단백질(histidine-rich protein II) 유전자를 이용하는 dip-stick 검사법 등이 상용화되어 야외에서 진단에 사용되고 있다. 가격이 저렴하고, 특별한 기술이 필요 없으며, 짧은 시간에 많은 사람을 검사할 수 있는 등 많은 장점을 가지고 있다. 특히 열대열원충 환자 진단에 좋은 결과를 보인다.

5) 박층혈액도말표본 상에 나타나는 형태

Giemsa 염색 후에 박층혈액도말표본을 고배율(×1,000)로 관찰한다. 종별 형태적 특징은 다음과 같다(그림 1-87).

① 삼일열원충

적혈구에 기생하면 초기 영양형(early trophozoite)이 되는데, 붉은색으로 염색된 핵(chromatin)과 짙은 청색의 세포질이 고리 모양을 만들어 반지형(ring form)이 된다. 후기 영양형(late trophozoite)이 되면 열원충은 활발한 아메바 운동(ameboid movement)을 시작하여 세포질이 커지면서 불규칙한 모양으로 변하고 숙주(적혈구)의 1/3을 차지한다. 핵도 커지고 모양이 변하지만 분열하지는 않는다. 적혈구는 크기가 커지고 미세한 붉은 반점(Schuffner's dot)이 여러 개 생긴다. 미성숙분열체(immature schizont)가 되면 핵이 여러 개로 분열되고 세포질도 아메바 운동이 더욱 활발해져 불규칙한 모양으로 적혈구의 1/2 이상을 차지한다. 성숙분열체(mature schizont)가 되면 여러 개(14~22)로 분열된 핵은 원형이 되고 그 주변에 세포질이 둘러싸기 시작한다. 이 시기에 적혈구가 가장 커진다. 한편, 열발작이 몇 번 반복되면 생식모세포(gametocyte)가 나타난다. 생식모세포는 보다 느리게 발육하고 아메바 운동도 별로 하지 않는다. 감염된 적혈구는 커지고 Schuffner 반점도 나타난다. 완전히 성숙되면 열원충은 적혈구 안을 구형으로 거의 모두 차지하고, 세포질에 많은 반점이 관찰된다. 암생식모세포(macrogametocyte)는 핵이 조밀하게 뭉쳐 뚜렷하고 세포질의 주변에 위치한다. 수생식모세포(microgametocyte)의 핵은 뚜렷하지 않으며, 세포질 가운데에 위치한다.

② 열대열원충

혈액 내에는 초기 영양형(반지형, ring form)과 생식모세포 밖에 존재하지 않는다. 나머지 시기의 열원충 기생 적혈구는 모두 모세혈관벽에 부착되어 관찰할 수 없다. 이 종은 혈중 밀도가 현저하게 높기 때문에 발작이 몇 번만 진행되면 많은 수의 초기 영양형을 관찰할 수 있다. 한 적혈구에 2개의 열원충이 들어가는 경향이 있어 두 개의 반지형이 흔히 관찰된다. 반지형은 삼일열원충의 것보다 소형이다. 두 개의 핵에 한 개의 고리(세포질)도 가끔 나타난다. 열원충 기생 적혈구는 크기가 변하지 않고 여러 형태의 흑적색 Maurer's dot가 관찰되기도 한다. 생식모세포도 삼일열원충보다 개체수가 많아서 어렵지 않게 관찰할 수 있다. 특징적으로 바나나 모양을 하고 있다. 말초 혈액에서는 윤상체와 생식모세포 단계가 주로 나타나며, 영양형과 schizont가 나타나는 경우에는 사망 직전과 같이 심각한 단계임을 짐작할 수 있다.

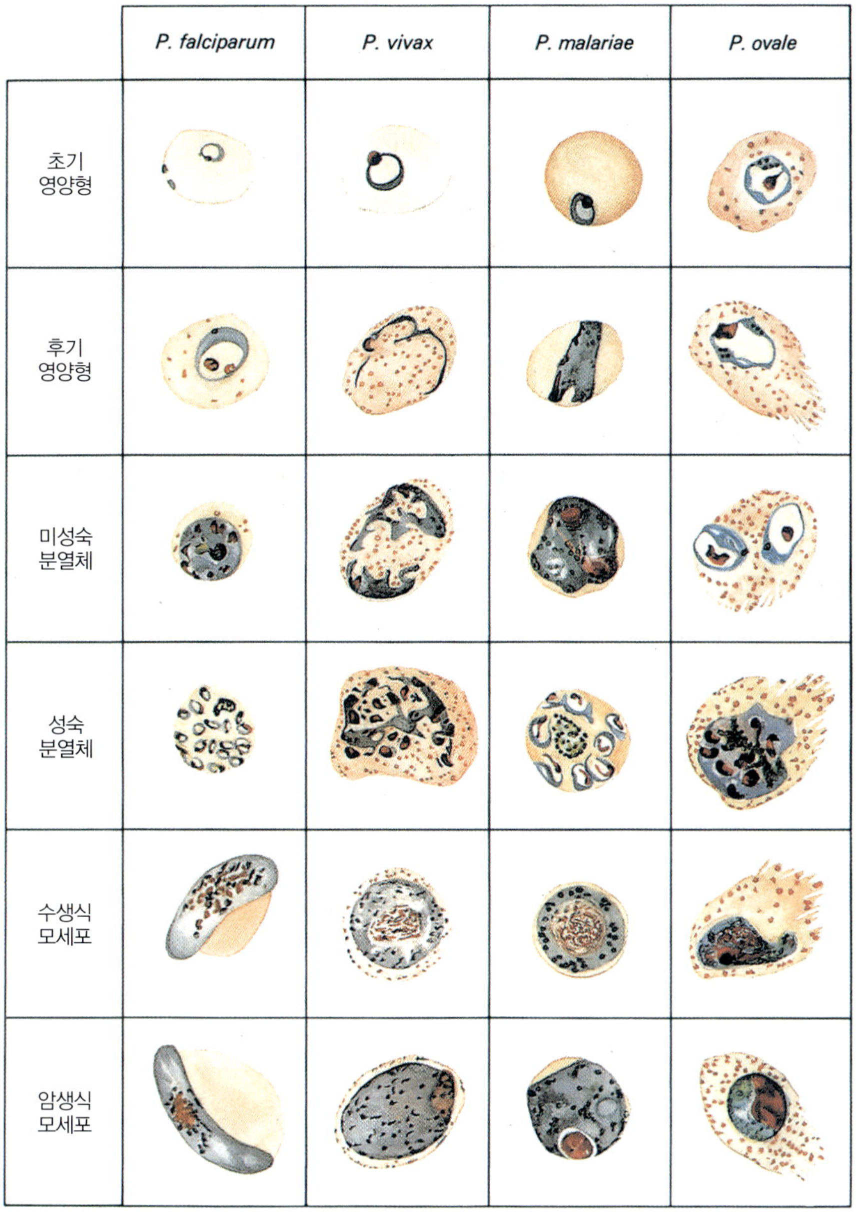

그림 1-87 박층혈액도말표본에 나타나는 열원충의 형태 비교

③ 사일열원충

특징적으로 리본 또는 띠 모양(band form)의 영양형을 관찰할 수 있다. 사일열원충은 삼일열원충보다 더 짙은 청색으로 염색되며, 원충이 감염된 적혈구는 더 커지지 않는다. 감염 적혈구의 세포질 내에서 Ziemann 반점이 담홍색으로 나타나며, 분열소체(merozoite)가 국화꽃 모양으로 배열한다. 또한 적혈구에 여러 개의 충체가 들어 있는 경우가 가끔 있다.

④ 난형열원충

난형 혹은 외연이 불규칙하게 변한 감염 적혈구를 관찰할 수 있다. 정상 적혈구보다 증대되고, 세포질 내에 Schuffner 반점이 나타나며, 삼일열원충과 비슷하나 가장 뚜렷한 차이는 감염된 적혈구 표면에 날카롭게 뻗어있는 돌기가 관찰되는 것이다.

7. 치료

발열 환자가 말라리아 발생지역에 거주 또는 여행경력이 있는 경우나 수주 전에 열대지역에서 귀국한 경우에는 일단 말라리아를 의심하고 즉시 혈액검사를 해야 한다. 말라리아로 확진되면 열원충의 종류를 확인하고 적절한 투약치료를 한다. 열대열말라리아인 경우 특히 뇌신경 기능 장애, 호흡 장애, 탈수, 빈혈 등을 잘 살피고 이에 대한 적절한 치료를 병행해야 한다.

(1) Chloroquine

4-amino quinoline계로, 적혈구내 분열생식기에 있는 모든 열원충에 탁월한 효능이 있어 일차적인 선택 약제이다. 3일에 걸쳐 총 25mg base/kg을 투여한다. 즉, 첫 날 10mg/kg을 일차투여하고 6~8시간 후에 5mg/kg을 2차 투여한다. 2일과 3일에 각각 5mg/kg을 투여한다. 어린이와 임산부에도 사용할 수 있다. 근래 세계 거의 모든 지역의 열대열원충에서 저항성이 발견되었고, 일부 지역의 삼일열원충에서도 저항성이 보고되고 있다. 따라서 열대열원충으로 진단되면 다른 약제를 선택해야 한다.

(2) Amodiaquine

4-amino quinoline계로, chloroquine과 유사한 약제이다. 특히 열대열원충에 대한 치료 효과가 좋은 것으로 알려져 있다. 25mg base/kg을 chloroquine과 같은 요령으로 투여한다. 간 질환 환자는 투여를 금한다.

(3) Sulfadoxine/pyrimethamine과 sulfalene/pyrimethamine

상표명인 Fansidar로 잘 알려져 있다. 정제(tablet; 500mg sulfa제 + 25mg pyrimethamine)로 시판된다. 혈액 내 분열생식기의 열대열원충에 대한 효과가 좋으나 다른 3종에 대해서는 효과가 떨어진다. Chloroquine 저항성 열대열원충에 대해서 탁월한 효과가 있다. 아시아와 남미에서 이 약제에 대한 열대열원충의 저항성이 보고되었다. Pyrimethamine이 생식모세포에는 효과가 없으나 포자소체(sporozoite)와 간세포내 분열생식기의 열원충은 죽일 수 있다는 사실이 동물실험에서 확인되었다. 피부가 괴사하는 부작용이 보고되었다(확률: 1/5,000~8,000).

(4) Mefloquine

274mg mefloquine hydrochloride(250mg base)와 250mg mefloquine hydrochloride(228mg base)의 두 종류의 정제가 판매된다. 화학적으로는 quinine과 유사한 4-quinoline methanol제이다. 지속기간이 긴 약제로, 혈액 내 모든 종류의 열원충을 죽일 수 있다. 최근 세계 곳곳에서 저항성 보고가 있으나 아직 심각한 상태는 아니다. 현재 chloroquine이나 sulfa제/pyremethamine 저항성 주(strain)를 구제하는 데 가장 널리 사용되고 있다. 750mg(3정)을 1차 투여하고, 6~8시간 후 500mg(2정)을 2차 투여한다.

(5) Quinine

Quinine는 일반적으로 항말라리아 약제에 저항성인 열대열원충 구제를 목적으로 쓰인다. 최근 이 약제에 대한 감수성 저하가 동남아에서 보고되었다. Quinine는 합병증이 있거나 약제에 복합내성을 나타내는 열대열말라리아 환자 치료에 주로 사용된다. 경구투여가 불가능한 환자에 주사용(근육 또는 정맥) 제제가 유용하게 사용되며, 타약제의 투여로 효과가 없을 때 대체약제로 사용된다. 보통 quinine을 8mg base/kg씩 1일 3회 7일간 계속 투여한다. 필요하면 sulfadoxine/pyrimethamine, doxycycline, tetracycline, clindamycin 등의 약제와 혼용한다.

(6) Halofantrine

Phenanthrene methanol계로, 4종 모두의 적혈구내 분열생식기의 열원충에 효과적이다. 생식모세포와 간세포내 열원충은 죽이지 못한다. 심장질환 시 부작용이 있다. 8mg base/kg씩 3회 6시간 간격으로 투약한다.

(7) Artemisinin(Qinghaosu) 및 유도체

중국에서 개발한 항말라리아 약제로, 식물(*Artemisia*속)에서 추출하였다. 약효가 빠르고, 적혈구내 분열생식기의 열원충을 죽인다. Artesunate와 artemether의 집단투약에서 현기증, 메스꺼움, 가려움증, 발열 등의 부작용이 소수에서 관찰되었다.

(8) Primaquine

8–aminoquinoline계 약제로, 생식모세포와 간세포내 열원충을 효과적으로 치사시킬 수 있어서 삼일열원충의 장기잠복이나 재발 예방 약제로 널리 사용된다. 적혈구내 열원충 치사효과도 있지만 보다 많은 양을 투여해야 한다. 재발을 예방하기 위한 투여량은 지역에 따라 다르다. 인도와 인근지역에서는 하루 0.25mg base/kg씩 5일간 투여한다. 우리나라와 지중해 연안에서는 0.25mg base/kg으로 14일간 투여하고, 서태평양 및 동남아 지역에서는 1일 0.25mg/kg으로 21일 또는 1주에 0.75mg/kg으로 투여한다. 브라질과 아마존 유역의 경우 1일 0.5mg/kg으로 7일간 투약한다.

8. 예 방

(1) 예방투약(chemoprophylaxis)

말라리아 유행지역을 여행하거나 단기간 거주하는 경우 예방투약으로 감염을 막을 수 있다. 유의사항은 유행지역에 있는 동안은 복약 시간을 엄수해야 하고, 유행지역에서 떠난 후에도 4주간 계속 복용해야 한다. 세계보건기구(WHO)에서는 6주를 권고하고 있다.

① Chloroquine

저항성 보고가 없는 지역에서는 4종의 열원충 모두를 예방하기 위한 1차 선택 약제이다. 5mg base/kg(성인의 경우 1정)을 매주 1회 복용한다. 현재 열대열원충의 항말라리아 약제에 대한 저항성이 세계화되어 있어 열대지방 여행 시에는 다른 약제를 사용하는 것이 안전하다. 국내 삼일열원충 감염 예방으로는 chloroquine이 적합하다.

② **Mefloquine**

현재 열대열원충 예방 약제로 가장 널리 사용된다(저항성 지역은 제외). 1주 1회 5mg base/kg로 투약한다.

③ **Sulfadoxine/pyrimethamine(Fansidar)**

주 1회 복용으로 좋은 예방효과를 얻을 수 있지만, 반복 투여하면 피부에 심한 부작용의 가능성이 높아지므로 추천할 수 없다.

(2) 인체-매개종 접촉차단

감염된 모기에 물리지 않으면 예방이 되지만 실제로는 어렵다. 매개종이 농촌에서 발생하고 야간에 흡혈한다는 점에 유의한다. 옥내에서 모기장을 치고 자는 것이 좋다. 살충제나 기피제(repellent)를 처리한 모기장을 사용하면 더욱 효과가 좋다. 야간에 외출 시 긴 상의와 긴 바지를 착용하는 것이 좋고 노출된 피부에 곤충기피제를 처리하도록 한다.

(3) 말라리아 방제사업

정부나 지방 자치단체에서 시행하는 활동으로 ① 모기 유충의 발생 장소 제거, ② 살충제의 잔류 분무 및 공간 살포(가열 연무 등)로 모기 성충 방제, ③ 수동적 환자 발견(PCD; passive case detection) 망(network) 또는 능동적 환자 발견(ACD; active case detection)망을 조직적으로 운영하여 말라리아 환자를 조기에 발견 치료하여 감염원을 제거, ④ 집단 보건교육을 실시하여 개인 방어능력의 제고 등이 있다.

6 쥐바베스열원충(*Babesia microti*)

수종의 바베스열원충(*Babesia* spp.)이 인체감염을 일으킬 수 있는데, 이 중 가장 중요한 종은 쥐바베스열원충(*Babesia microti*)이다. 세계 곳곳에서 보고되었고, 미국 북동부와 동부 해안의 여러 도서 지방, 아프리카 등지에서 보고되었다. 우리나라도 유입 증례가 보고된 바 있다.

1. 형태 및 생활사

참진드기(*Ixodes* spp.)에 의해 전파되는데, 매개체에서는 유성생식이 일어난다. 참진드기가 사람을 흡혈할 때 포자소체가 인체로 들어와서 적혈구에 감염된다. 주로 반지형(ring form)으로 보인다. 열대열원충의 초기 반지형과 비슷한 모양이며, 크기는 1~1.5μm이다. 감염된 적혈구는 커지지 않고 반점이 없다. 성숙하면 두 개 이상의 염색질이 보이며, 때로는 4분염색체(tetrad)를 형성하는데, 이를 몰타십자(maltese cross)라고 부른다(그림 1-88).

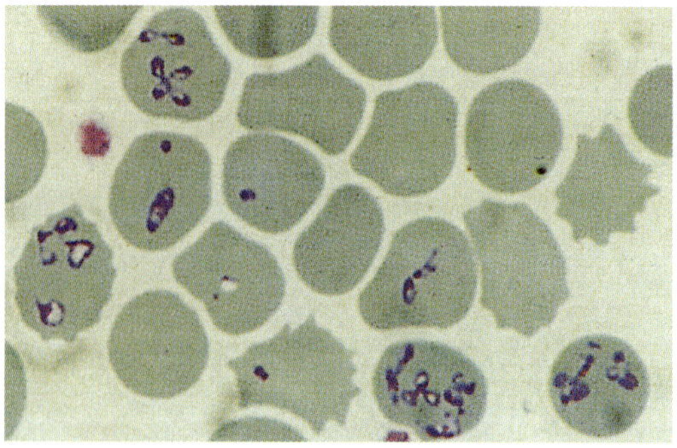

그림 1-88 쥐바베스열원충 반지형(ring form)과 몰타십자

2. 병리 및 증상

참진드기에 물린 후 10~20일에 증상이 나타나 수주일 동안 계속된다. 열, 오한, 많은 땀이 나고, 관절통, 근육통, 피로가 뒤따른다. 간 및 비장의 비대가 오고, 용혈성 빈혈이 나타난다.

3. 진단및 치료

후층 및 박층 혈액도말표본을 만들어 Giemsa 염색하여 원충을 검출한다. 열원충 감염과 잘 감별해야 한다. 의심되는 환자의 혈액을 햄스터나 gerbil의 복강에 주사하면 수일 내에 원충을 검출할 수 있다. 면역학적 검사도 시도되고 있다.

Clindamycin과 quinine의 병합요법이 가장 좋은 치료 효과를 보인다고 한다.

7 톡소포자충(*Toxoplasma gondii*)

사람을 포함하여 포유류, 조류에 광범위하게 기생하는 원충으로, 세계 도처에서 임상 예가 보고되었다.

1. 형태 및 생활사

빠른분열소체(tachyzoite)는 증식형(proliferating form)으로, 작은 초승달 모양이다(그림 1-89, 90). 길이 4~6μm, 폭 2~3μm의 크기로, Giemsa 염색에서 세포질은 담청색, 핵은 보라색으로 보인다. 핵은 한 개로, 크고 중앙에 수 개의 염색질과립이 핵소체를 형성한다. 감염이 일정 기간 지속되면 증식을 정지하고 얇은 피막으로 싸이는데, 이를 세포내낭포(pseudocyst)라 한다. 세포내낭포는 직경 20~50μm의 공모양으로, 다수의 느린분열소체(bradyzoite)가 모여 있다.

톡소포자충은 고양이과 동물이 종숙주로서 성숙한 난포낭이나 중간숙주의 조직 내에 있는 빠른분열소체나 느린분열소체를 먹어 감염된다. 장상피세포를 침입하여 특히 망상내피계(reticuloendothelial system)세포로 들어가 무성적으로 분열 증식한다. 고양이의 장에서는 유성생식으로 난포낭(oocyst)이 생성되어 분변과 함께 외계로 배출된다. 외계에서 포자생식이 진행되어 두 개의 포자낭(sporocyst)에 각각 4개씩의 포자소체(sporo-

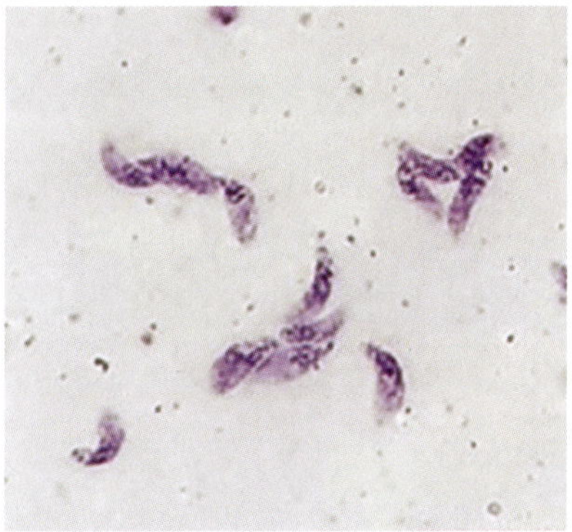

그림 1-89 배양 중인 톡소포자충 빠른분열소체

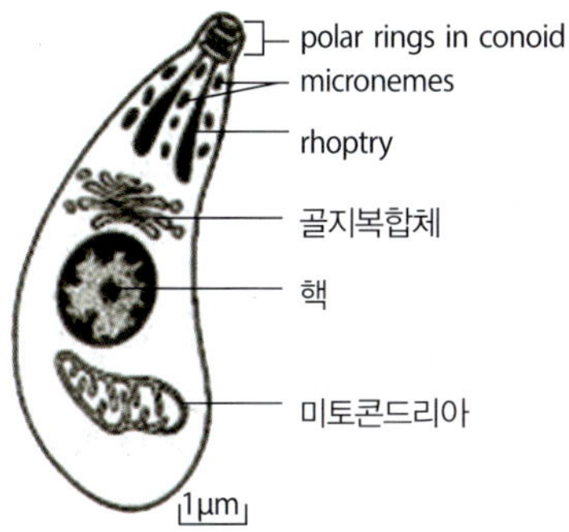

그림 1-90 톡소포자충 빠른분열소체의 모식도

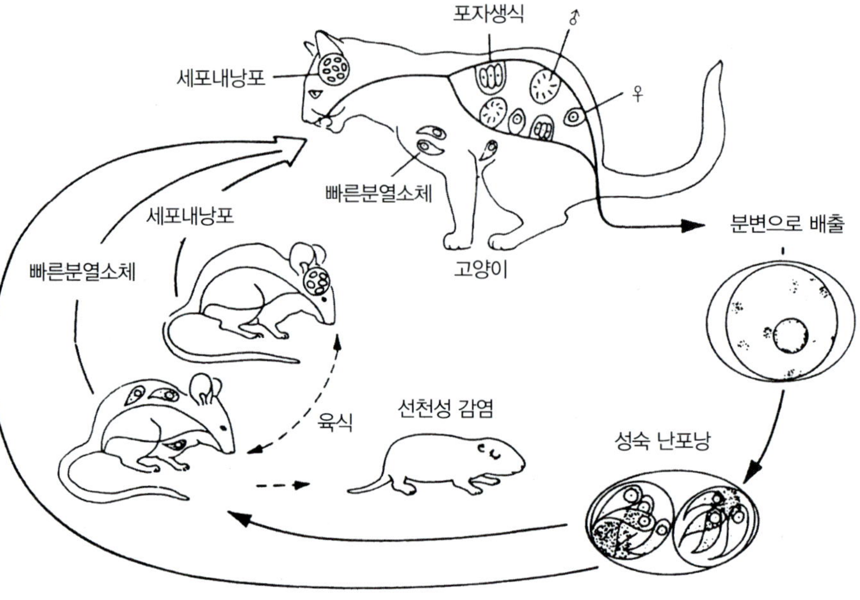

그림 1-91 톡소포자충의 생활사

zoite)가 형성되어 감염형 성숙 난포낭이 된다.

종숙주 이외의 동물이 감염되면 유성생식은 일어나지 않고, 조직 내로 침투하여 오직 무성생식에 의하여 증식하는데, 사람도 이 경우에 해당한다. 동물 간에는 서로 먹이사슬에 의해 감염된다. 특징적으로 조직 내 톡소포자충은 내부출아법(endodyogeny)으로 분열하는데, 이는 원충 안에서 새로운 두 개의 개체가 생겨나 터져나오는 방법이다(그림 1-91).

2. 역 학

임신 초기 톡소포자충에 처음 감염되면 태반을 통하여 선천성 감염(congenital infection)을 일으킨다. 이런 경우 출산 후에는 신생아 톡소포자충증(neonatal toxoplasmosis)을 일으키게 된다. 세포내낭포는 여러 동물의 뇌나 근육에서 발견되는데, 특히 사람의 경우 덜 익힌 돼지고기가 중요한 감염원이다.

3. 병리 및 증상

기생 부위는 림프선, 뇌, 폐, 심근, 간, 비장, 골수, 신장, 부신, 신경계 등이다. 빠른분열소체(tachyzoite)는 주로 망상내피계와 순환계 내피세포 속에서 활발히 분열 증식하여 조직을 괴사시킨다(그림 1-92). 육아종을 형성하게 하고, 때로는 뇌석회화를 일으킨다(그림 1-93).

임상적으로 림프선병증(lymphadenopathy), 수막뇌염 및 맥락망막염(chorioretinitis) 등을 일으킨다.

선천성 감염으로 인하여 사산, 유산, 조산을 일으키는 원인이 되기도 하며, 충체는 태아의 뇌와 망막을 침범하여 뇌석회화, 수두증(hydrocephalus, 그림 1-94) 혹은 소두증(microcephaly), 정신운동성 장애(psychomotor disorder), 맥락망막염(그림 1-95) 등이 나타난다. 출생 후 아급성기의 영아에서는 대체로 수막뇌염의 증상을 특징적으로 보이며, 역시 뇌석회화 및 맥락망막염이 동반된다.

비활성기에 있어서는 조직세포 내에 다수의 충체가 한 곳에 집결하여 세포내낭포(pseudocyst)를 형성하는데, 이 안에 수천 개의 느린분열소체(bradyzoite)가 들어 있다(그림 1-96).

만성기에 있어서도 눈을 포함한 중추신경계 침범 소견이 현저하며, 가장 흔한 것은 맥락망막염으로, 육아성 염증과 괴사가 발견된다. 심근염이 나타나기도 하며, 소아에 있어서는 정신발육 장애를 볼 수 있다. 전신감염으로 진행되면 비정형성 폐렴(atypical pneumonia)이 유발되어 폐울혈, 호흡부전으로 사망하기도 한다.

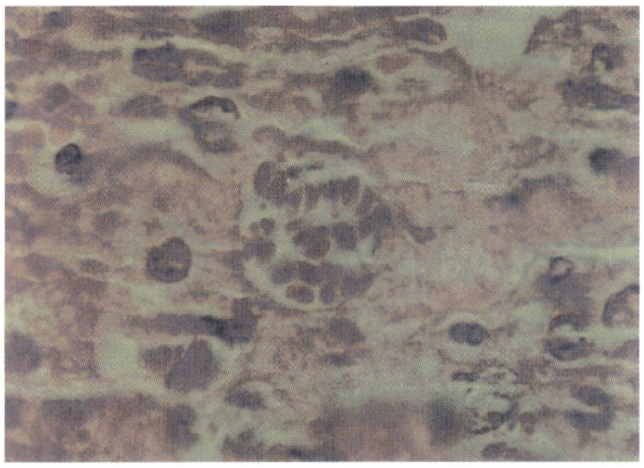

그림 1-92 간에 기생한 톡소포자충: 빠른분열소체들이 한 곳에 모여서 발견됨

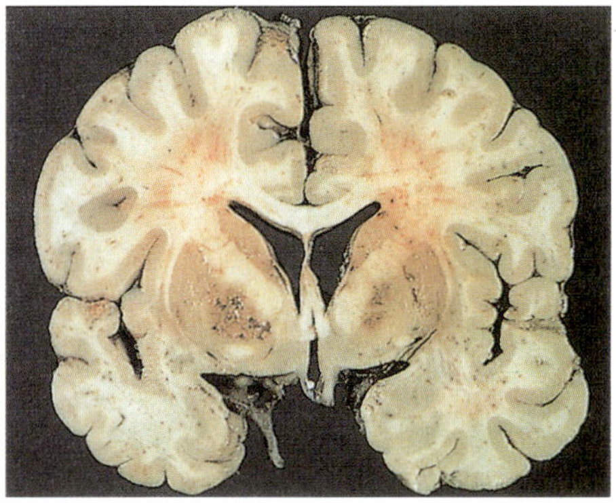

그림 1-93 톡소포자충 감염에 의한 뇌석회화

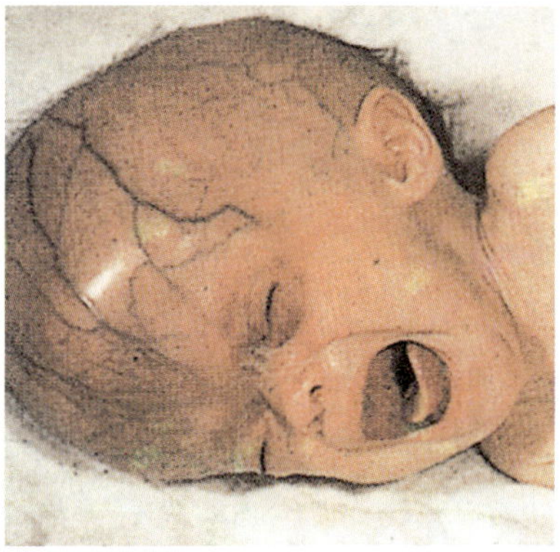

그림 1-94 톡소포자충 감염에 의한 수두증

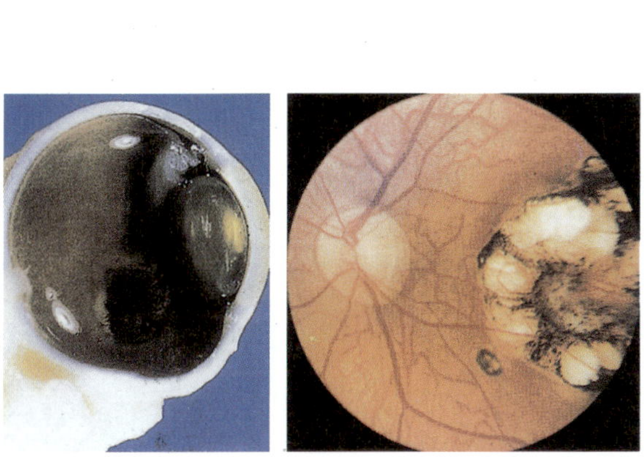

그림 1-95 톡소포자충 감염에 의한 맥락망막염 2례

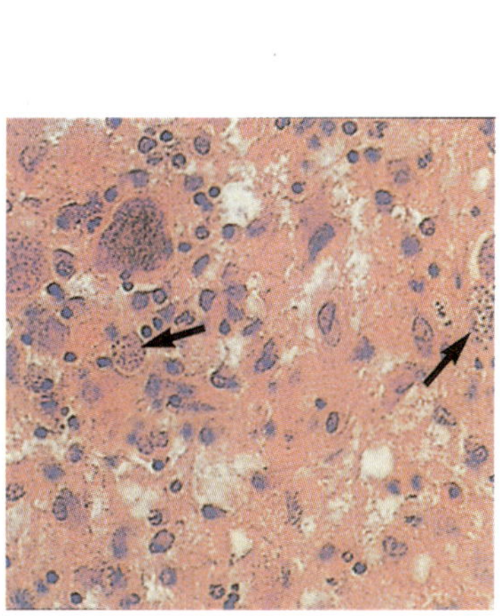

그림 1-96 세포내낭포가 보이는 톡소포자충뇌염

4. 진 단

급성기에 림프선, 간, 비장, 골수, 뇌척수액 천자 또는 혈액 등 재료를 채취하여 도말 검경하거나 이를 마우스 복강에 계대 주사하여 복수에서 원충을 관찰하면 확진된다(그림 1−97).

색소시험법인 Sabin−Feldman dye test는 급성기 진단에 이용되는 위양성이 반응이 없는 가장 가치 있는 진단법이며, 혈청학적 방법으로는 간접 latex 응집법, 간접형광 항체법, 효소면역검사법(ELISA) 등이 가치가 있다(그림 1−98). 무증상인 사람에서도 톡소포자충에 대한 항체가가 상승되어 있는 경우가 흔히 발견되므로 급성 톡소포자충증을 의심할 경우 특이 IgM 항체를 증명하거나 여러 번 채혈하여 IgG 항체가가 시간 경과에 따라 상승하는 것을 확인해야 한다.

Sabin−Feldman dye test는 환자의 혈청 내 항체 IgG를 검사하는 것으로 감염되었던 경력으로 인해 항체가 있으면 염색이 안 되고 항체가 없으면 염색이 되는 원리를 이용한 것이다. live tachyzoite가 진단 시 필요하므로 검사자는 이 방법을 이용하는 경우에 주의를 해야 하며, 환자의 혈청을 보체, live tachyzote와 섞어서 methylene blue dye에서 37도에서 한 시간 배양하여 검사를 실시한다. 항체가 있으면 tachyzoite 대부분이 염색이 안 되는 것이 특징이다.

5. 치 료

Pyrimethamine을 항상 sulfadiazine과 같이 사용한다. 엽산(folic acid) 부족이 오는 것을 예방하기 위하여 동시에 calcium folinate를 투여한다. 임신부는 pyrimethamine/sulfadiazine과 spiramycin을 투여할 수 있으나 pyrimethamine을 임신 첫 3개월 동안 사용해서는 안된다. 감염이 확실한 신생아는 적어도 첫 1년 동안 치료를 계속해야 한다.

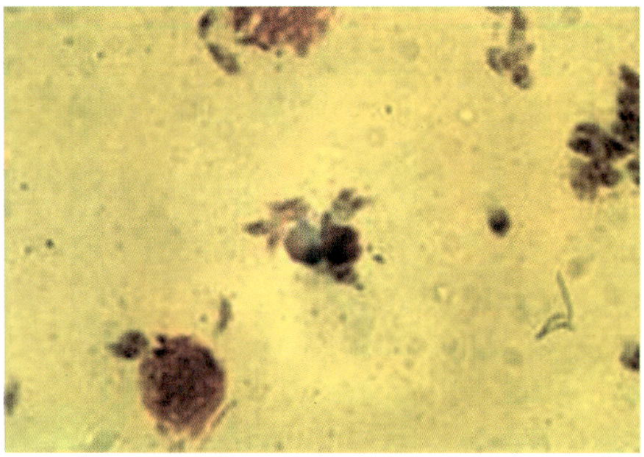

그림 1-97 마우스 복강에 접종한 후 복수를 채취, Giemsa 염색하여 관찰한 빠른분열소체

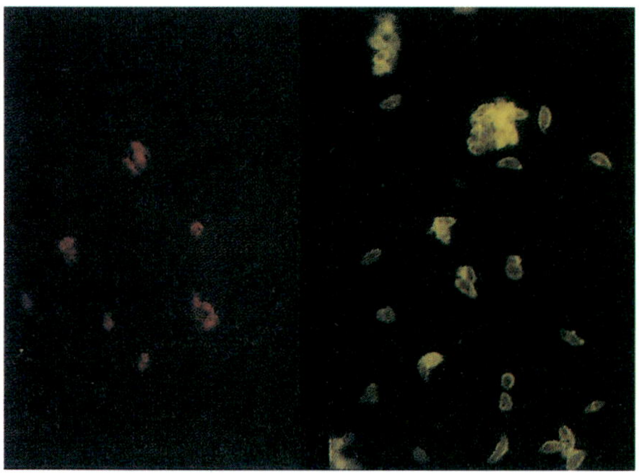

그림 1-98 형광항체법을 이용한 톡소포자충증의 진단

8 사람근육포자충(*Sarcocystis hominis*)

9 돼지근육포자충(*Sarcocystis suihominis*)

사람근육포자충의 난포낭은 난원형이며, 분변으로 배출된다. 포자낭(sporocyst)은 길이 13.6~16.3μm, 폭은 8.3~10μm이다. 큰 핵을 가진 긴 포자소체(sporozoite)는 residual body를 가지고 있다. 중간숙주인 소의 횡문근에서 생성된 근육포자낭(sarcocyst)은 metrocyte로 불리는 큰 둥근 세포와 분열소체(merozoite)를 포함하고 있다(그림 1-99). 돼지근육포자충은 사람근육포자충과 그 형태가 비슷하고, 돼지가 중간숙주이다.

포자낭이 동물에 섭취되면 포자소체가 유리되어 혈관 내피세포로 가서 분열체(schizont)가 된다. 분열체에서 증식한 분열소체는 횡문근 또는 심근의 근육세포에 들어가 근육포자낭을 형성한다. 사람은 근육포자낭이 포함된 소나 돼지고기를 섭취할 때 감염된다. 소화관에서 분열소체가 유리되며, 장관점막의 고유한 세포 내로 들어가서 배우자생식(gametogony)이 이루어진다. 접합체(zygote)가 발육하고 막으로 둘러싸여서 난포낭(oocyst)으로 되며, 그 안에 두 개의 포자낭(sporocyst)이 있고, 이들은 각각 4개의 포자소체를 가지고 있다. 난포낭의 막이 파괴되어 분변을 통하여 포자낭이 유리되어 배출된다(그림 1-100).

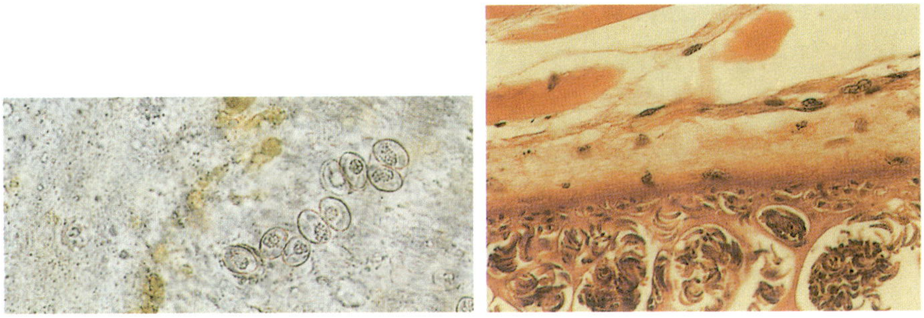

그림 1-99 사람근육포자충 난포낭 및 장관 기생 소견

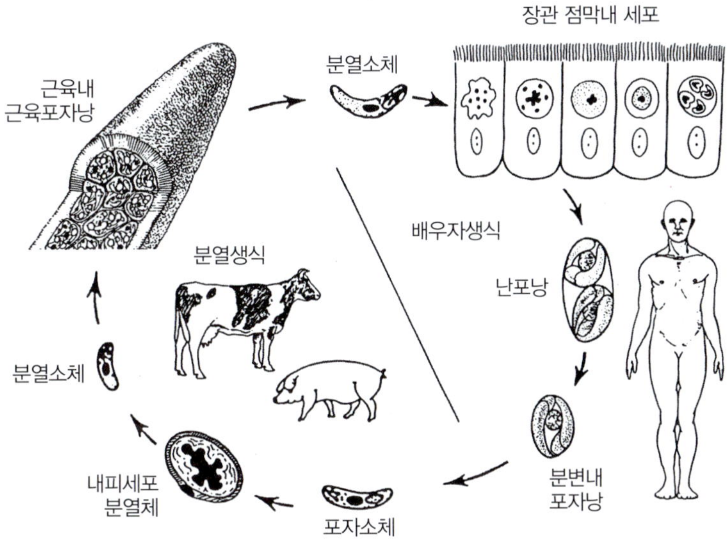

그림 1-100 사람근육포자충의 생활사

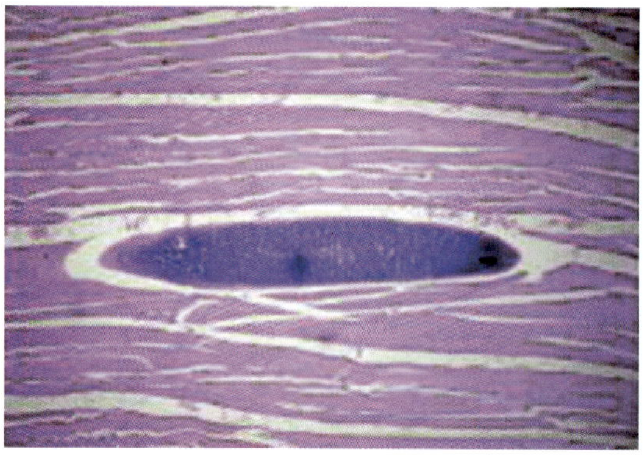

그림 1-101 사람 근육내 린데만근육포자충 근육포자낭

소화기 증상은 별로 없으나 설사, 미열 등이 생기기도 한다.

분변에서 포자낭을 검출하여 진단한다. 치료할 수 있는 약제가 아직 개발되지 않았다. 예방은 쇠고기와 돼지고기를 익혀 먹는 것이다.

⑩ 린데만근육포자충(*Sarcocystis lindermani*)

사람의 근육에 근육포자낭(sarcocyst)을 형성한다(그림 1-101). 세계 곳곳에서 증례 보고가 있다. 감염경로는 잘 알려지지 않았으며 주로 부검 시 우연히 발견된다. 육식 동물이나 조류 혹은 파충류가 종숙주일 것으로 추측한다.

⑪ 폐포자충(*Pneumocystis carinii*)

세계 각지에서 보고되었다. 미숙아, 영양실조 또는 면역기능이 저하된 어린이에게서 발병률이 높다. AIDS 환자에 기회감염(opportunistic infection)을 일으켜서 높은 치사율을 나타내는 병원체로 알려져 있다. 우리나라에서도 수십 증례가 보고되었다.

1. 형태 및 생활사

감염된 사람 또는 동물의 폐 삼출액의 도말표본에서 관찰된다. Giemsa 염색을 하면 직경 5~10μm의 작은 구형 포낭에 8개의 낭내소체(intracystic body)가 들어 있는 것을 볼 수 있다(그림 1-102, 103). 낭내소체들은 포낭벽의 작은 구멍으로 빠져나와 증식형의 영양형(trophozoite)이 된다. 영양형은 이분열법으로 증식을 한다고 알려져 있으며, 이 중 일부는 전포낭(precyst)을 형성하고, 계속 분화하여 낭내소체 또는 영양형을 내포한 포낭으로 성숙한다.

인수공통감염증(zoonosis)이며, 인체감염경로는 명확히 알 수 없으나 포낭의 흡입으로 감염된다고 추측된다(그림 1-104).

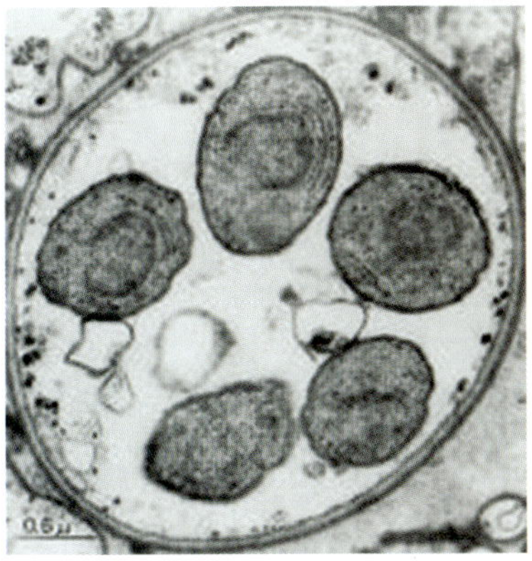

그림 1-102 전자현미경으로 관찰한 폐포자충 낭내소체

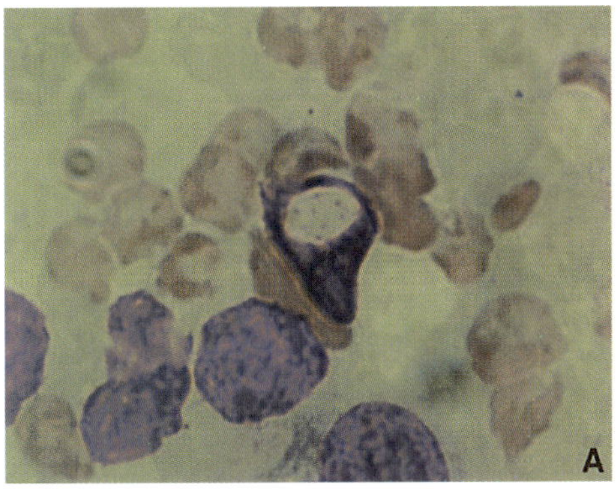

그림 1-103 폐 삼출액 중 단핵구에 기생한 폐포자충 낭내소체 (Giemsa 염색)

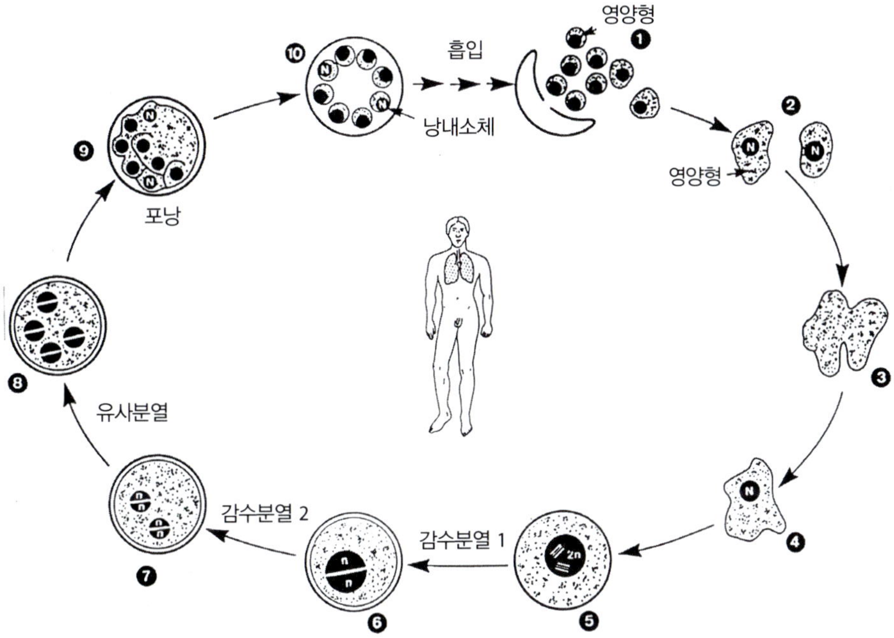

그림 1-104 폐포자충의 생활사

2. 병리와 증상

간질성 형질세포 폐렴(interstitial plasma cell pneumonia)을 일으키며, 폐포(alveoli)에 원충이 포함된 포말성 반액체성 물질(foamy material)이 차 있다. 폐의 간질과 폐포에서 충체와 염증세포가 발견된다(그림 1-105, 106). 폐포자충 감염에 의한 폐렴은 미숙아나 영양실조로 감염에 대한 방어 기전이 허약한 유아에서 흔히 발생하지만 면역부전상태 또는 면역억제제를 투여했을 때는 연령에 관계없이 나타난다. 잠복기는 2개월 정도이다. 미열, 마른기침이 특징이며, 호흡곤란이 온다. 진행되면 체중 감소, 권태감, 설사 등이 나타나며, 호흡장애로 사망할 수 있다. 드물게 폐포자충이 림프선, 비장, 간, 말초혈액, 위, 소장, 골수 등의 여러 조직에서 검출되기도 한다.

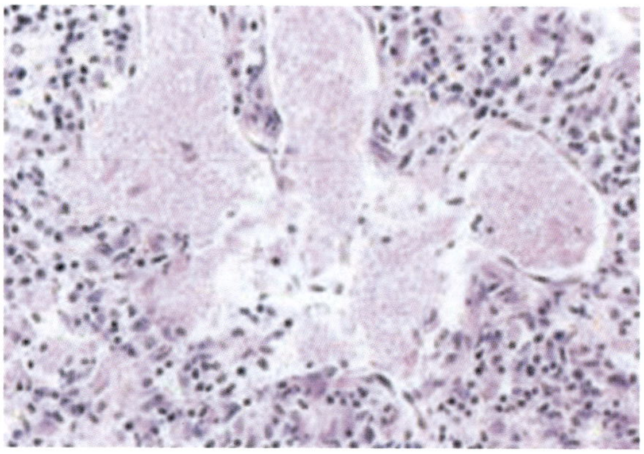

그림 1-105 폐포자충 감염에 의해 포말성 물질이 차 있는 폐조직

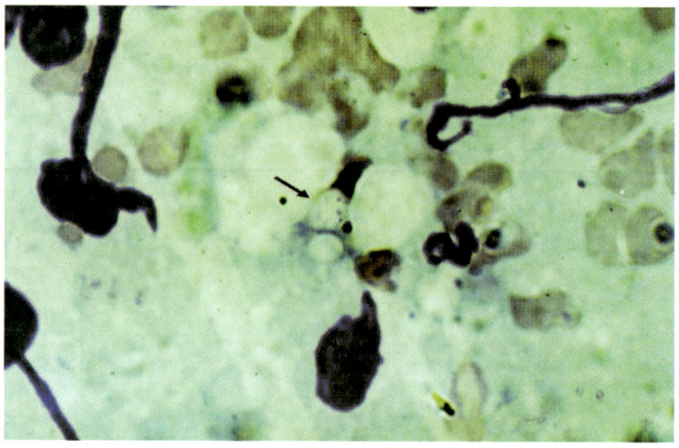

그림 1-106 폐조직 삼출액을 도말한 후 Giemsa 염색하여 관찰한 낭내소체

3. 진 단

폐의 세척액(broncho−alveolar lavage, BAL)이나 생검 조직에서 폐포자충을 검출할 수 있다. 폐포자충의 낭벽만 검게 염색되는 Gomori 염색법과 toluidine blue 염색법이 널리 쓰인다(그림 1−107). 사망 후 부검에서 폐의 특징적인 병리 소견을 보아 확진하기도 한다. 폐포에 형성된 포말성 물질은 폐포자충의 포낭들로 가득 차 있다. 흉부 X선 소견도 도움이 된다.

4. 치 료

Sulfamethoxazole을 1일 100mg/kg와 trimethoprim을 1일 20mg/kg로 14~21일간 함께 투여한다.

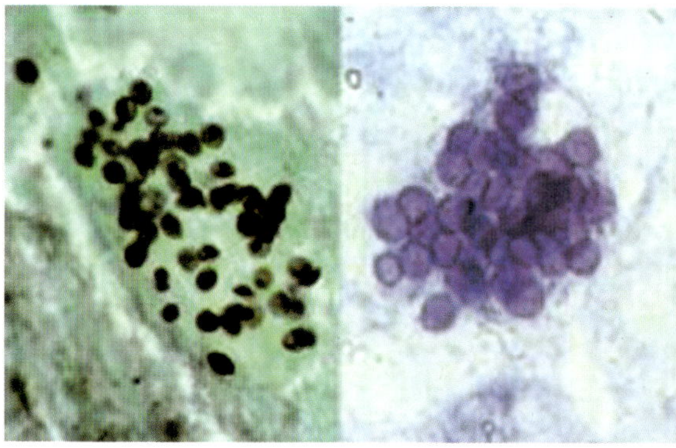

그림 1-107 폐 조직으로부터 관찰된 폐포자충(Gomori 염색, toluidine blue 염색)

CHAPTER 02

선충류(Nematoda)

I. 총론

1. 형태

실 모양 또는 가는 원통형으로, 마디가 없고 평활하며, 흰 빛, 우유 빛, 갈색, 담홍색 또는 선홍색이다. 길이는 수 mm부터 1m 이상 되는 것도 있다.

- **체벽**: 각피, 각피하층 및 한 층의 근층으로 되어 있어 체강을 형성하고, 체강 안에는 장액과 소화기, 생식기 등의 기관이 있다. 각피하층이 발달되지 못한 상피세포들은 서로 모여 전 · 후 · 좌 · 우로 체강 중에 융기하고 있는데, 이를 종선(longitudinal line)이라 하며, 그 사이에 있는 근층을 세 가지로 구별한다(그림 2-1).
  - 다근육형(polymyarian type): 근세포가 많고 체강 내에 잘 돌출되어 있다(예 회충).
  - 부분근육형(meromyarian type): 근세포가 한 쿼터 안에 2개밖에 없다(예 요충, 구충).
  - 전근육형(holomyarian type): 근세포의 크기가 작으나 수가 많으므로 서로 붙어 있다(예 편충).
- **소화계**: 구강, 식도, 중장, 종장을 지나 항문에 이르는 한 줄기의 소화기를 갖고 있으며, 입술이 있는 것과 없는 것 또는 구강(buccal cavity)을 가진 것 등이 있다. 식도는 근육성인 것과 각피성인 것이 있다. 암컷은 항문이 독립되어 있으나 수컷은 사정관과 공동으로 개구되어 그 부위를 배설강(cloaca)이라 부른다.

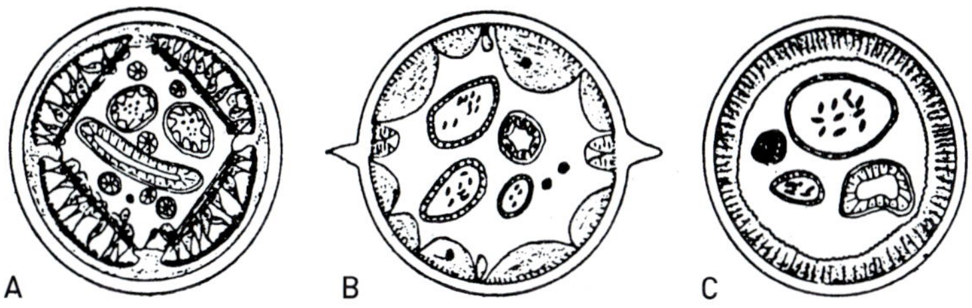

그림 2-1 선충류의 근조직

A: 다근육형(polymyarian type) B: 부분근육형(meromyarian type) C: 전근육형(holomyarian type)

항문은 꼬리 끝 또는 그 끝에 가까운 복면 정중선상에 있다.

- **배설계**: 측관이 후단 측선에서 시작하여 전방으로 나오고 식도 부근의 복측에서 합하여 배설구가 되어 외계에 개방되고 불꽃세포(flame cell)는 없다.
- **신경계**: 신경중추는 식도 주위에 있는 신경환(nerve ring)이고, 여기에 전후방으로 각 6줄의 신경이 나가면서 곳곳에서 측지로 연결된다. 항문 후방에 있는 한 쌍의 감각유두가 있는 것을 쌍선충(phasmid), 없는 것을 쌍기충(aphasmid)이라 한다.
- **생식계**: 기생선충은 원칙적으로 자웅이체(암수딴몸)이며, 수컷은 암컷보다 작다. 수생식기는 가느다란 고환(testis)에서 시작하여 수정관(vas deferens), 저정낭(seminal vesicle), 사정관(ejaculatory duct)을 지나 항문과 함께 배설강에 개구한다. 교미 보조장치로 1~2개의 교미침(spicule)이 있고, 그 외에 종류에 따라서는 생식길잡이(gubernaculum), 교접낭(bursa copulatrix) 등을 가진 것도 있다. 암생식기에서 난소(ovary)가 시작되는 곳은 실모양의 가는 관으로 수란관(oviduct), 수정낭(seminal receptacle)을 지나 자궁(uterus), 배란관(ovijector), 질(vagina), 음문(vulva)으로 개구한다. 그 위치는 종류에 따라 다르지만 구강 부근에서부터 몸 후단에 이르기까지 복면 정중선상에서 개구한다(그림 2-2).

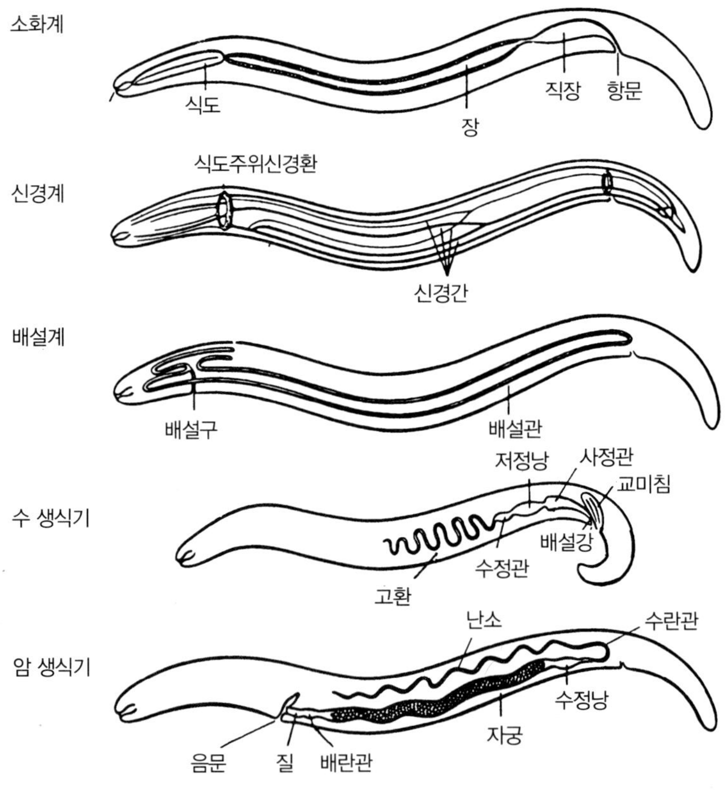

그림 2-2 선충류의 형태

2. 생 리

기생 선충류의 물질대사는 주로 저산소 환경에서 행해지는데, 숙주 체외에서는 종류에 따라 호기적, 저산소, 무산소 상태에서 생활할 수도 있다. 최종 부산물로서 탄산가스, 휘발성 지방산 등이 증명되었다. 양분의 섭취원은 조직성분, 조직액, 혈액 및 체액 등이며, 종주근의 수축과 이완을 통해 이동할 수 있다.

3. 분 류

사람기생충학(human parasitology)에서 다루는 연충(helminths)은 크게 선충류(Nematoda), 흡충류(Trematoda) 및 조충류(Cestoda)로 나누어져 있다. 이 중 선충류는 통상적으로 선형동물문, 유선형동물문과 구두동물문을 합친 선형동물(Nemathelminthes)의 의미로 사용해 왔다. 사람기생충의 대부분이 선형동물이고, 유선형동물과 구두동물은 극히 일부가 인체에 기생한다. 선형동물은 세계적으로 10,000종 이상이 알려져 있다. 이 중 사람기생충은 약 50종이다.

과거에는 선형동물(Nematoda), 유선형동물(Nematomorpha), 구두동물(Acanthochephala)을 합해서 선형동물(Nemathelminthes)이라고 하였으나 현재는 각각 문(phylum)으로 독립하였다. 이들의 분류체계는 다음과 같다.

1) 선형동물문(Phylum Nematoda)

몸은 좌우대칭이고, 원통 모양이다. 소화관이 발달해 있고, 대부분 자웅이체이다. 감각기관으로 쌍기(amphid) 또는 쌍선(phasmid)을 가진다. 두 개의 강(class)으로 구성된다.

(1) 쌍기충강(Class Aphasmidia)

쌍선은 없고 쌍기가 발달되어 있다. 나선 혹은 원 모양이다. 대부분 바다와 민물에서 자유생활을 하고, 극히 일부가 기생성이다. 사람기생충으로는 편충(*Trichuris trichiura*)과 선모충(*Trichinella spiralis*) 등이 있다.

(2) 쌍선충강(Class Phasmidia)

쌍기는 없고 쌍선만 있다. 대부분이 기생성이고, 일부가 흙 속에서 자유생활을 한다. 중요한 사람기생충은 대부분 쌍선충강에 속한다.

2) 유선형동물문(Phylum Nematomorpha)

몸은 좌우대칭이고, 가늘고 긴 벌레 모양이다. 소화관은 퇴화되었고, 자웅이체이다. 성충은 생존기간이 짧아서 일생의 대부분을 유생으로 지낸다. 성체는 자유생활이고, 유생은 절지동물에 기생한다. 유선충강(Class Nectonematoida)과 연가시강(Class Gordioida)이 있는데, 사람기생충은 없다.

3) 구두동물문(Phylum Acanthocephala)

몸은 체내로 넣을 수 있고, 갈고리를 가진 구문과 동체로 구분된다. 소화관은 없다. 자웅이체이다. 모두 내부기생성으로, 중간숙주는 갑각류와 곤충류이고, 종숙주는 척추동물이다.

돼지구두충(*Macracanthorhynchus hirudinaceus*), 구두충류(*Acanthocephalus* spp.) 등이 있다.

이들 3개문의 형태를 간략하게 비교하면 표 2-1과 같다.

표 2-1 선형동물문, 유선형동물문, 구두동물문의 형태비교

구분 / 항목	선형동물(Nematoda)	유선형동물(Nematomorpha)	구두동물(Acanthocephala)
자유생활종	많음	성충만 자유생활	없음
기생종	많음	유충만 기생	전부(어류, 조류)
사람기생	많음	없음	희소
자웅	이체	이체	이체
형태	둥글고 양끝은 가늘다	원통형, 양끝은 둥글다	미단이 가늘다
체강	있음	있음	없음
소화관	있음	위축	없음
주둥이(proboscis)	없음	없음*	있음

* 제1기 유충은 주둥이가 있다.

Ⅱ. 각론

1 회 충(*Ascaris lumbricoides*)

세계적으로 분포되어 있으나 한랭한 지역보다 따뜻하고 습한 지역 그리고 인분의 처리가 비위생적인 지역에서 감염률이 높다.

1. 형 태

자웅이체로 되어 있다. 담홍색의 긴 원주상이며, 수컷은 15~25cm, 암컷은 20~35cm의 크기로 암컷이 굵고 크다(그림 2-3). 3개의 입술(lip)이 있다. 수컷은 복측으로 구부러져 있으며, 2개의 교미침(spicule)이 있다. 산란한 알에는 수정란(fertilized egg)과 불수정란(unfertilized egg)이 있는데, 모양이 서로 다르다. 수정란은 담즙색소에 착색되어 황갈색의 타원형으로 나타나며, 난세포 주위가 초승달 모양으로 보인다. 3층의 막으로 난각이 두터우며, 한 개의 난세포를 가지고 있고, 크기는 65~93 × 40~60μm이다(그림 2-4).

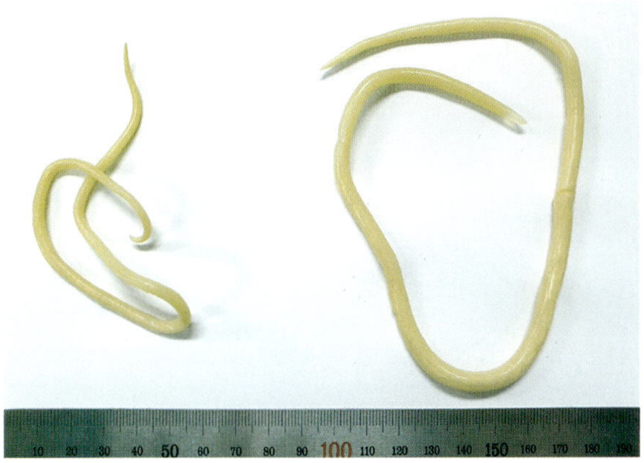

그림 2-3 회충 성충

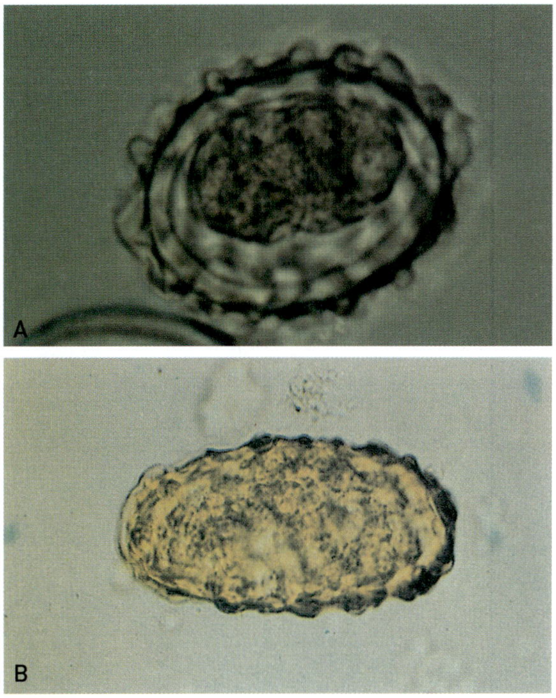

그림 2-4 회충 충란

A: 수정란; B: 불수정란

2. 생활사

성충의 기생 부위는 소장이다. 암컷은 매일 약 20만 개의 충란을 낳는데, 산란된 충란은 대변과 함께 외계로 나온다. 수정란은 온도(22~32℃)와 습도가 적당할 때 난세포가 분할 발생을 계속하여 2주일 정도 지나면 난각 내에 자충이 형성된다. 자충포장란을 사람이 먹었을 때 십이지장에서 난각을 뚫고 유충이 나온다. 유충의 길이는 200~300μm 정도이며, 소장벽을 침입하여 림프관이나 소정맥을 타고 폐로 이행한다. 유충은 폐모세혈관에서 폐포로 나와 소기관지, 기관, 후두를 지나 식도, 위를 통과하여 소장에서 성충으로 발육한다. 감염부터 성충이 되기까지 약 60~80일이 소요되며, 수명은 약 1년이다(그림 2-5).

3. 역 학

회충은 세계적으로 분포하여 어떠한 기후를 가진 지역에서도 발견된다. 적어도 전 세계 인구의 20% 이상이 감염되어 있다고 추산된다. 충란의 성숙을 위한 최적 온도는 25℃이며, 15℃ 이하에서는 충란의 발육이 멈춘다. 그러나 포르말린 등에 저항성이 강하며, 김치 속에서 수개월 생존한다. 점토질 지역에서 보다 유행한다. 보통 어린이에서 감염률이 더 높다. 불수정란이 많이 나오는 지역은 유행이 쇠퇴하는 곳이라고 볼 수 있다.

과거 우리나라에서 토양매개성 기생충 중 매우 높은 감염률을 보였기 때문에 기생충 관리에 있어 가장 대표격으로 인식되어 왔다. 우리나라에서는 기생충 예방법과 더불어 보건복지부 산하 기생충박멸협회가 주축이 되어 1960년대 말부터 30여 년간 5년마다 일반주민의 검변 사업을 진행하고, 학생들에 대한 기생충 검사

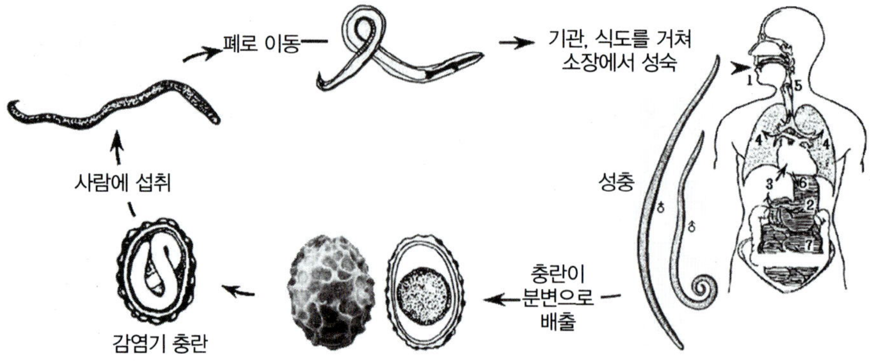

그림 2-5 회충의 생활사

와 관리 사업을 매년 시행하는 등 집단관리사업을 계속하여 크게 성공하였다. 이 외에 사회경제 발전에 따라 인분을 사용하지 않게 되고, 주거 환경과 개인위생이 개선된 것도 주요한 이유라고 생각된다. 전국조사 자료에 의하면 우리나라에서는 1970년대부터 펼쳐 온 기생충박멸사업 때문에 기생충감염률이 84.3% (1971년)에서 2.6%로 떨어졌다. 이 회충은 국내 기생충감염병 중 '법정 감염병(4급)'으로 지정했는데, 한국인의 '다빈도 감염병'이라는 의미이다. 특히 도심이라고 예외가 아닌데, 2003~2013년 도심 거주자 9만 9451명의 대변 샘플검사 결과를 분석한 결과 수검자의 3.4%(3,342명)에서 기생충이 발견되었고, 회충(0.14%)이 확인되었다. 최근 감염률이 낮아진 관계로 회충 감염에 의한 합병증(예 담도회충증)도 많이 줄어들었다.

4. 병리 및 증상

병리 소견 및 증상 발현의 양상과 정도는 유충기와 성충기에 따라 차이가 있다.

(1) 유충기

유충의 기관 이행 과정에서 간을 통과할 때 미세출혈과 경한 간염 등을 유발한다. 폐에 이르게 되면 모세혈관의 파열로 인한 폐포 및 모세기관지내 출혈, 부종이 나타나고, 호흡곤란, 발열 및 폐엽의 경화(consolidation)를 동반한 병변, 즉 회충성 폐렴(Ascaris pneumonitis)이 생긴다. 국소에는 염증반응, 호산구침윤, X-선 사진상의 음영증가 등이 관찰된다. 이러한 증상은 보통 1~2주 후에 호전되기 때문에 일과성 폐렴(temporary pneumonitis)이라고도 하며, 특히 소아에 있어 중요한 증상이다.

(2) 성충기

성충이 소장에 기생함으로써 기계적인 자극과 독성작용, 알레르기성 반응 등에 의하여 증상이 나타나지만 소수가 기생한 경우에는 잘 알 수 없다. 비특이적 증상으로 권태, 복통, 식욕부진, 메스꺼움, 구토, 변비, 설사, 두통 등이 나타나고, 호산구증가증이 동반되는 경우가 흔하다. 그 외에도 이미증(pica)으로 흙 등을 먹기도 하고, 시력 장애, 경련, 빈뇨 등이 생기기도 한다. 때로는 미입이행(erratic migration)에 의한 다양한 병변과 증상이 나타난다.

회충의 성충은 때로 위, 식도, 구강, 비강, 누관, 인두, 후두, 기관 등으로 이행하기도 한다. 누관을 거쳐 눈으로 나올 수도 있고 기관내 미입으로 질식사할 수도 있는데, 회충의 좁은 구멍을 파고드는 생물학적 특성 외에도 약물이나 위산분비의 감소 등이 원인으로 생각된다. 십이지장에 올라온 회충이 총수담관 및 담낭 내에 미입하면 담도회충증을 일으켜 심와부 동통, 선통, 메스꺼움, 구토 등이 나타난다. 또한 담도염이나 담낭염의 원인이 되어 발열과 황달이 나타나기도 한다. 심하면 간농양이나 간 위축 등으로 진전하기도 하며, 담석화되기도 한다. 췌관에 미입되면 급성 혹은 만성의 회충성 췌장염이 유발된다. 충수돌기로 들어가 충수염(appendicitis)이 유발되기도 한다.

회충은 궤양부위 혹은 정상적인 장관을 천공하여 복막염을 유발시키며, 복강 또는 복벽에 농양을 형성한다. 장관에 협착이 있거나 다수의 충체가 뭉치는 경우 또는 숙주의 조직 반응에 의하여 장폐쇄(intestinal obstruction)가 야기된다. 심장, 뇌, 비뇨생식기, 태반 등에서도 성충이 검출된 보고가 있다.

5. 진 단

회충의 유충이 폐에 이행할 때 천식과 비슷한 호흡곤란, 기침, 피가 섞인 객담이 나올 수 있고, 발열을 동반한다. 현저한 호산구증가증도 볼 수 있으나 진단은 용이하지 않다.

유충이 소장에 이르러 성숙하게 되면 충란을 배출하게 되므로 분변을 채취하여 셀로판 후층도말법(Kato-Katz법)으로 진단할 수 있다. 암컷이 기생한 경우 충란 검출로 진단이 용이하지만 수컷만 기생한 경우는 어렵다.

회충이 기관내 미입으로 특유한 증상이 나타날 때는 종합적인 판단이 필요하다.

6. 치 료

Mebendazole이 광범위 구충제로, 선충류(회충, 요충, 구충, 편충)에 유효하다. 200mg씩 1일 1회, 2일간 투여한다. 2세 미만이나 임신부에는 투여를 금한다. Albendazole은 400mg 1회 투여하고, flubendazole은 500mg 1회 투여한다.

7. 예방 및 관리

회충 감염을 예방하기 위해서는 야채를 날로 먹지 않는 것이 좋으며, 손을 깨끗이 하는 등 개인위생의 관리가 중요하다. 만연지역에서는 집단적으로 구충하고, 인분을 비료로 사용하는 것을 금지하며, 화장실을 개량하여 주위 환경에 충란이 오염되는 것을 막는 노력을 해야 한다. 개인위생 관리를 위한 보건 교육도 중요하다.

② 돼지회충(*Ascaris suum*)

돼지에 기생하는 회충이다. 사람회충과 형태학적으로 매우 유사하여 구별하기가 어렵지만 인체감염 실험 및 혈청학적으로 두 종 간의 생물학적 차이가 인정되고 있다. 인체감염을 일으킬 수 있으나 성충으로 발육하는 경우는 거의 없다.

③ 개회충(*Toxocara canis*)

수컷은 4~6cm, 암컷은 6~10cm이며, 두부에는 화살촉 모양의 머리날개(cephalic alae)가 있다(그림 2-6). 충란은 원형에 가깝고, 크기는 85 × 75μm로 회충란보다 크다(그림 2-7). 사람이 충란을 섭취하면 소장에서 탈각한 유충이 소장벽의 혈관을 타고 간으로 이동하여 병변을 일으키며, 그중 일부가 순환계에 유입하여 여러 장기로 퍼진다. 호산구성 염증을 일으키다가 시간이 경과하면 호산구성 육아종(eosinophilic granuloma)을 형성한다. 내장유충이행증(visceral larva migrans)을 일으키는 대표적인 기생충이다.

④ 고양이회충(*Toxocara cati*)

고양이에게 흔한 회충이다. 형태는 개회충과 유사하다. 수컷은 4~6cm, 암컷은 10~12cm이다. 두부에는 머리날개가 있다. 수컷은 미부의 유두돌기 배열이 개회충과 다르다. 충란은 원형에 가까우며, 크기는 65~70μm이다. 인체에 감염되면 개회충증과 유사한 병리 및 증상을 나타낸다.

⑤ 내장유충이행증(Visceral larva migrans)

내장유충이행증이란 사람을 종숙주로 하지 않는 선충류 유충의 조직이행으로 생기는 병이다. 흔히 개회충에 감염되어 있는 개나 고양이회충에 감염되어 있는 고양이가 배변한 주변에서 흙장난을 하던 어린이에게 충란이 섭취되어 일어난다. 충란섭취에 의한 감염외에 우리나라에서는 소의 간을 생식했을 때 그 안에 있던 유충에 의해 감염하는 것이 의심되는 사례가 보고되었다.

여러 장기조직에서 일어나는 조직학적 병변의 성상은 염증 반응과 과민조직 반응의 한 형태인 알레르기성 육아종(allergic granuloma)의 형성이다(그림 2-8). 대부분 소수감염으로 별다른 증상을 나타내지 않지만, 중감염되면 간비대, 상복부동통, 두통, 무력감, 오심, 구토, 담마진, 림프선종대, 발열 등이 올 수 있고, 혈중 γ-globulin, 백혈구 수가 증가하는데, 특히 호산구가 증가한다. 간 이외의 장기로 이행하면 각 장기 손상에 따른 증상을 보인다.

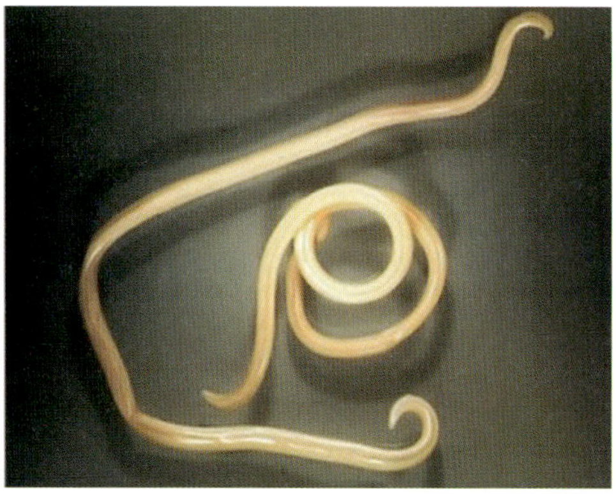

그림 2-6 개회충 성충

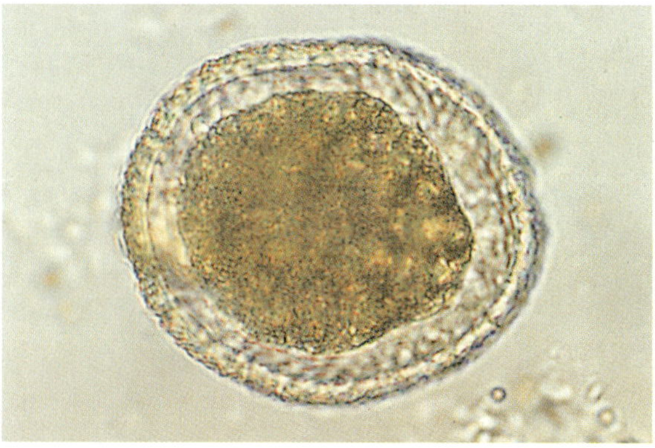

그림 2-7 개회충 충란

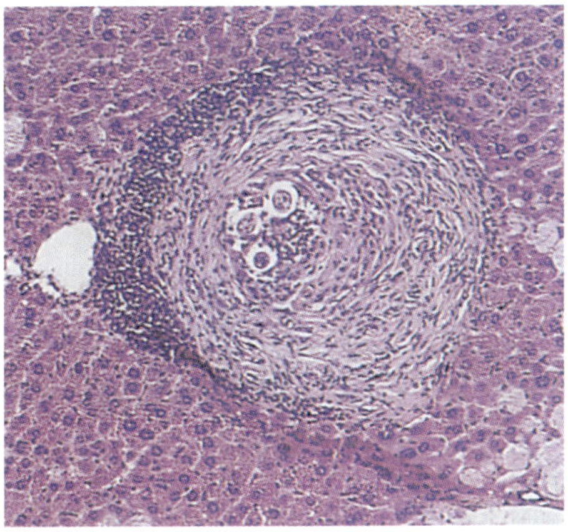

그림 2-8 개회충 감염에 의한 마우스 간 내 유충이행(larva migrans).

눈을 침범하는 경우가 흔하며, 심각한 합병증을 유발한다. 망막, 초자체, 황반, 시신경 등을 침범하여 육아종을 형성함으로써 시력 장애 혹은 시력 상실이 초래되기도 한다. 망막모세포종(retinoblastoma)으로 오진되어 안구를 적출하게 된 경우도 있었다. 확진은 간조직 생검 또는 부검에서 얻은 조직에서 유충을 검출하는 것이지만 호산구성 육아종만 관찰되는 경우가 많다. 개회충 유충의 분비 배설항원을 이용한 혈청학적 검사가 진단에 유용하다.

Thiabendazole을 25mg/kg씩 7~10일간 투여하는 것이 표준으로 여겨져 왔으나 효과는 분명하지 않았다. 근래 albendazole을 50mg/kg씩 1~2주간 투여하는 경우 효과가 있다는 것이 알려졌다.

6 고래회충증(Anisakiasis)

주로 해산 어류를 회로 먹고 유충에 감염되는데, 우리나라와 일본에서 많은 증례 보고가 있었다.

1. 형 태

성충의 수컷은 5~13cm, 암컷은 8~20cm로, 담홍색이다. 인체에서 발견되는 유충은 2~3cm 길이의 실 모양이다. 두부에는 가시 모양의 돌기가 있으며, 식도는 탄탄한 근육으로 되어 있고 장관 전방에 특이한 구조물인 배설세포(renette cell)가 위치한다.

2. 생활사

해산포유동물의 소화관에 기생한 고래회충이 산란하면 충란은 숙주의 배설물과 같이 바닥물에 방출된다. 충란에서 부화한 유충이 제1중간숙주인 새우류에 먹힌다. 제1중간숙주는 제2중간숙주인 해산 어류, 오징어 등에게 다시 먹힌다. 제2중간숙주에서 유충은 소화관이나 근육에서 낭을 형성하고 생존한다(그림 2-9A). 사람은 제2중간숙주인 붕장어(아나고), 명태, 고등어, 조기, 오징어 등을 생식할 때 감염된다.

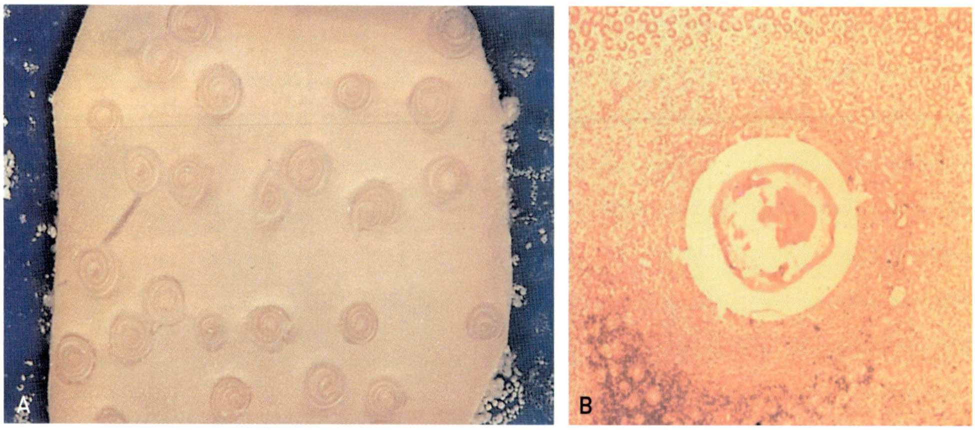

그림 2-9 A: 물고기 근육 내 아니사키스; B: 고래회충증의 조직 소견

3. 병리 및 증상

사람에 섭취된 유충은 위장계통, 특히 인후, 위벽, 소장 및 대장벽, 장간막 드물게는 췌장 등에 침입하여 호산구성 육아종을 형성한다(그림 2-9B).

병소부위의 호산구 침윤은 현저하지만 말초혈액의 호산구 증가는 경미하고 일시적이다. 위장의 X-선상에 폴립(polyp) 모양의 음영이 인지되는 경우도 있다. 해산 어류나 오징어 등을 회로 먹은 지 수 시간 후 급성복통, 메스꺼움, 구토 등의 증상이 나타난다. 만성화하면 통증은 없어지지만 소화불량, 복부팽만 등이 생긴다. 소장에 침입한 경우는 부분장폐쇄가 올 수 있다. 위궤양, 위암, 충수염, 급성복증(acute abdomen), 장폐쇄, 장중첩증, 담낭염, 담석증, 결핵성 복막염, 췌장염, 게실염(diverticulitis) 등과 감별을 요한다.

4. 진 단

해산 어류의 회를 먹은 후 수 시간 내에 심한 복통이 오면 이 기생충의 감염을 의심해야 한다. 위내시경으로 충체를 발견하면 확진된다(그림 2-10). 외과적으로 적출한 호산구성 육아종에서 충체 단면을 발견하여

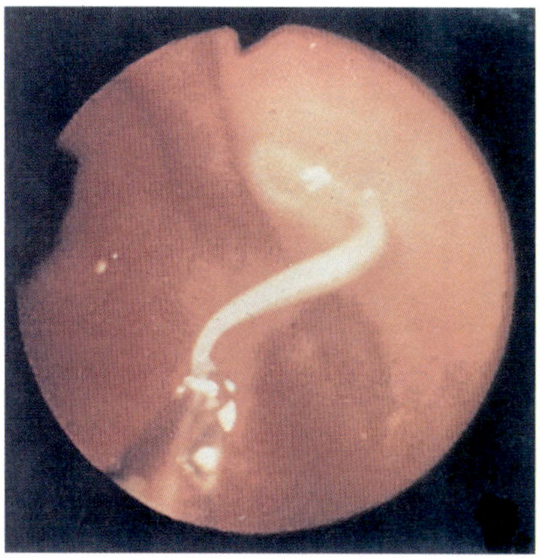

그림 2-10 고래회충증(위내시경 사진)

진단할 수도 있다. 충제를 분자생물학적 방법으로 좋은 구분해 볼 수 있는데 우리나라에서는 외국에서 흔히 알려진 *Anisakis simplex*가 아니라 *Anisakis pegreffii*가 대부분이라고 한다.

5. 치 료

위내시경으로 확인한 경우 적출한다. 약물 치료가 불가능하다.

7 요 충(*Enterobius vermicularis*)

전 세계적으로 분포하지만 열대지방보다는 온대와 한대 지방에 더 많다.

1. 형 태

성충의 길이는 수컷 2~5mm, 암컷 8~13mm이다. 두부에는 한 쌍의 머리날개(cephalic alae)가 있다. 수컷은 꼬리가 말려 있으나 암컷의 꼬리는 뾰족하여 마치 핀(pin)과 비슷한 모양으로 보여 영어로는 pinworm이라고 한다. 식도와 장관 사이에 잘 발달된 식도구(esophageal bulb)가 형태학적 특징이다(그림 2-11).

충란은 55 × 27μm 크기로, 부정타원형이고, 한쪽이 다른 한쪽에 비하여 약간 편평하다. 난각은 투명하며, 두겹이다(그림 2-12).

2. 생활사

감염기 충란이 손가락이나 음식물, 먼지 등을 통해서 경구적으로 섭취되면 십이지장에서 부화한다. 유충은 점막을 따라 천천히 아래로 이동하고, 회맹 부위에 이르러 성충이 되어 기생한다. 난세포는 34~36℃에서 6~7시간이면 감염형 유충으로 발육하지만 15℃ 이하에서는 발육하지 않는다. 암컷 한 마리가 약 10,000개의 충란을 산란한다. 감염 후 성충이 되기까지는 평균 45일이 걸리며, 성충의 생존기간은 약 1개월이다. 요충은 사람이 유일한 숙주이다(그림 2-13).

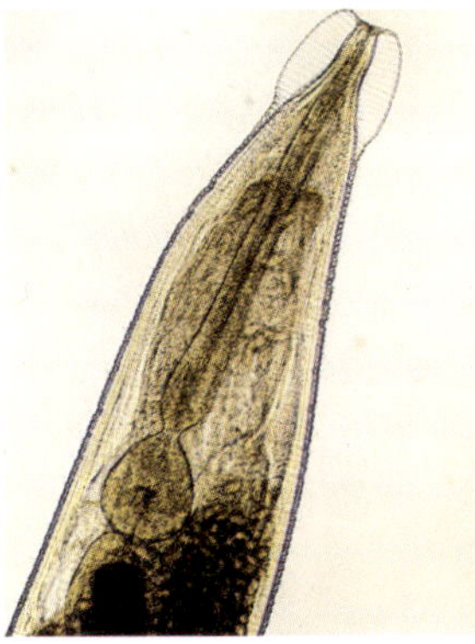

그림 2-11 요충 성충 두부

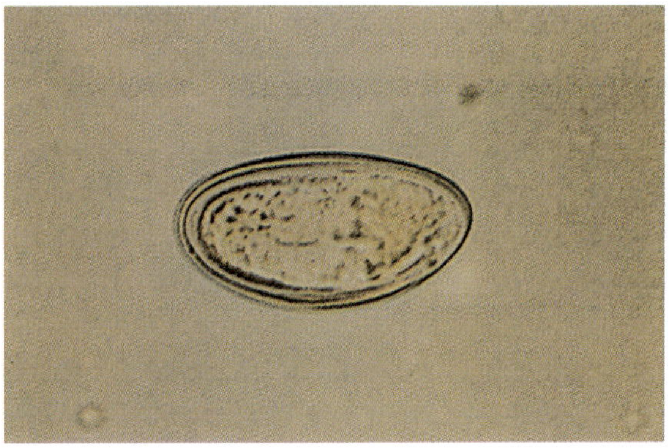

그림 2-12 요충 충란

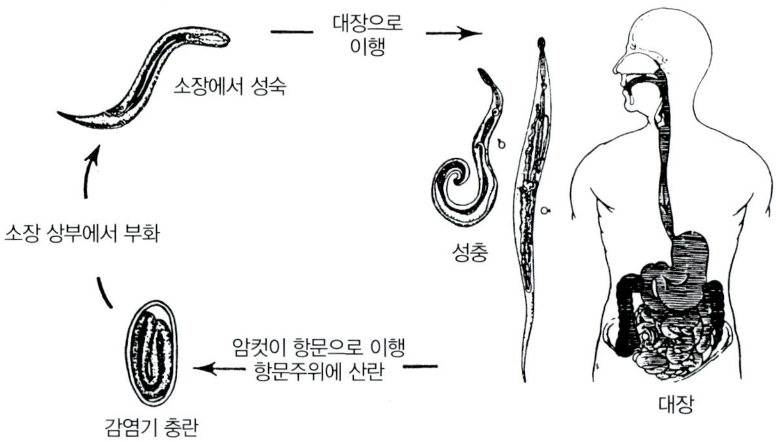

그림 2-13 요충의 생활사

3. 역 학

요충은 어떤 종류의 연충보다도 광범위하게 세계적으로 분포되어 있다. 감염률은 저소득층, 집단생활자, 인구밀집지역 주민, 고아원이나 보육원 원생 등에서 높다. 특히 초등학교 저학년 어린이에서 높은 감염률을 보인다. 우리나라에서는 2001년 농촌지역 초등학생의 감염률이 9.8%와 12.6%로 각각 보고되었다.

요충은 ① 항문주위를 긁어 손가락에 오염된 충란이 입으로 들어올 때, ② 이불이나 방바닥에 떨어진 요충란이 다른 사람의 입으로 옮겨지거나 흡입될 때, ③ 집단생활을 하는 아동과의 접촉으로 손에서 손으로 옮겨질 때, ④ 항문주위의 충란이 부화한 후 유충이 대장으로 역행(retroinfection)할 때 감염된다.

4. 병리 및 증상

가장 특징적인 증상은 항문주위의 가려움증이다. 이것은 암컷이 산란하기 위해 야간에 항문주위 및 회음부로 나와 기어다니기 때문이며, 긁게 되면 습진, 피부염, 화농이 유발되기도 한다. 여자의 경우 음문 주위에 산란함으로써 점액성 질 분비물이 배출되기도 하고 드물게는 질, 자궁, 난관 또는 복강 내에 미입하여 호산구성 육아종의 형성 또는 만성 난관염의 원인이 되기도 한다. 때로는 식욕 부진, 체중 감소, 정서 불안, 불면증, 야뇨증, 주의력 산만 또는 행동 장애를 일으킬 수 있다.

5. 진 단

항문주위 피부, 손톱 밑의 때 또는 분변에서 충란을 검출하거나 밤에 항문 밖으로 기어 나온 성충을 확인하면 진단된다. 항문주위에 산란한 충란 검출을 위해 셀로테이프 항문주위도말법(cellotape anal swab)이 널리 이용되고 있다. 아침 기상 후 바로 검사해야 좋은 결과를 얻을 수 있다. 1회 검사로 감염환자의 약 50%에서만 충란이 검출되므로 3회 이상 반복 검사하는 것이 좋다. 우연히 대변검사에서 충란이 발견되어 진단되는 경우도 있다.

6. 치료 및 예방

요충은 쉽게 재감염이 일어나므로 구충제를 3주 간격으로 3회 복용하는 것이 효과적이다. 한 가족이나 생활 집단에서 모두 감염되는 일이 많기 때문에 가족이나 집단을 다 같이 치료해야 한다. Mebendazole 100mg을 한 번 또는 2~3회 반복 투여하거나 albendazole 400mg을 1회 복용한다.

예방을 위하여 ① 손톱을 짧게 자르고, 용변 후 또는 식사 전에 손을 깨끗하게 씻어야 한다. ② 감염자의 내의 및 침구 등을 세탁하거나 일광소독을 한다. ③ 방안을 자주 청소하여 청결한 환경을 유지한다.

8 구 충(Hookworm)

지구 상에 100여 종의 구충이 있는 것으로 알려져 있으나 사람을 고유숙주로 하는 종은 두비니구충(*Ancylostoma duodenale*)과 아메리카구충(*Necator americanus*)이 대부분이다. 근래 실론구충(*Ancylostoma ceylonicum*)에 의한 인체감염이 동남아에서 확인되었다. 십이지장충으로 더 잘 알려졌으나 구충으로 지칭하는 것이 바르다. 우리나라에서 1960년을 전후한 조사에 의하면 20~40%의 감염률을 보였으나 1997년에는 0.007%, 2012년 0.0%로 감염률이 크게 감소하였다.

9 두비니구충(*Ancylostoma duodenale*)

구대륙 구충이라고도 하며, 유럽, 북아프리카, 아시아에 주로 분포한다.

1. 형 태

성충은 회백색 또는 담홍색으로, 암컷은 10~13mm, 수컷은 8~11mm이다. 구강에는 갈고리 모양의 치아가 두 쌍 있다(그림 2-14).

충란은 60 × 40μm로, 난각은 투명하고 한 겹이다. 배란 직후에는 단세포이지만 분변검사 때에는 보통 4세포기 이상의 충란이 많이 보인다(그림 2-15).

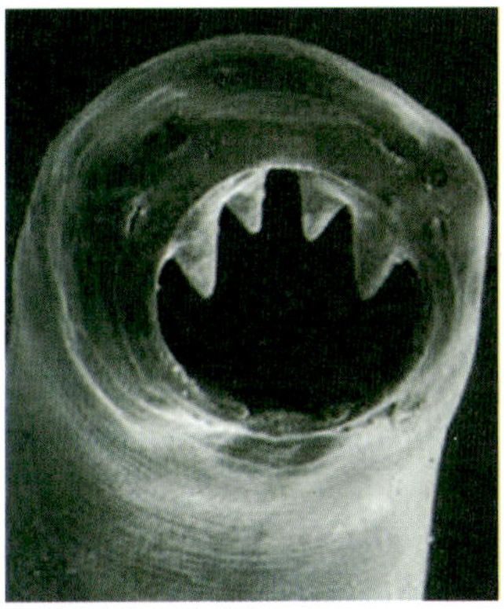

그림 2-14 두비니구충 두부

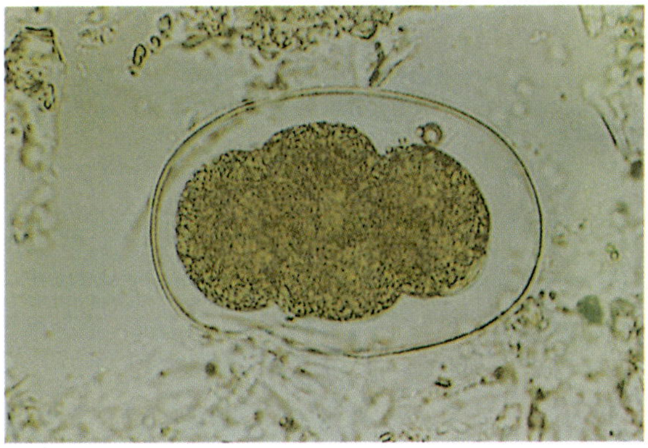

그림 2-15 구충 충란

2. 생활사

대변에 섞여 배출된 충란은 적절한 온도(25~30℃)와 습도가 유지되면 1~2일만에 부화한다. 부화한 유충은 막대유충(rhabditoid form larva)이라 하며, 0.3mm 크기이다. 이 유충은 수중의 유기물을 섭취하면서 2회 탈피 후 제3기 사상유충(filariform larva)이 된다. 이는 감염 능력이 있고 적당한 온도와 습도만 유지되면 3~4개월 정도 생존할 수 있다. 사상유충의 감염경로는 경구와 경피 모두 인정되고 있다(그림 2-16).

경구감염의 경우 음식물과 같이 소화관에 들어간 유충이 장점막에 침입하여 혈관으로 들어가 간, 심장을 경유, 폐에서 약 3~7일 발육하고 기관지, 후두, 식도를 경유하여 다시 소장에 도달하여 성충으로 자란다.

경피감염은 피부에 유충이 접촉되었을 때 표피를 뚫고 침입하여 대순환계를 경유, 간으로 가서 어느 정도 발육한 후 경구감염 때와 같은 경로를 밟아 소장으로 가서 성충이 된다. 감염된 지 약 5주면 완전한 성충이 되어 산란을 시작한다. 성충의 수명은 2~8년이다.

3. 역 학

구충의 토착 또는 유행에 관계되는 인자로, 다음 몇 가지를 들 수 있다.

- 감염자가 화장실 이외의 장소에서 배변하는 경우 주위환경에 충란을 오염시킨다.
- 사토질(sandy soil)에서 더 잘 부화하고 발육한다.
- 열대와 아열대지방의 온난다습한 기후는 충란의 부화와 유충의 발육에 좋은 조건을 제공한다.
- 습도 및 강우량의 다소가 구충의 전파에 영향을 준다. 연평균 강우량이 1,000mm 이하인 지역에서는 중감염이 없다고 한다.
- 맨발로 다니는 것은 감염 기회를 높이는 것이다. 아침이슬이 맺힌 밭에서 팔과 다리를 노출한 채 작업을 하는 것도 감염의 기회를 제공한다.

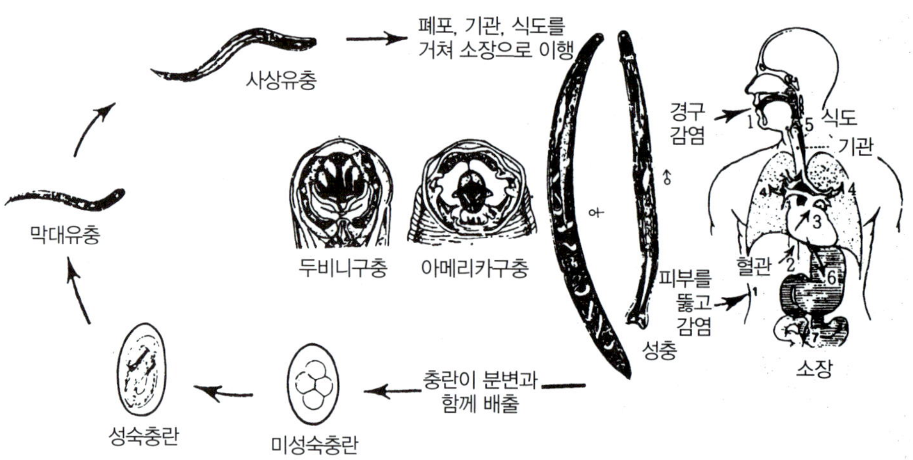

그림 2-16 구충의 생활사

이 외에도 주민의 감염 정도, 배변 풍습, 인분 비료의 사용, 경제적 조건 등이 전파의 중요한 요인이 된다.

4. 병리 및 증상

구충의 발육단계, 감염 충체수, 감염 기간, 숙주의 성별, 내성, 영양 상태 등 여러 가지 요인에 의하여 병리 및 증상의 차이를 보인다. 이는 대체로 유충기 및 성충기로 구분하여 설명된다.

(1) 유충기

유충이 경피적으로 침입하면 국소에 심한 소양감과 작열감을 나타내는 피부염(ground itch)을 일으킨다. 수일 내에 호전되지만 때로는 부종, 발적, 구진, 수포가 생기며 2차적 세균감염에 의하여 농포나 궤양으로 발전한다. 유충의 이행 및 체내에서 발육하는 과정 중 두드러기가 생긴다.

(2) 성충기

성충은 특이한 구강과 치아로 장점막에 부착하여 융모 세포를 용해시키고 흡혈하면서 기생한다(그림 2-17). 구충증의 주요 증상으로는 현기증, 피부 창백 등의 빈혈 증상, 복통, 설사, 메스꺼움 및 발육 장애 등을 들 수 있다. 혈액 소견은 감염의 경중에 따라 차이가 있다. 적혈구는 50만/mm^3로 떨어지는 경우도 있으며, 혈색소량도 감소한다. 이는 전형적인 철결핍성 빈혈(iron deficiency anemia)로, 소구성 저색소성 빈혈(microcytic hypochromic anemia)의 양상을 보인다. 감염 초기에는 호산구증가증을 수반한 백혈구증가증을 보이지만 점차 정상으로 회복된다.

5. 진 단

분변에서 충란을 검출하는 것이 가장 좋은 진단 방법이다. 실온에서는 충란이 급속히 유충으로 부화하여 없어지므로 시간을 지체하지 말고 검경하는 것이 좋다.

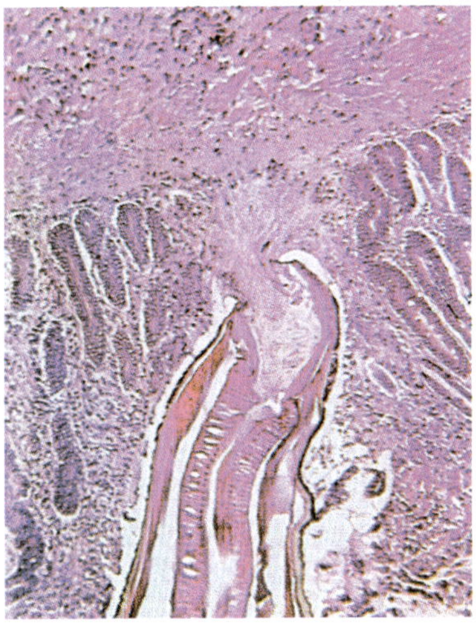

그림 2-17 소장점막에서 흡혈하는 구충

여과지를 이용한 충란배양법 등으로 쉽게 배양할 수 있다. 적당한 습도와 온도(20~30℃)를 유지하여 배양한 후 유충을 집충한다. 분선충과 자유생활하는 선충류(*Rhabditis* sp. 등)와의 감별이 필요하다.

6. 치료 및 예방

Albendazole 400mg을 1일 1회 복용하거나 mebendazole을 100mg씩 1일 2회 3일간 복용한다.

구충 감염의 예방을 위한 방법으로는 분변의 위생적 처리, 감염경로의 차단(토양 오염 방지), 감염자에 대한 치료를 들 수 있다.

⑩ 아메리카구충(*Necator americanus*)

중남미, 아시아, 아프리카 등에 분포한다. 두비니구충과 혼재하기도 하지만, 특히 열대지방에 많다. 우리나라에서도 보고된 바 있다.

크기가 두비니구충보다 작다. 두비니구충과 아메리카구충의 형태학적 차이들을 비교하면 다음과 같다(표 2-2, 그림 2-18).

증상은 두비니구충 감염 시와 유사하지만 실혈량이 1/5 정도이므로 빈혈 증상이 가볍다.

⑪ 브라질구충(*Ancylostoma braziliense*)

성충은 개와 고양이의 소장에 기생한다. 사람기생은 말레이시아, 싱가포르, 브라질, 스리랑카, 미국 등지에서 보고되었다. 유충이 사람의 피부를 침입하여 이행발진(creeping eruption) 또는 피부유충이행증(cutaneous larva migrans)을 유발한다(그림 2-19).

표 2-2 두비니구충과 아메리카구충의 형태 비교

항 목	두비니구충 (*A. duodenale*)	아메리카구충 (*N. americanus*)
수컷	8~11mm	6~8mm
암컷	10~13mm	10~12mm
고정 시 성충의 모양	활 모양으로 한쪽으로 굴곡(C형)	전단두부가 등쪽으로 특이한 굴곡(Za형)
구강	2쌍의 복측 치아, 배측에 1쌍의 돌기	2쌍의 절치판(cutting plate); 큰 두개는 복측, 작은 두개는 배측에 돌기상
교접낭	배늑(dorsal ray)이 끝에서 분지	배늑은 기시부에서부터 2분지
교미침의 선단	말단이 분리	가시 모양
암컷의 생식공	충체 중앙에서 후방에 개구	중앙에서 전방에 개구

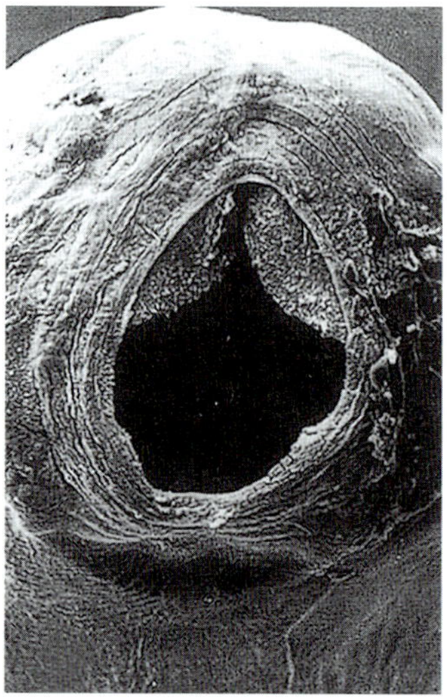

그림 2-18 아메리카구충 두부

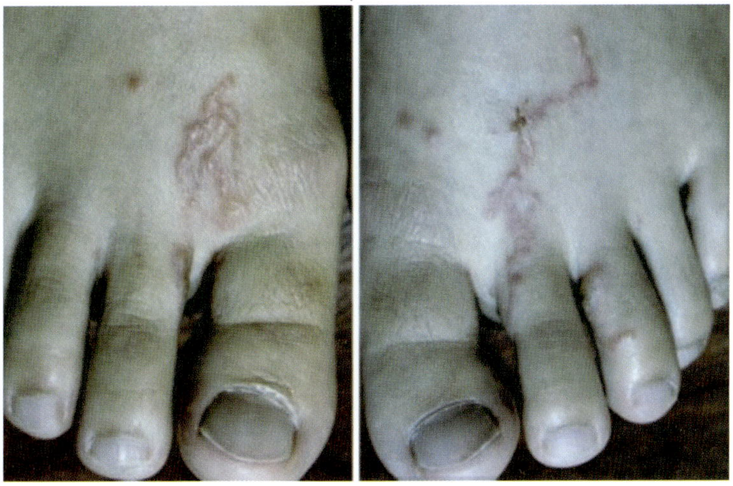

그림 2-19 구충류 유충 감염에 의한 피부이행발진
출처: Korean J Parasitol 44:146 (2006)

피부 병소에 ethyl chloride 또는 dry ice 등으로 국소냉동치료(local freezing therapy)를 시행한다. Thiabendazole을 25mg씩 하루에 2번, 2~4일간 복용하면 효과가 있다고 한다.

⑫ 개구충(*Ancylostoma caninum*)

개 또는 고양이에 기생한다.

수컷은 10~13mm, 암컷은 14~17mm로 비교적 크고, 구강에 뚜렷한 3쌍의 복측 치아가 있다. 사람의 피부에 침입하여 피부유충이행증을 일으킨다.

⑬ 동양모양선충(*Trichostrongylus orientalis*)

모양선충과(Trichostrongyloidae)에 속하는 기생충은 양, 산양, 소 등의 초식동물에 기생하는 종이 많은데, 그중에서 동양모양선충(*T. orientalis*)은 사람에 기생할 수 있다. 극동 및 말레이시아 등지에 많다. 우리나라에서는 1986년에 0.02%의 감염률이 보고되었다.

성충의 수컷은 4~5mm, 암컷은 5~7mm이고, 폭은 0.08mm 정도이다. 반투명하며, 마치 털 같이 작고 가늘다(그림 2-20). 수컷의 후단에는 교접낭이 있고, 황갈색의 특이한 교미침이 2개 있다. 암컷의 음문은 충체의 전단 1/5 부위에 있고, 자궁에는 충란이 일렬로 10~20개 정도 들어 있다.

충란은 장타원형의 90~95 × 40~45μm 크기로, 구충란과 유사하여 감별을 필요로 한다(그림 2-21).

외계에 나온 충란은 적당한 온도와 습도가 유지되면 24시간 이내에 부화한다. 부화한 유충은 두 번 탈피하면서 7~8일간 발육한다. 유충은 야채나 음식물을 통하여 경구감염되지만 피부를 뚫는 힘이 약하여 경피감염은 잘 되지 않는다. 폐순환을 거치지 않고 성충으로 발육한다.

감염 충체수가 많을 때는 빈혈, 소화 장애 등이 올 수 있다. 진단, 치료는 구충증에 준한다.

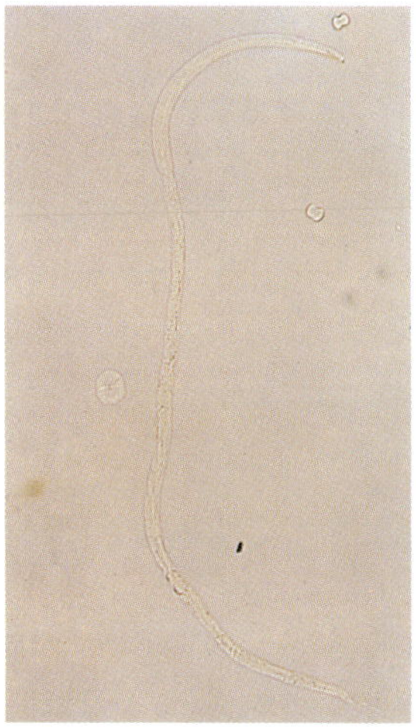

그림 2-20 동양모양선충

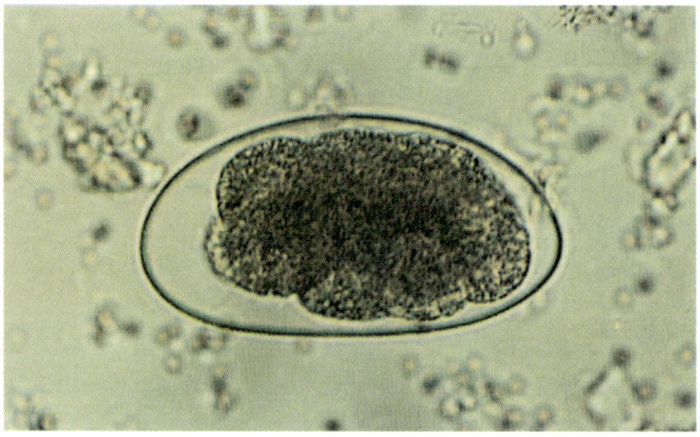

그림 2-21 동양모양선충 충란

⑭ 분선충(*Strongyloides stercoralis*)

주로 열대, 아열대 지역에 흔하지만 우리나라를 포함하여 온대 지역에도 분포한다.

1. 형태 및 생활사

기생세대와 자유세대에 따라 형태가 달라진다.

- **기생세대**: 수컷은 발견하지 못하였으며, 암컷의 크기는 2.2~2.5mm이다. 소장점막 안으로 파고들어가서 살고 있다. 식도는 충체 길이의 1/3을 점유하고, 특수한 팽대부는 볼 수 없다. 전부가 암컷이므로 단성생식(parthenogenesis)한다는 설과 수생식기가 먼저 성숙하여 정자를 형성한 후 암생식기가 나중에 생겨 수정한다는 웅성선숙자웅동체(protandrous hermaphroditism)라는 설이 있다. 자궁 내에는 8~12개의 충란이 한 줄로 배열되어 있다. 충란은 70 × 43μm로, 소장 상부의 점막 내에서 산출되며, 산출 수 시간 내에 0.4mm 크기의 막대유충(rhabditoid larva) 상태가 되어 분변과 같이 외부로 배출된다(그림 2-22).
- **자유생활세대**: 암수의 구별이 있고, 식도는 막대형으로 되어 있으며, 수컷은 0.7mm 내외이며, 미단은 복면을 향해 구부러져 있고, 교미침은 두 개가 있다. 암컷은 1.0mm 정도로, 미단은 뾰족하며, 음문은 충체 중앙부에 있다. 배출된 유충은 두 가지 방법으로 발육한다. 그중 하나는 열대지방에서 흔히 볼 수 있는 간접발육(heterogonic development)이다. 즉, 유충이 외계에서 4회 탈피 후 모충과 형태가 다른 막대형의 암성충, 수성충이 된다. 암컷이 교접 후 산란하고, 부화한 유충은 2~3일간 발육하여 성충이 된다. 다시 교미하고 충란을 배출 간접 발육을 반복한다. 이 중 일부 유충은 사상유충으로 분화되어 숙주에의 감염력을 갖는다. 또 다른 발육법은 직접발육(homogonic development)으로, 막대유충이 감염 능력을 가진 사상유충으로 직접 발육한 후 인체에 감염되어 성충이 된다. 사상형의 감염기 유충은 약 600μm로, 미단이 갈라진 모양으로 된 것이 특징이다. 숙주에 경구, 경피감염되어 폐순환을 거쳐 소장상부 점막에 침입한 다음 2회 탈피하여 약 2주 후에 성충이 된다. 항문주위에서 사상형이 된 유충은 자가감염(autoinfection)

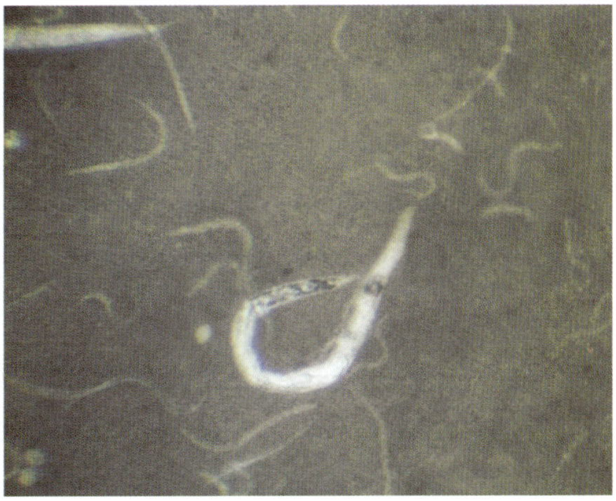

그림 2-22 분선충(자유생활 성충과 유충)

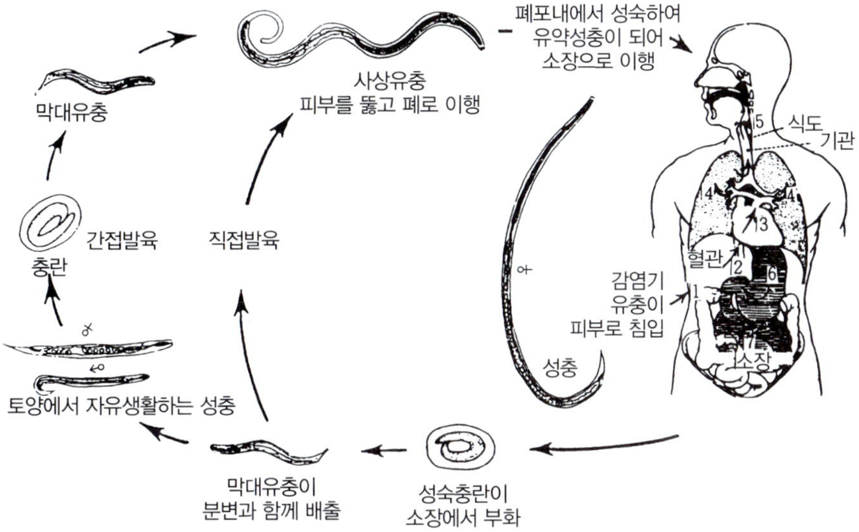

그림 2-23 분선충의 생활사

도 가능하다(그림 2-23).

2. 병리 및 증상

(1) 유충기

감염형 사상유충이 피부를 뚫고 들어가면 국소에 심한 가려움증을 동반한 점상출혈, 홍반, 울혈, 부종, 발진이 생긴다.

(2) 성충기

감염 후 10일을 전후하여 성충이 장벽을 침입한다. 중감염의 경우에는 성충과 유충에 의한 점막손상으로

장염을 일으킨다. 특징적으로 수양성 설사, 점혈변을 보이기도 하며, 식욕 부진, 메스꺼움, 구토, 복통, 부종 등이 나타난다. 사상유충의 자가감염으로 장벽 손상이 심해지면 마비성 장폐쇄를 초래하기도 한다. 특히 면역저하 상태에 있을 경우 자가감염으로 인해 유충이 중추신경계를 비롯한 모든 장기에 침입하여 사망할 수도 있다(그림 2-24).

3. 진단 및 치료

분변 속의 유충 검출과 동정으로 진단한다. 신선한 대변에서 막대유충을 검출한 경우 제일 먼저 분선충의 감염을 의심하게 된다. 구충, 동양모양선충 및 자유생활하는 선충 등과 감별해야 한다. 배양하면 막대유충이 꼬리끝이 갈라진 사상유충의 형태로 발육하므로 보다 확실히 감별할 수 있다.

Albendazole 400mg을 3일간 투여하여 치료한다.

⑮ 간선충(*Rhabditis* sp.)

자유생활을 하는 작은 선충으로, 때때로 대변 중에 검출되어 분선충과 감별이 곤란할 때가 있다. 간선충 유충의 특징은 식도의 중앙부에 팽대된 식도구(esophageal bulb)가 있는 것으로, 분선충, 구충, 동양모양선충 등의 유충과 구별된다. 간선충은 배양해도 사상유충이 되지 않고 성충으로 자란다. 하절기에 농촌에서 집단검사를 할 때 가끔 볼 수 있다. 분변 내에서 검출되는 종으로, *Rhabditis hominis*, *R. elongata*, *R. foecalis* 등이 있다.

⑯ 편 충(*Trichuris trichiura*)

세계적으로 분포하는 흔한 토양매개성 기생충의 한 종류이다. 국내 편충의 충란 양성율은 2012년 0.41%로 보고되었다.

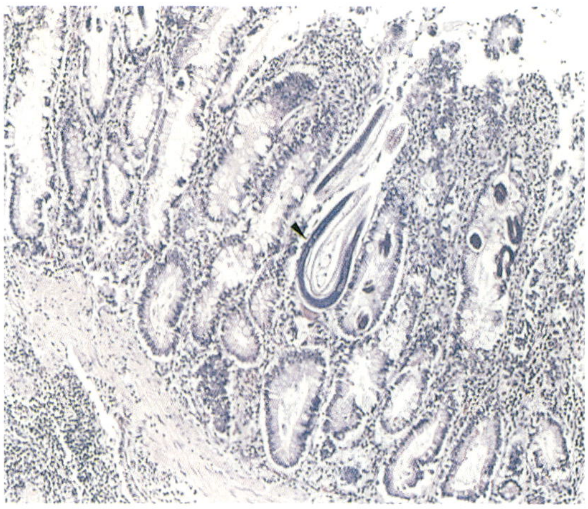

그림 2-24 소장점막 내 분선충

1. 형 태

긴 채찍 모양(whipworm)으로, 충체의 앞쪽 3/5은 가느다란 식도로 되어 있다. 구강은 근육성이고, 7~10μm 길이의 소침(mouth spear, stylet)을 가지고 있다. 식도는 구슬을 꿰어놓은 것과 같은 모양의 염주세포(stichosome cell, stichocyte)가 종열로 배열되어 있다. 충체 뒤쪽 2/5는 굵고, 내부에 생식기, 장관 등이 들어있다. 수컷은 30~45mm로, 꼬리끝이 복측으로 구부러져 있고 교미침이 있다(그림 2-25). 암컷은 35~50mm로, 음문은 전후 양체부 경계부 복면에 있고, 미단은 뭉툭하다.

충란은 황갈색의 장타원형이나 형태가 술통과 같은 특이한 모양을 하고 있고, 양극에는 투명한 마개(plug)가 돌출되어 있다. 크기는 50~54 × 22~23μm로, 분변 내에서는 보통 단세포기이고 난각은 3중의 윤곽이 뚜렷하다(그림 2-26).

2. 생활사

암컷은 매일 수천 개의 충란을 낳는다. 분변에 섞여 배출된 충란은 적당한 온도와 습도에서 2~3주 후 감염형인 자충포장란(embryonated egg)이 된다. 이 성숙충란이 경구적으로 섭취될 때 소장상부에서 부화하여 점차 하행하고, 맹장에 정착하여 약 3개월 후에 성충이 된다. 성충은 조직액을 섭취한다(그림 2-27).

3. 병리 및 증상

일반적으로 소수가 기생할 때에는 경미한 알레르기성 반응이 유발되고, 신경질, 불면증, 식욕 부진, 두드러기 등을 동반한 호산구증가증을 보인다. 또한 복통, 구토, 변비, 복부팽만감, 요통 등의 비교적 가벼운 증상들이 나타난다.

중감염일 경우에는 마비성 장폐쇄가 오거나 회맹부, 충수돌기 및 상행결장에 자극과 염증을 일으키고, 대장염이나 직장염을 유발하기도 한다(그림 2-28). 대장염은 지속적인 점혈변, 복통, 체중감소, 피부 건조, 빈혈 및 악액질의 원인이 되고, 직장염은 경우에 따라 탈항(rectal prolapse)을 유발한다.

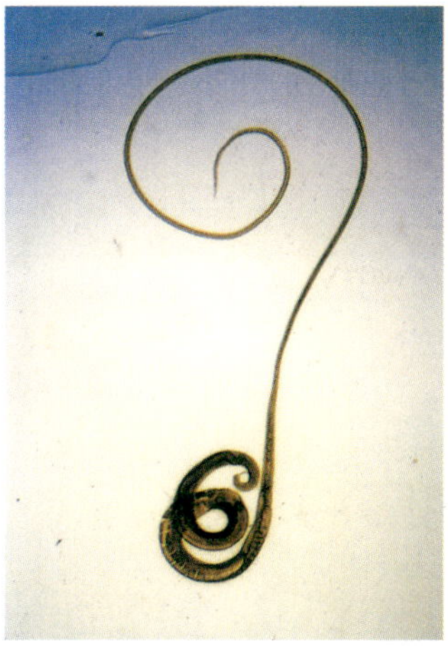

그림 2-25 편충 수컷

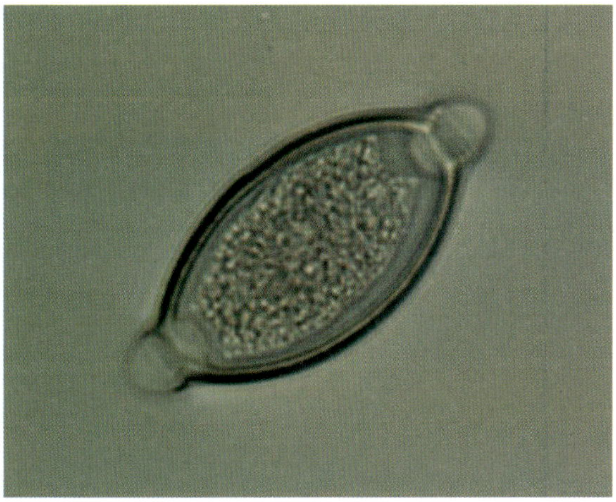

그림 2-26 편충 충란

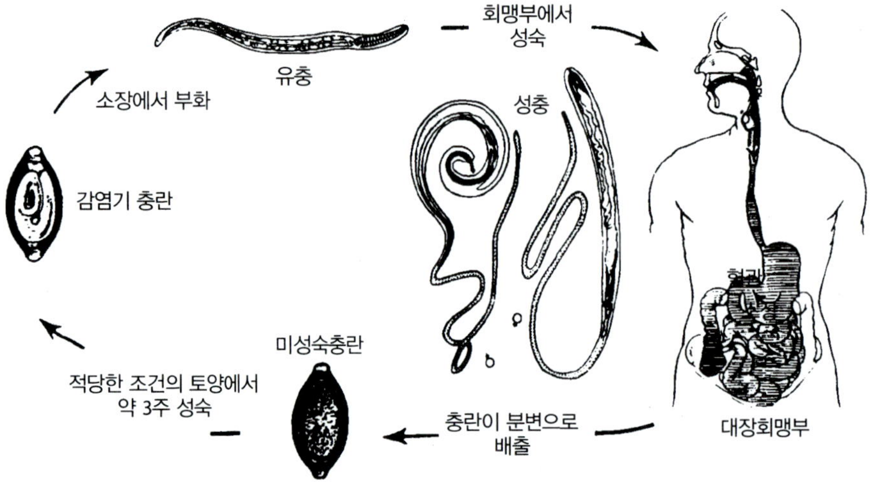

그림 2-27 편충의 생활사

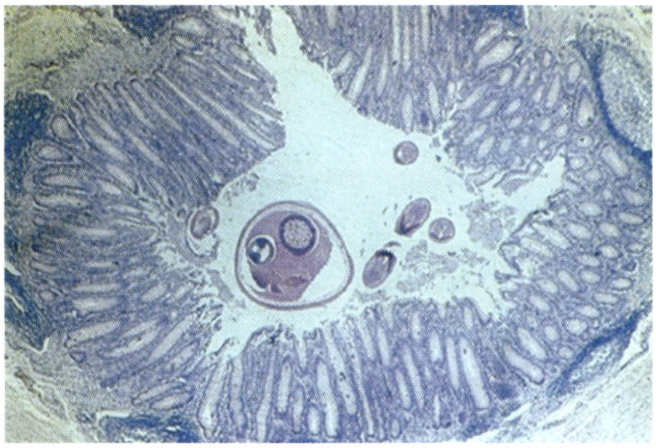

그림 2-28 편충이 일으킨 충수염

4. 진 단

대변검사에 의한 충란의 검출로 진단한다. 성충은 점막에 달라붙어 있기 때문에 분변 중에는 나오지 않지만, 감염이 심하여 직장 탈항이 있을 경우에는 직장점막에 붙어 있는 것을 볼 수 있다.

5. 치 료

Mebendazole을 100mg씩 1일 2회 3일 투여한다. 또는 albendazole 400mg을 1회 투여한다.

17 간모세선충(*Capillaria hepatica*)

세계 각국의 쥐에서 높은 감염률을 보인다. 인체감염이 수십 차례 보고되었다. 국내에서도 인체감염증례가 보고된 바 있다.

1. 형 태

성충은 매우 가늘고 긴데, 숙주의 간 조직에 매몰되어 있어 전체를 분리하기는 어렵다. 크기는 수컷 30mm, 암컷 75mm 정도로 추정된다. 충란은 51~67 × 30~35μm 크기로, 편충란보다 폭이 넓으며, 양극의 마개는 돌출되어 있지 않다. 난각에 방사상 무늬(radial striation)를 보이는 것이 특징이다(그림 2-29).

2. 생활사

성충이 간 조직에 기생하여 산란하기 때문에 충란이 대변에 배출되지 않는다. 감염된 쥐의 간을 먹은 육식동물의 대변으로 또는 죽은 쥐의 부패한 간 조직으로부터 외계에 유리된 충란이 성숙하여 감염기 충란이 된다. 이것을 숙주동물이 섭취하면 장관에서 부화한 유충이 장벽을 침입, 문맥을 경유, 간에 이행하여 성충이 된다. 감염 후 약 4주가 되면 성숙하여 산란한다.

3. 병리, 증상 및 치료

간 실질에 축적되는 충란과 충체 등에 대한 염증반응과 육아종이 형성되어 간염 소견을 보이며, 간종대, 발열, 복수, 호산구증가증 등의 증상이 나타난다. Albendazole, thiabendazole 등을 사용하여 구충을 시도한 보고가 있다.

⑱ 장모세선충(*Capillaria philippinensis*)

필리핀을 비롯하여 태국, 타이완, 이집트, 우리나라 등지에서 보고되었다.

성충은 실 모양으로 매우 작다. 수컷은 3mm, 암컷은 4mm 정도이다. 충란은 담황갈색으로 36~45 × 21μm의 크기이며, 양극에 마개가 있어 편충란과 흡사하다.

성충의 기생 부위는 소장과 대장의 점막 내이며, 장관 내에서 자가감염이 가능하다(그림 2-30). 사람은 주로 감염된 담수어를 날로 먹고 감염되지만 다른 감염자의 분변으로 인하여 감염될 가능성도 있다.

장모세선충에 감염되어 나타나는 병리 및 증상은 소장, 특히 공장점막의 형태 변화, 즉 상피세포의 변성,

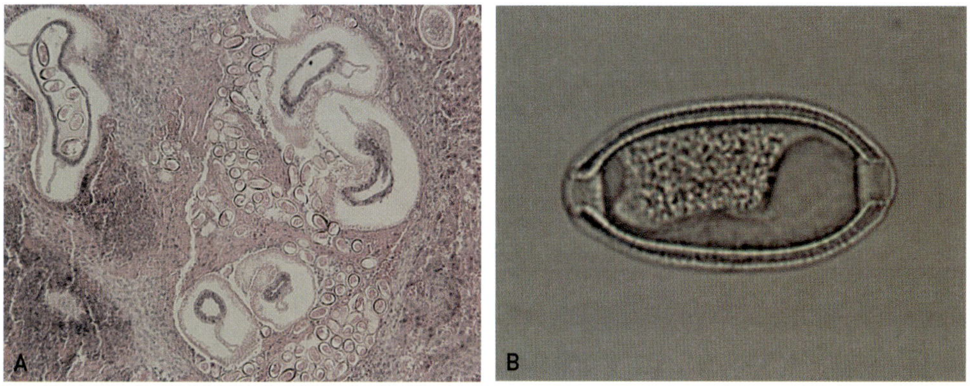

그림 2-29 A: 간모세선충에 감염된 간조직; B: 간모세선충 충란

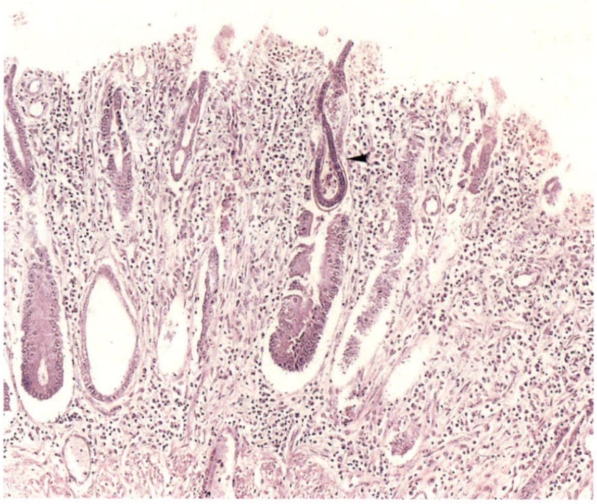

그림 2-30 소장 내 장모세선충

융모위축 및 고유판(lamina propria)의 염증 등이며, 임상적으로는 흡수장애증후군(malabsorption syndrome)과 유사한 증상을 보인다. 만성 설사로 인해 체중 감소, 복부 팽만, 복통, 미열, 부종 등의 증상을 보인다. 심해지면 허탈 상태를 보이다가 죽음에 이르기도 한다.

진단은 대변에서 충란을 검출하는 것이다. 치료는 수분과 전해질을 보충 교정하는 등의 대증요법과 함께 thiabendazole을 1일 25mg/kg으로 11~30일간 투여하면 효과가 있다. Mebendazole은 200mg씩 하루 2회, 1개월간 복용한다. 만연지역에서 담수어를 생식하지 않아야 한다.

19 선모충(*Trichinella spiralis*)

거의 세계적으로 분포하지만 돼지고기를 많이 먹는 지역에 보다 흔하다. 우리나라에서는 야생동물의 고기를 생식한 후 집단감염예가 수차례 보고된 바 있다.

1. 형 태

수컷은 1.4~1.5mm, 암컷은 3~4mm이며, 충체의 앞쪽이 뒤쪽보다 가늘고, 식도는 전체 길이의 1/2~1/3을 차지하고 있다. 암컷의 음문은 식도 중앙부 복면에 있고, 자궁 전반부에는 유충으로 가득 차 있다. 수컷의 후단 양측에 있는 원추형 돌기는 교미를 돕는 역할을 하며, 교미침은 없고, 항문은 암 · 수 모두 말단에 있다.

사람의 소장에서 산출된 유충은 0.1mm 크기이고, 이것이 근조직에 침입하여 나선형으로 말려 피포유충(encysted larva)이 되며, 1mm 크기로 자란다.

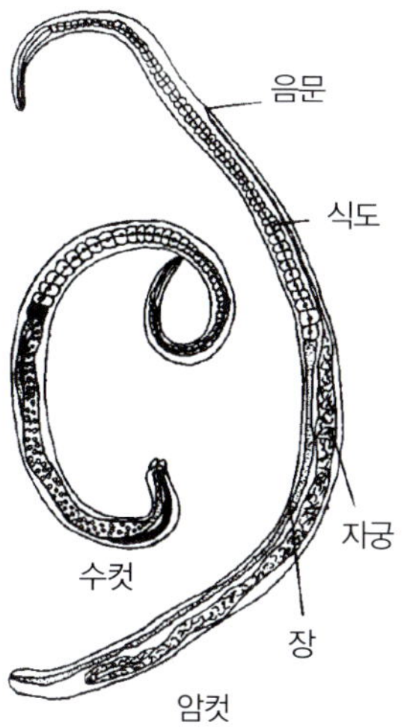

그림 2-31 선모충 성충

2. 생활사

피포유충이 들어 있는 동물조직(주로 근육)을 섭취하면 유충이 소장에서 유리되어 점막에서 2~3일 사이에 성충이 된다. 수컷은 교미한 후 곧 죽지만 암컷은 6~7주간 생존하면서 유충을 산출한다. 선모충은 태생(viviparity)을 한다. 조직 내에 침입한 유충은 수년 혹은 10년 이상도 생존한다.

보유숙주는 돼지, 쥐, 고양이, 여우, 곰, 말, 산돼지 등이다. 인체감염은 주로 돼지고기를 날로 먹거나 덜 익혀서 먹을 때 일어난다. 자연계에는 생물학적, 유전학적으로 다른 종류의 선모충이 존재하여 동물토착생활환(enzootic cycle)이 이어지며, 때때로 인체감염원이 되기도 한다(그림 2-32).

3. 병리 및 증상

병리적 변화와 증상의 발현은 대체로 유충의 침범, 유충의 이행 및 피막 형성과 조직 회복의 3단계로 구분할 수 있다.

약 5일간의 잠복기에 있어서는 침범 부위의 점막상피에 자극과 염증이 생기고, 오심, 구토, 설사, 점혈변, 복통, 오한 등의 급성 식중독과 비슷한 증상을 보인다.

감염 후 2~6주에는 유충이 근육 내로 이행하는데, 호흡근, 안면근 등의 침범으로 극심한 근육통을 동반한 호흡곤란, 저작 및 연하 곤란과 발성 장애 및 사지의 경직성 마비가 나타나기도 한다(그림 2-33). 특히 안검, 관자놀이, 손 등에 부종이 나타나는데, 이는 유충이 혈관을 통과할 때 나타나는 급성 혈관내막염과 혈관주위염 때문이다. 또한 림프선 종대 및 압통이 있고, 이하선과 설하선의 침범으로 유행성 이하선염을 연상시키기도 한다. 발열은 간헐적이며, 백혈구증가증을 동반한 호산구증가증(20~75%)이 나타난다. 드물게는 심장에 침범하여 혈전 정맥염(thrombophlebitis)을 일으키기도 하고, 뇌염, 수막염, 안구주위 부종 등이 나타나기도 한다.

유충의 피막 형성기에는 근육통, 전신부종 및 악액질이 나타나고, 중증인 경우에는 갑자기 청색증(cyanosis)과 함께 허탈에 빠지기도 하며, 여러 가지 신경 장애가 나타나기도 한다. 보통 수개월~수년에 걸쳐 호전되지만 심하면 심근염, 폐렴, 복막염, 흉막염 또는 신장염 등의 합병증으로 사망하기도 한다.

4. 진단

돼지고기 생식 여부와 급성 식중독 증상, 근육통 등을 참고한다. 근육을 생검하여 압평하거나 조직표본을 만들어 유충을 검출한다. 또는 생검한 조직을 인공소화액 처리하여 유충을 검출한다. 대부분의 환자에서 감염 2주부터 호산구증가증이 40~80%에 달하는 것을 관찰할 수 있으며, 3~4주 후 최고치에 달한다. 효소면

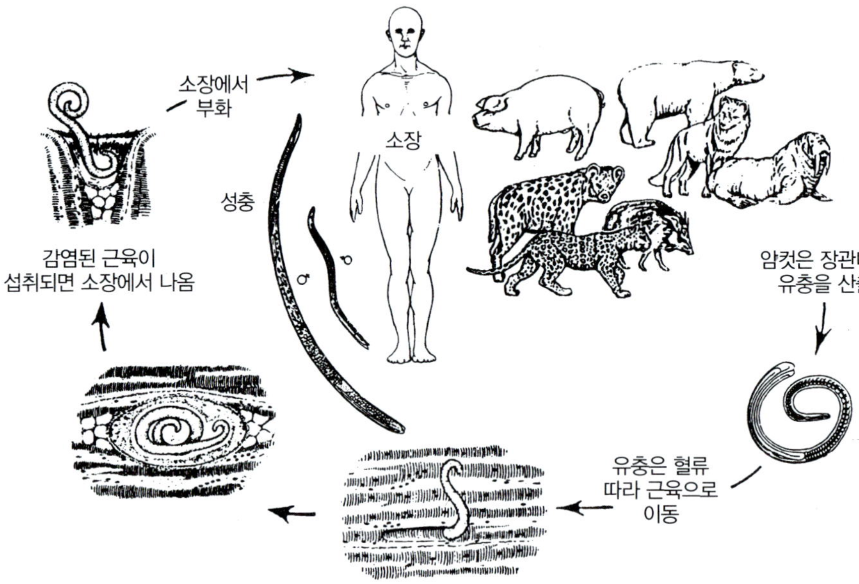

그림 2-32 선모충의 생활사

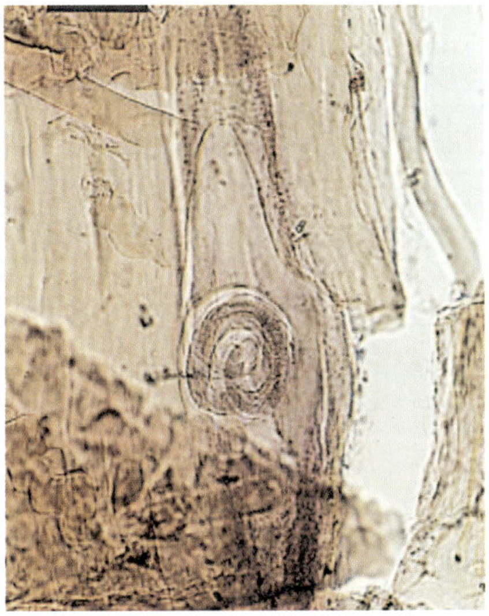

그림 2-33 근육 내 선모충 유충

역검사법(ELISA) 등의 면역진단법도 유용하다.

5. 치 료

Mebendazole을 300~500mg씩 또는 albendazole을 400mg씩 5~14일간 투여한다. Steroid 제제의 투여는 증상을 경감시킬 수 있다. 적당한 수액, 통증에 대한 적절한 처치 등의 대증요법도 필요하다.

⑳ 반크롭트사상충(*Wuchereria bancrofti*)

- **사상충상과(Superfamily: Filaroidea)**: 모두 소화관에 기생하지는 않으며, 이들 중에 보다 원시적인 종은 피부 삼출물 속에 충란을 낳아서 매개체에게 섭취되며 진화된 형은 자충을 산출하는데, 이것을 microfilaria(필라리아자충)이라 부른다. 이 자충은 부드러운 초(sheath)와 같은 난각에 쌓여 있고 혈액이나 조직액을 섭취하는 곤충에 섭취된다. 어떤 기생충은 이 필라리아자충이 일정한 시간대에만 말초혈액이나 조직액에서 출현한다.

반크롭트사상충은 북미, 유럽을 제외한 열대, 아열대 지역에 세계적으로 분포한다.

1. 형 태

성충은 유백색으로, 가늘고 길다. 수컷은 30~46mm, 암컷은 65~100mm 크기이며, 음문은 충체 중앙에서 전반부에 있다.

혈액에서 검출되는 유충은 평균 260μm 크기로, 미세사상충(microfilaria)이라고 한다. 미세사상충은 무색투명하며, 소화관은 없고, 껍질에 둘러싸여(ensheathed) 있다. 염색 표본에서 충체 전반에 걸쳐 핵이 분포되어 있는 것을 관찰할 수 있으나 미단에는 핵이 관찰되지 않는 점이 종 감별에 중요한 특징이 된다(그림 2-34).

2. 생활사

말초혈액 내에 있던 미세사상충은 모기가 흡혈할 때 모기의 위장으로 들어가 껍질(sheath)을 벗고, 1~2일 이내에 모기흉근으로 이행하여 체장은 짧아지고 체폭은 커져 소시지 모양의 제1기 유충이 된다. 이 유충이 계속 성장하여 가늘고 긴 제3기 유충이 되면 흉근에서 두부로 이행하여 모기의 주둥이(proboscis)의 기저부에 모여 다음 인체 흡혈을 기다린다. 모기 위에 들어와 감염시기인 제3기 유충으로 자랄 때까지 보통 2~3주일이 소요된다.

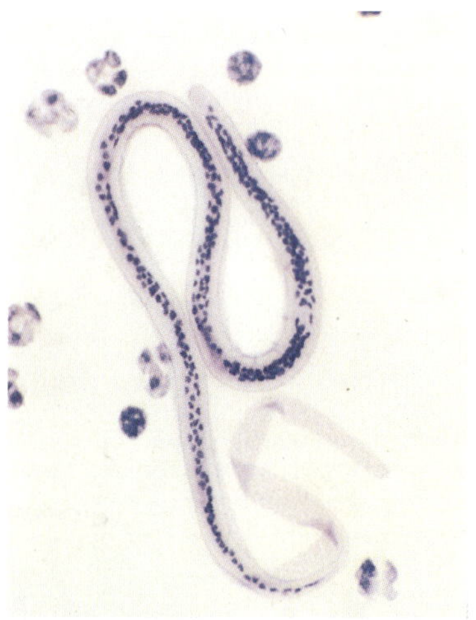

그림 2-34 반크롭트사상충 미세사상충(microfilaria)

모기가 흡혈할 때 인체에 침입한 유충은 혈류를 따라 림프절에 자리잡고 발육하여 성충이 되기까지 약 1년이 걸린다. 성충은 전신의 림프선 혹은 림프관에 기생하지만, 특히 생식기와 연관된 림프선에 많이 기생한다. 성충의 인체 내 수명은 약 4~5년 정도로 생각된다. 사람이 고유 숙주이다(그림 2-35).

미세사상충은 사상충의 종에 따라 말초혈액에 일정시간대에만 나타나는 현상이 있는데, 이를 정기출현성(periodicity)이라고 한다. 반크롭트사상충의 경우는 대부분의 지역에서 오후 6시부터 새벽 4시 사이에 주로 나타나며, 낮에는 극소수가 나타나는데, 이를 야간 정기출현성(nocturnal periodicity)이라고 한다.

매개종은 세계적으로 70종 이상이 알려져 있으나, 가장 중요한 매개종은 *Culex quinquefasciatus*이다.

3. 병원성 및 병리

병변의 진전 정도는 노출 횟수, 감염 충체수, 감염자의 내성, 기생 부위 및 세균의 동시감염 가능성에 따라 결정된다. 감염초기에는 충체의 대사산물에 의한 알레르기성 반응으로 두드러기, 부종, 림프선 종대, 혈관 주위의 호산구 침윤 등이 나타난다. 성충이 림프관에 기생하게 되면 망상내피세포반응이 일어나 충체의 사멸과 흡수, 림프관 비후와 다양한 변형이 초래되는 동시에 내피표면에는 섬유소의 축적과 호산구, 조직구, 상피세포 및 림프구 등의 침윤이 진행되어 림프관이 점차 막히게 된다. 성충이 림프선 내에 들어와 기생하면 림프류 및 림프선 종대가 초래되고 충체 주위에는 육아종이 형성되어 충체가 사망하거나 흡수되는 과정을 거치며 아급성 또는 급성 림프관염 및 림프선염 증상을 나타낸다(그림 2-36). 죽은 충체와 괴사조직으로 림프관이 폐쇄되며, 수년 간 경과를 취할 수 있기 때문에 그 증상도 다양하다. 만성기로 접어들면서 병변이 진행하는 동안 용혈성 연쇄상구균, 포도상구균 혹은 병원성 진균류에 의한 2차적 침범이 합병되기도 한다.

주요 침범 부위는 하지와 음낭이며, 림프관 폐쇄가 진전되면 림프부종이 심해지고 피부가 비후되어 결국 상피증(elephantiasis)이 나타나는 만성기로 접어들게 된다. 성충은 주로 하지의 림프관에 기생하는데, 남성에서는 서혜선과 부고환에, 여성에서는 음순선에 호발하는 경향이 있다.

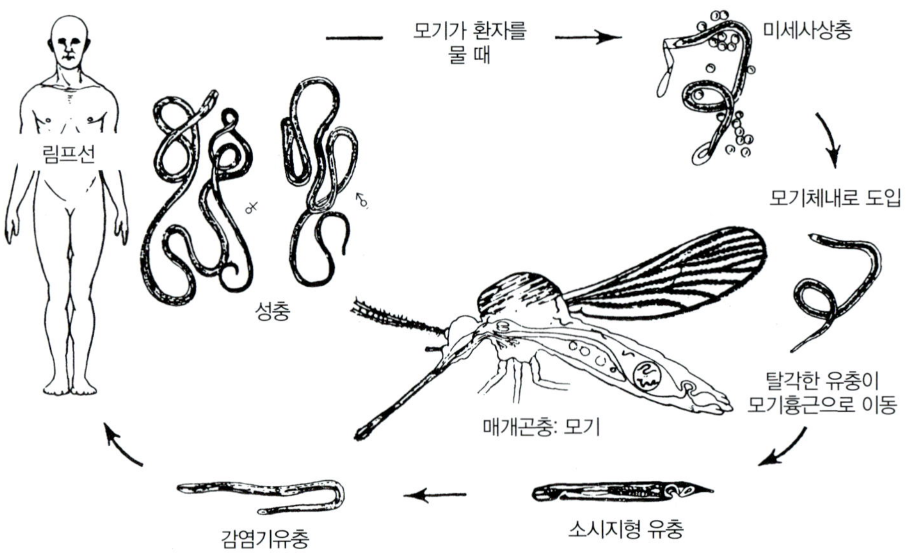

그림 2-35 반크롭트사상충의 생활사

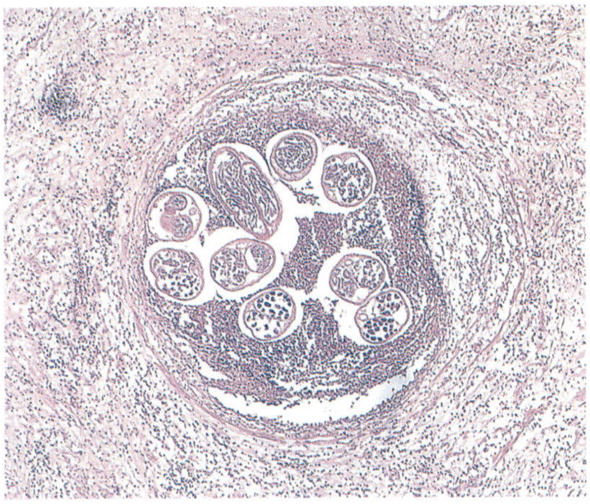

그림 2-36 림프선 내 반크롭트사상충 성충의 단면

4. 증 상

대체로 초기의 생물학적 잠복기, 무증상기, 급성기 및 만성기의 진행과정을 거친다. 이러한 증상의 발현은 만연지역에 태어나서 반복 노출된 감염자에서 볼 수 있는 현상이며, 감수성이 높은 비감염자가 이런 지역으로 들어와 노출되면 급성기 증상은 감염 후 1개월도 채 안되는 단기간 내에 혹은 도입유충이 성숙에 이르기 훨씬 이전에 나타난다.

(1) 생물학적 잠복기(biological incubation period)

제3기 감염형 유충이 도입된 때부터 말초혈액 내에 처음으로 미세사상충이 출현할 때까지의 기간을 말하며, 일반적으로 1년 또는 그 이상이 소요된다.

(2) 잠복성 무증상기(prepatent symptomless period)

미세사상충이 말초혈액 내에서 검출되며, 국소적인 조직병변이 많이 진행되었음에도 특징적인 증상은 나타나지 않는다.

(3) 급성기(acute stage)

사상충성열(filarial fever) 혹은 림프선염을 동반한 림프관염 증상이 자주 반복되는 것이 특징이다. 충체에 기인한 역행성 림프관 폐쇄의 결과 림프관은 발적과 심한 압통을 동반하면서 선상으로 융기되고 권태감, 두드러기 등이 나타난다. 고열, 근육통, 반복되는 림프관염, 림프부종이 나타난다.

(4) 만성기(chronic stage)

침범조직 주위의 부종, 상피화, 림프류 등이 나타나고, 죽은 충체의 석회화가 이루어지고, 모충의 사멸로 말초혈액 내 미세사상충이 없어진다. 만성기에는 다음과 같은 증상이 나타난다.

① **상피증(elephantiasis)**

흔히 사지에 생긴다(2-37). 서혜부 림프관에 기생하면 서혜부에, 복부 림프관에 기생하면 남자의 음낭과 음경, 여자의 외음부에 증상이 나타나는데, 피부의 비후와 변형이 심한 경우가 많다.

② **림프류(lymph varix)**

침범 부위에 광범위하게 나타난 림프관염은 점차 결체조직의 증식, 성충의 사망과 석회화 등으로 림프관이 폐쇄되면서 림프의 순환이 잘 안되어 림프류가 형성되며, 경우에 따라서는 이 부위가 파열되기도 한다.

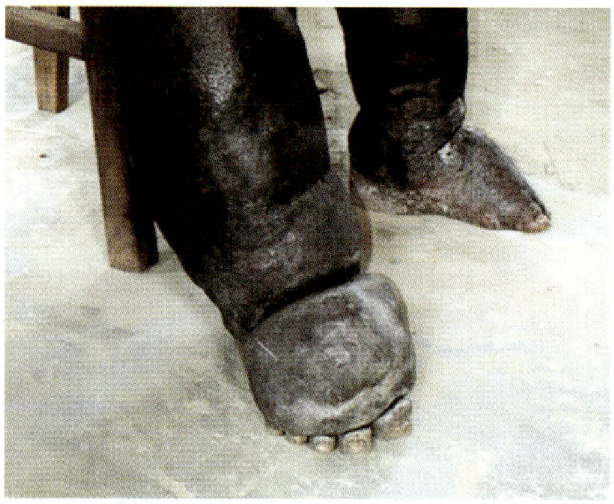

그림 2-37 반크롭트사상충에 의한 상피증

③ **유미성 음낭수종(chylocele)**

내용물은 유백색의 쉽게 응고하는 림프액이 들어 있으며, 유충이 검출되기도 한다.

④ **유미뇨(chyluria)**

신장 침범 결과 림프관의 파열로 림프가 요로로 누출되어 유백색 유미뇨가 생긴다. 유미뇨가 계속되면 영양불량에 빠진다.

5. 진 단

혈액도말검사를 시행하여 미세사상충을 검출한다. 채혈은 야간에 해야 한다. 만성기에 들어가면 미세사상충 검출이 거의 불가능하여 면역학적 진단법을 사용하기도 한다. 만연지역에서는 림프관염, 림프선염 및 상피증 등을 보고 만성 사상충증을 임상적으로 진단할 수 있다.

Diethylcarbamazine (DEC)를 이용한 provocation test를 통해 진단이 가능하다. 야간 출현성의 사상충이 말초혈액으로 순환하도록 DEC 2-8mg/kg을 경구투여하여 투여 후 30분 후에 채혈함으로써 진단할 수 있다.

로아사상충과 회선사상충이 의심되는 지역에서는 사용하면 안 되는 방법으로, 경구 투여 후 15분 후에 최고 수준에 이르고, 2시간 후 말초혈액에 순환하는 사상충이 감소하기 시작한다. 또한 주간 검사 또는 환자의 혈액에 자충의 출현이 적을 때 이용하는 방법으로 혈액 2mL에 2% formalin 10mL를 혼합하여 원심분리를 한 다음 후층도말표본을 제작하여 염색 후 검경하는 방법도 이용할 수 있다.

6. 치 료

Diethylcarbamazine(DEC) 또는 ivermectin을 사용한다. DEC의 경우 하루에 6mg/kg씩 12일 동안 복용한다. 두통, 메스꺼움, 발열 등의 부작용이 있다.

21 말레이사상충(*Brugia malayi*)

중국남부와 동남아시아에 분포한다. 우리나라에서는 1960년대까지 제주도, 경북 내륙지방, 기타 여러 지역에서 비교적 높은 감염률을 보였으나, 그 후 감소하여 2000년대 초까지 남서해 일부 도서지역에서 유행했으나 2007년 WHO로부터 퇴치한 것을 인증받았다.

1. 형 태

반크롭트사상충과 흡사하지만 약간 작아서 수컷은 평균 23mm, 암컷은 55mm 크기이다. 미세사상충은 자충껍질(sheath)이 있고, 180μm 정도이며, 충체 말단에 미핵(terminal nuclei)이 있는 것이 특징이다(그림 2-38).

2. 생활사

생활사는 반크롭트사상충과 같다. 전파모기는 *Mansonia*, *Aedes*, *Anopheles* 및 *Amigeres* 등이 있으나, 우리나라에서는 도서 지역은 토고숲모기(*Aedes togoi*), 경북 내륙에서는 중국얼룩날개모기(*Anopheles sinensis*)가 매개종이다. 일부 동물에도 기생할 수 있으나 역학적으로 큰 의미는 없다.

3. 병리 및 증상

병변진행과 증상의 발현은 반크롭트사상충증과 유사하다. 다만 유미뇨나 음낭수종 등이 거의 없고 사지, 특히 하지의 림프관염(피내림, 피몸살), 부종, 상피증이 흔히 관찰된다(그림 2-39).

4. 진단 및 치료

반크롭트사상충과 유사하다. DEC의 사용 용량을 줄여도 치료 효과가 좋다.

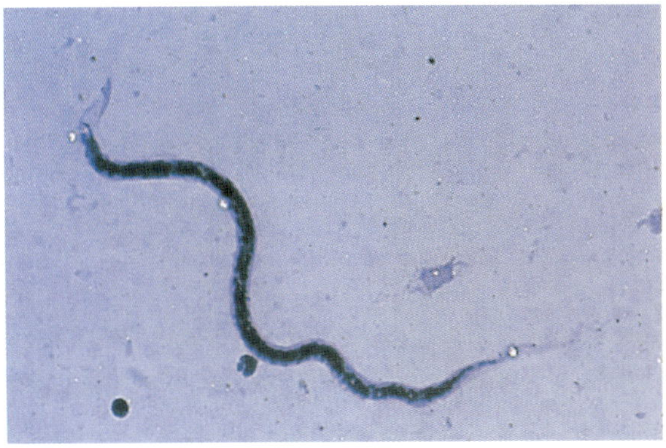

그림 2-38 말레이사상충 미세사상충

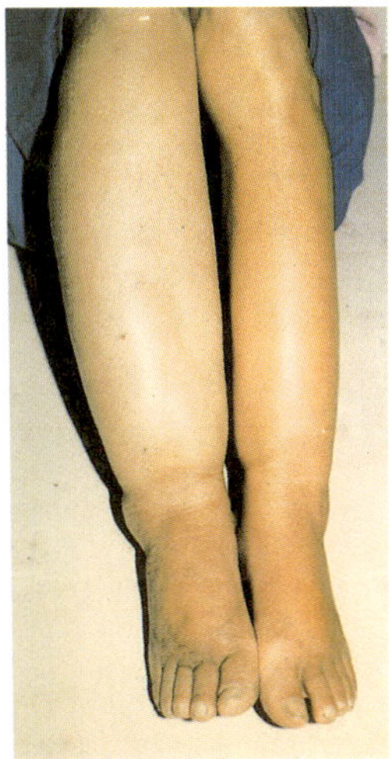

그림 2-39 말레이사상충에 의한 상피증(흑산도 주민)

22 회선사상충(*Onchocerca volvulus*)

아프리카와 중남미의 여러 나라에서 발생한다.

1. 형 태

수컷은 30mm, 암컷은 350~500mm의 크기로, 암컷이 현저하게 길다. 피하조직에서 종양을 형성하고, 그 안에서 여러 마리가 실뭉치 모양으로 말려 있다. 미세사상충은 자충껍질이 없다. 성충에서 배출되면 피하조직에 퍼지며 말초혈관 내에 출현하는 일은 극히 드물다.

2. 생활사

사람이 유일한 고유숙주이고, 먹파리(black fly: *Simulium* spp.)가 매개한다(그림 2–40). 먹파리가 흡혈 시 체내에 침투한 감염형 유충은 피하조직에서 발육하여 약 1년 후에 성충이 된다. 성충은 피하조직에서 자유로이 움직이거나 섬유성 결절을 형성한다. 암컷은 20년까지 생존하면서 수많은 미세사상충을 피부조직으로 계속하여 방출한다. 피부조직에서 미세사상충은 1~2년 생존할 수 있다. 먹파리의 흡혈로 위 속에 들어간 미세사상충은 날개근육조직으로 가서 2회 탈피하며 6~7일만에 감염형 유충으로 발육하여 주둥이로 이동하여 다음 흡혈을 대기한다.

3. 역 학

회선사상충증의 만연지대는 매개곤충인 먹파리가 많은 산간 계류나 하천에 접해 있다. 아프리카에서는 10세 미만의 어린이의 감염이 희귀하지만 중미에 있어서는 전 감염자의 1/6이 어린이 감염자로 많은 수를 차지한다.

4. 병리 및 증상

피하조직의 림프관 주위에 기착한 성충을 둘러싸는 점진적인 피막형성에 의해 피하결절이 생긴다. 결절 내에서 배출되는 미세사상충의 피내 및 피하림프관 내 이행에 의한 병변의 진행도 일어난다. 이러한 결절은

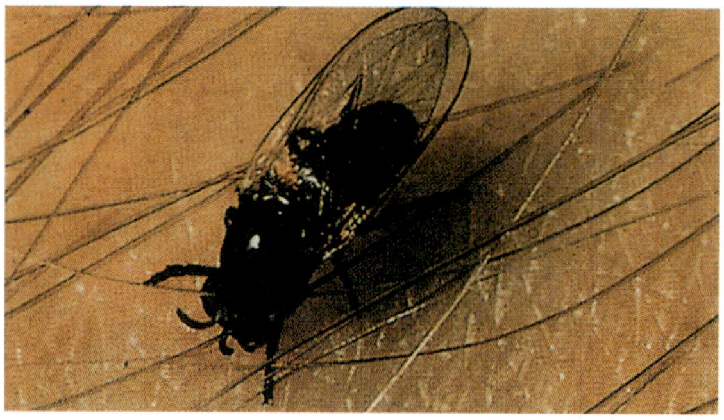

그림 2-40 회선사상충의 매개종인 먹파리

여러 마리의 성충과 무수히 많은 미세사상충을 내포하고 있으며, 머리 부위를 비롯하여 신체 어디에서나 생길 수 있는데, 만졌을 때 딱딱하고 통증은 없다. 드물게 중심부에 농양이 생길 수도 있고, 성충의 석회화가 관찰되기도 한다(그림 2-41).

미세사상충에 의해 피부 병소가 유발되기도 하는데, 태선형(licheniform) 피부염, 색소침착 피부염(pigmentation dermatitis) 및 습진성 피부염 등이며, 미세사상충의 이동 및 독성 부산물에 의한 가려움증을 동반한다. 드물게는 반크롭트사상충증 때와 유사한 남녀 외부생식기의 상피증이 유발되기도 한다.

회선사상충 감염 예의 약 5%에 있어서 눈 주위에 형성된 결절로부터 유래된 미세사상충에 의하여 안부의 이물감, 결막염, 초자체 혼탁 등이 나타나고, 시신경 침범으로 실명한다.

5. 진 단

결절에서 생검으로 얻은 조직 또는 피부절편(skin snip) 중에서 성충 혹은 미세사상충을 검출한다. 면역진단법을 사용할 수 있으나 진단적 가치는 크지 않다. 타숙주진단(xenodiagnosis)에 의해 진단하기도 한다. 즉, 감염되지 않은 먹파리를 이용하여 환부에서 흡혈하도록 하고, 약 1주일 후에 그 먹파리에서 감염형 유충의 유무를 관찰하는 방법이다.

6. 치 료

피하종양을 외과적으로 제거할 수 있다(그림 2-42). Ivermectin을 150mg/kg으로 1회 투여하면 좋은 효과를 얻는다.

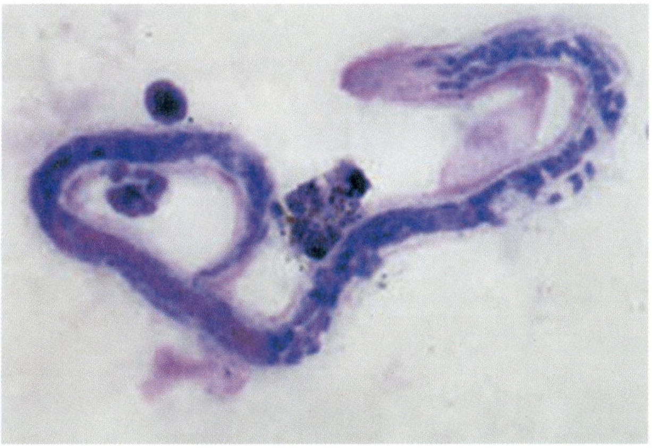

그림 2-41 회선사상충의 미세사상충

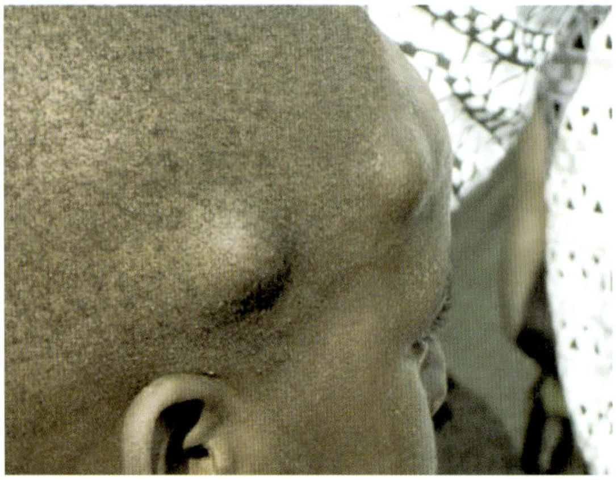

그림 2-42 회선사상충의 피하결절

㉓ 로아사상충(*Loa loa*)

서부 및 중앙아프리카에 주로 분포되어 있다.

성충의 길이는 평균 수컷 30mm, 암컷 60mm이며, 미세사상충은 자충껍질이 있고, 주간 정기출현성(diurnal periodicity)이다.

매개곤충은 등에(Tabanidae: *Chrysops* spp.)로, 낮에 흡혈한다. 사람이 유일한 숙주이며, 성충의 수명은 4~7년 정도 된다. 로아사상충의 곤충 체내 발육은 반크롭트사상충의 경우와 유사하다(그림 2-43).

성충은 피하조직 내에 기생하며 일시적인 염증을 일으키면서 이동한다. 충체 주위에는 부종이 생기며, 때로는 심한 통증이 2~3일간 계속된다. 이는 충체 대사산물의 갑작스러운 유리에 대한 생체 반응으로 생긴다. 충체의 이동에 따라 부종도 이동하기 때문에 이동성 부종(fugitive swelling 또는 calabar swelling)이라 부른다. 임상적으로 안결막의 침범이 중요하다(그림 2-44). 높은 호산구증가증을 보인다.

진단은 환부, 특히 결막에서 성충을 검출하거나, 낮에 말초혈액에서 미세사상충을 검출한다. 외과적 적출 또는 DEC로 치료할 수 있다.

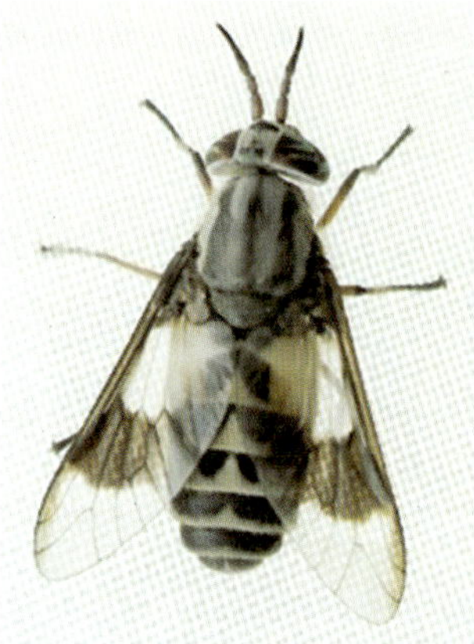

그림 2-43 로아사상충의 매개종인 *Chrysops dimidiata*

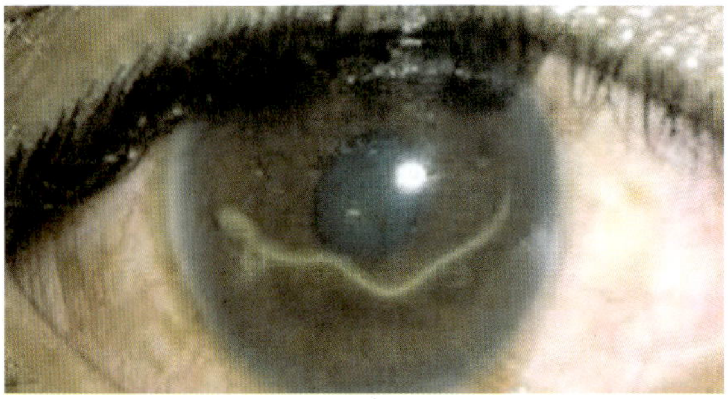

그림 2-44 결막 내 로아사상충 감염

㉔ 개심장사상충(*Dirofilaria immitis*)

개가 종숙주로, 성충은 개의 심장, 폐동맥에 기생하면서 미세사상충을 혈류로 배출한다. 근래에는 인체감염 보고가 많고, 국내에서도 환자 발생이 확인되었다. 성충의 크기는 수컷 120~180mm, 암컷 250~300mm이며, 미세사상충은 자충껍질은 없고 야간 정기출현성이다. 모기의 흡혈로 사람에 감염된 유충은 다양한 조직에 정착하여 자라다가 일정 단계에서 치사한다. 호산구성 염증을 동반한 병변을 일으키다가 유충이 죽으면 석회화된다. 인수공통감염증(zoonosis)으로 중요하다.

안면, 체부, 상지 또는 여자의 유방 등의 피하 조직 등에서 발견되지만, 특히 폐에 가장 흔히 발견된다. 기침과 흉부 동통이 있거나 흉부 X-선상 종양과 유사한 음영을 보여 폐종양으로 오진하기 쉽다(그림 2-45).

㉕ 열대성 호산구증가증(Tropical eosinophilia)

열대지방에서 기침과 천식 등의 증상을 보이며, 호산구혈증, 혈청내 IgE의 증가, 사상충에 대한 항체가의 상승 등을 보이는 임상증후군을 일컫는다. 다른 동물의 사상충 감염이 원인으로 생각되어 왔으나 사람 사상충의 감염에 대한 숙주의 면역학적 과민반응이 원인으로 생각되는 증거가 점차 늘고 있다. DEC로 치료하면 증상이 호전된다.

㉖ 메디나충(*Dracunculus medinensis*)

중앙 및 서부 아프리카, 중동, 인도 등지에서 발생한다. 우리나라에서는 1926년 유일한 감염 예가 보고된 바 있다.

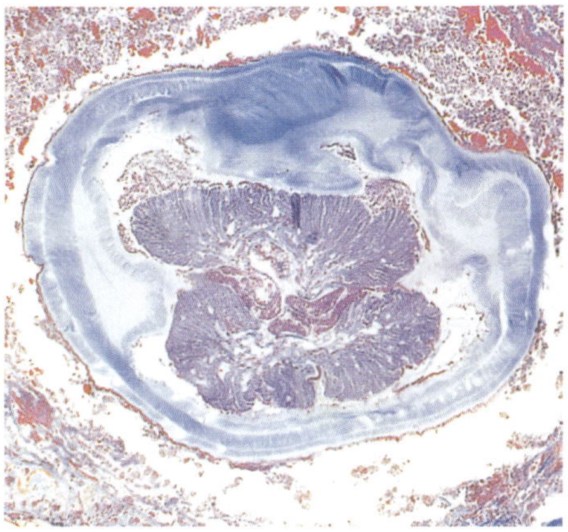

그림 2-45 우리나라 사람 폐결절 조직 표본에서 발견된 개심장사상충 유충의 단면

1. 형태 및 생활사

성충은 수컷 12~20mm, 암컷 700~1,200mm로, 사람기생선충 중 가장 길다. 감염된 사람의 피부 병변이 물에 닿으면 유충이 병변으로부터 물속으로 유리된다. 유충은 검물 벼룩(*Cyclops*)에게 먹힌다(그림 2-46). 검물벼룩에서 제3기 유충이 되며, 종숙주가 오염된 물을 마실 때 감염된다.

유충은 소장에서 나와 복벽이나 흉벽으로 이행하고, 다시 다리, 무릎 등으로 이동하여 성충이 된다(그림 2-47).

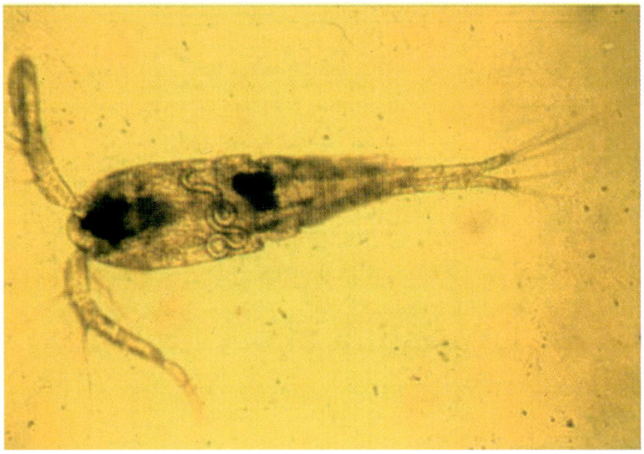

그림 2-46 물벼룩에 감염된 메디나 유충

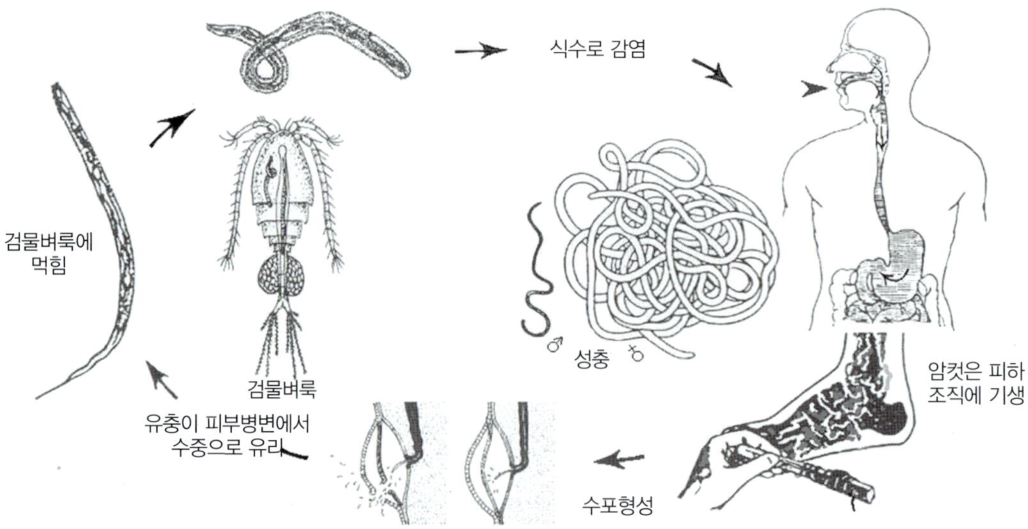

그림 2-47 메디나충의 생활사

2. 병리 및 증상

성충이 되기까지 별다른 병리적 진행은 없다. 암컷이 성숙하여 피부로 이동할 때 비로소 특징적인 알레르기성 반응이 일어나는데, 이는 독성 부산물의 유리에 기인한다. 발적, 심한 가려움증을 수반한 두드러기, 메스꺼움, 호흡곤란 등이 나타난다. 충체 말단이 피부에 도달하면 수포가 형성되고, 물에 접촉되면 수포가 터진다. 만성 농양, 관절염, 활액낭염이 일어나기도 하고, 관절의 교착 또는 수축 등의 후유증으로 불구가 된다(그림 2-48).

3. 진단 및 치료

피부에 형성된 수포에서 유충이나 성충을 검출한다.

충체를 수일에 걸쳐 천천히 잡아당겨서 적출한다. Mebendazole도 구충 효과가 있으나 죽은 충체가 제거되지 않고 체내에 남아있게 된다.

27 유극악구충(*Gnathostoma spinigerum*)

태국, 인도, 일본 등 아시아 지역에서 보고되었다.

1. 형 태

크기는 수컷 11~25mm, 암컷 25~55mm이며, 머리융기(cephalic swelling)에는 8~11열로 특이한 가시(spine)가 배열되어 있다. 체표면의 전반부도 작은 가시로 덮여 있다(그림 2-49).

2. 생활사

외계로 나온 충란이 발육하여 제1기 유충이 생긴다.

유충이 탈각하여 나오면 제1중간숙주인 검물벼룩(*Cyclops* sp.) 등에 잡아먹힌다.

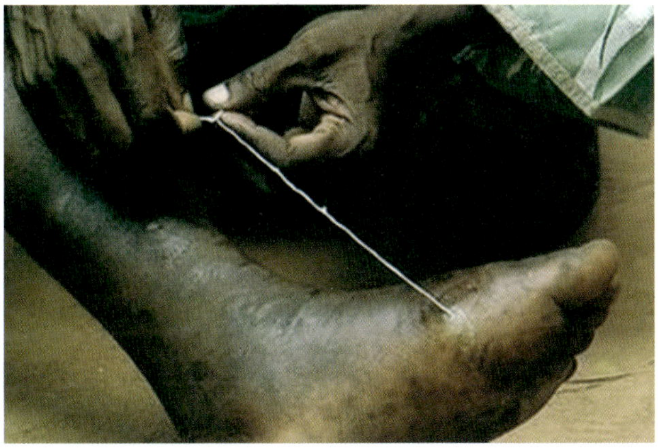

그림 2-48 메디나충 감염 환자

제2중간숙주인 가물치(*Ophicephalus argus*) 등 민물고기, 양서류, 파충류 등이 제1중간숙주를 잡아먹으면 근육 내에서 제3기 유충이 된다. 종숙주인 육식동물에게 먹히면 조직이행 후 다시 위벽에 침입하여 성충으로 발육하지만 사람을 포함한 비호적숙주에서는 피하조직이나 내장기관을 침범하여 이동하기만 할 뿐 성충이 되지는 못한다. 자연계에는 여러 운반숙주(paratenic host)가 있으며, *Gnathostoma* 속에도 20여 종이 알려져 있다(그림 2–50).

3. 병리 및 증상

인체에서는 유충이나 미성숙충체에 의하여 피하조직층에 농양 또는 결절이 형성되거나 이행발진(creeping eruption)이 생기며, 근육이나 내장을 침입하여 내장유충이행증(visceral larva migrans)을 일으킨다. 척수나 뇌

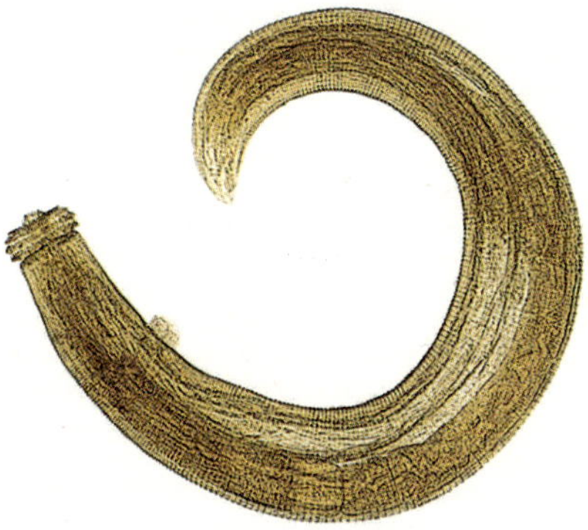

그림 2-49 유극악구충의 제3기 유충

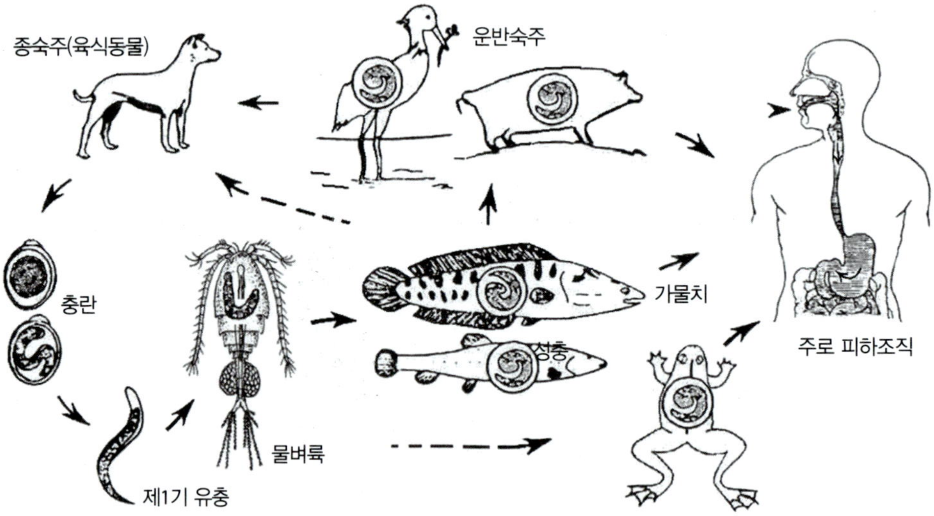

그림 2-50 유극악구충의 생활사

로 들어가면 호산구성 수막뇌염을 일으킨다. 증상은 침범된 장기에 따라 다른데, 통증을 동반한 피하결절이나 침입한 장기의 조직 파괴, 출혈, 염증 등으로 인한 다양한 증상이 나타난다. 부종 및 혈뇨 등이 관찰되기도 한다.

4. 진단 및 치료

호산구 증가가 있고 피하에 특이한 이동성 병소가 있을 때 병소에서 충체를 적출하여 확진할 수 있다. 효소면역검사법(ELISA)도 도움이 된다.

충체를 외과적으로 적출하거나 mebendazole을 대량 사용할 수 있다.

㉘ 광동주혈선충(*Angiostrongylus cantonensis*)

우리나라에서는 남태평양에서 감염되어 유입된 증례가 보고된 바 있다.

1. 형 태

수컷은 15~23mm 크기로, 충체 후단에 교접낭이 있다.

암컷은 25~40mm로, 혈액으로 가득 찬 장관을 백색의 자궁이 나선상으로 감고 있는 것이 특징이다.

2. 생활사

충란은 감염된 쥐의 폐에서 발견된다. 폐에서 부화하여 유충이 된다. 부화한 유충은 쥐의 기도, 기관, 식도를 거쳐 대변에 섞여 배출되며, 중간숙주에 먹히면 그 체내에서 발육하여 10~11개월간 유충 상태로 생존한다. 중간숙주로 중요한 것은 식용달팽이(예 *Achatina fulica* 등)이다(그림 2-51). 쥐가 중간숙주를 잡아먹어서 감염되며, 약 40일 후면 성충이 된다.

사람은 중간숙주나 운반숙주를 생식하거나 오염된 물 또는 채소에 묻어 있는 유충을 섭취함으로써 감염되며, 중추신경계통에 침입한다.

3. 병리 및 증상

인체에서는 유충 또는 미성숙충체로 존재하며, 주로 전두엽을 포함한 대뇌 및 소뇌 등에 침범하여 호산구성 수막뇌염(eosinophilic meningoencephalitis)의 원인이 된다. 뇌, 척수막, 뇌 조직이 파괴된 부분 혹은 육아종 병소 부근에서 호산구, 림프구 및 대식세포(macrophage)의 집중적인 침윤을 볼 수 있으며, 대다수 환자의 척수액과 말초혈액에서 호산구증가증을 보인다(그림 2-52).

감염 후 2~3주의 잠복기가 지나면서 경부 강직, 두통, 발열, 전신 동통, 안면신경 마비, 지각감퇴(paresthesia) 또는 항진(hyperesthesia) 등의 중추신경계 침범증상이 나타난다.

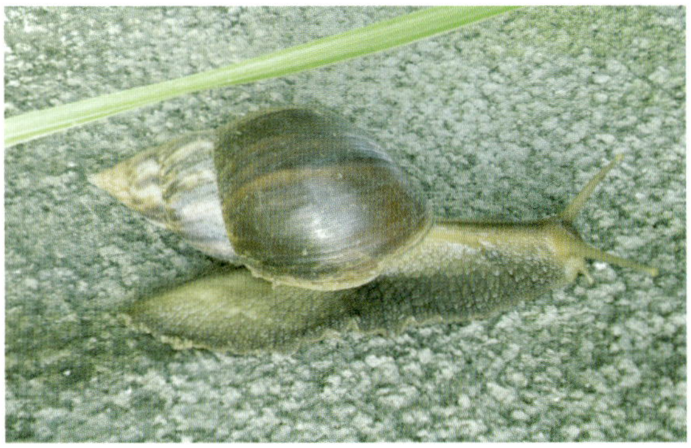

그림 2-51 광동주혈선충의 중간숙주인 *Achatina fulica*

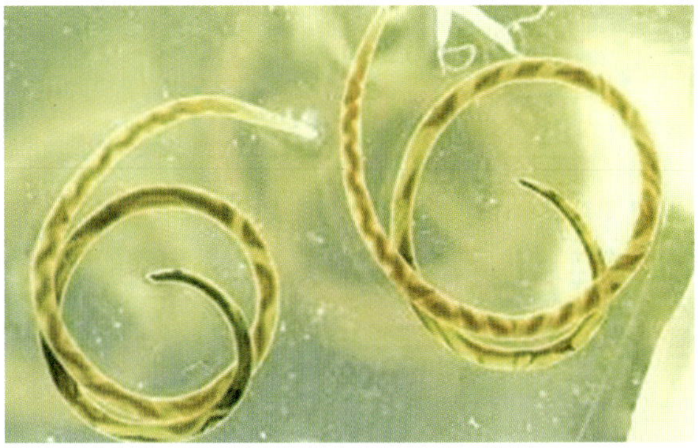

그림 2-52 광동주혈선충

4. 진 단

뇌척수액에서 유충을 발견하면 확진된다. 유행지역에서 패류를 생식한 일이 있는지 과거력이 중요하다. 임상증상, 뇌척수액내 호산구증가증이 진단에 도움이 되며, 면역검사법도 유용하다.

5. 치료 및 예방

대증요법을 사용하고, 중간숙주인 패류의 생식을 금한다.

㉙ 동양안충(*Thelazia callipaeda*)

주로 극동 지역에 분포한다.

1. 형 태

성충의 수컷은 5~13mm이고, 큰 구강을 가졌으며, 미단은 복면으로 말려 있다. 항문주위에는 8~10쌍의 유두돌기(papilla)가 있다. 암컷은 7~19mm로, 음문은 전방의 식도 부근에 있다. 암수 모두 외피에는 톱날 모

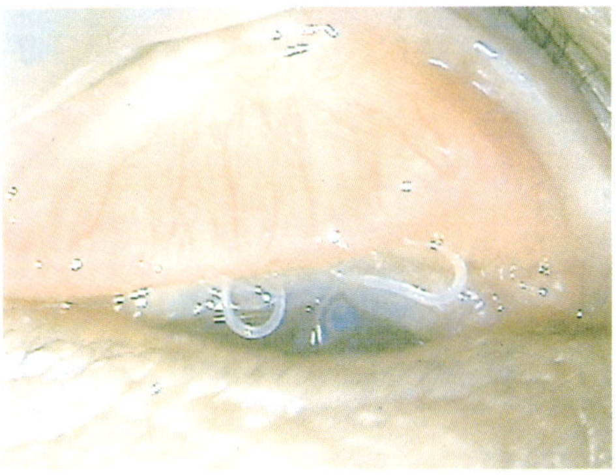

그림 2-53 동양안충

양의 각피횡선(cuticular striation)이 있다(그림 2-53). 충란은 산란 시 유충을 내포하고 있다.

2. 생활사

주로 개나 고양이의 결막낭과 누관에 기생하지만 인체감염을 일으킬 수 있다. 중간숙주는 초파리류에 속하는 *Amiota* spp.로 알려져 있다. 이들 초파리가 개의 눈에서 눈꼽과 눈물을 핥아 먹을 때 유충이 섭취되어 곤충 내에서 발육한 후 다른 숙주에게 전파되는 것으로 알려져 있다.

3. 병리 및 증상

성충이 결막하조직을 이행하면 톱날 같은 외피에 의한 손상으로 출혈, 심한 이물감, 안구동통, 결막충혈이 나타나고, 상처조직의 형성으로 안구혼탁 및 시력감퇴 등이 초래된다.

4. 진단 및 치료

결막낭이나 결막 표면에서 기어다니는 선충을 관찰하거나 적출하여 진단한다. 치료는 눈에서 충체를 적출하는 것이다.

30 거대신충(*Dioctophyma renale*)

충체의 구강부는 6각형으로 보이며, 수컷은 약 20cm, 암컷은 100cm 이상인 것도 있는 큰 기생충이다. 충체의 지름은 5~12mm이다. 충란은 암갈색 타원형으로 65 × 42μm이고, 난각 외피는 요철 모양으로 특이하며, 양극은 백색이다. 개, 고양이, 이리, 소, 말 등 포유동물을 숙주로 한다.

소변과 같이 배출된 충란은 수중에서 발육한다. 성숙충란이 되려면 약 6개월이 소요된다. 충란은 가재나 어류에 외부기생하는 환형동물(Annelida) 체내에서 발육한다. 이 환형동물이 포유동물에 섭취되면 신장, 요도, 방광 등에서 성충이 된다. 환형동물 체강에서 자란 유충이 어류에 섭취되면 유충상태로 체내에 이행되는데, 이때 어류는 운반숙주가 된다.

인체에서는 신장에 기생하면서 실질을 침범하여 피막(capsule)만 남기기도 한다. 초기 증상은 혈뇨를 수반하는 신선통이며, 점차 신장 및 신경장애를 포함한 중증 증상이 나타나고, 수뇨관으로 이동하게 되면 급성 요독성 중독(uremic poisoning)을 일으킨다.

소변에서 충란을 검출함으로써 진단할 수 있다. 외과적 적출로 치료한다.

CHAPTER 03 흡충류(Trematoda)

Ⅰ. 총론

1. 분류학적 유치

편형동물문(Phylum Platyhelminthes)은 와충강(Class Turbellaria), 흡충강(Class Trematoda) 및 조충강(Class Cestoda)의 3강으로 구성되는데, 와충강은 자유생활을 하고 흡충강과 조충강은 모두 기생생활을 한다. 흡충강에 속하는 기생동물을 흡충류라 하는데, 3목(order)으로 나뉜다.

(1) 단생목(Order Monogenea)

구흡반은 없거나 있어도 미미하지만 복흡반은 발달되어 있다. 발육할 때 변태를 하지 않는다. 중간숙주가 없고 세대교번도 하지 않는다. 주로 어류, 양서류, 파충류에 기생한다.

(2) 순흡충목(Order Aspidogastrea)

구흡반은 없고 복면에 큰 흡착기가 있다. 변태하지 않고 세대교번도 없으나 성숙 후 숙주를 바꾸기도 한다. 주로 어류의 장, 담낭 혹은 연체동물의 배설기에 기생한다.

(3) 이생목(Order Digenea)

2개의 흡반이 있고 그중 하나는 구강 주위에 있다. 세대교번을 하며, 사람기생충은 모두 여기에 속한다.

2. 형 태

흡충류의 외형은 버드나무잎 모양으로, 충체의 앞쪽에 구강(oral cavity)이 있다. 구강을 둘러싸고 구흡반(oral sucker)이 있으며, 충체 복면이나 뒤쪽에 복흡반(ventral sucker)을 가지고 있다.

흡충류가 속하는 편형동물의 형태적인 특징을 열거하면 다음과 같다. ① 배복측으로(dorso-ventrally) 납작하다. ② 좌우대칭인 종류가 많다. ③ 체강이 없다. ④ 소화기가 없거나 불완전하다. ⑤ 대부분 자웅동체(hermaphroditism)이다.

흡충류는 같은 편형동물문에 속하는 조충류(cestodes)와 비교하여 다음과 같은 형태적인 특징을 가지고 있다. ① 체절(body segment)이 없다. ② 불완전한 형태의 소화관을 가지고 있다. ③ 뚜렷한 흡착기관이 있다. ④ 표피에 피극(tegumental spine)이 있다.

- **표피(tegument)**: 표피세포의 합포체(syncytium)로 되어있고 전체적으로 평활하지만 피극, 감각 유두(sensory papillae) 등을 볼 수 있다. 표피는 탄수화물의 흡수와 대사산물이나 점액의 분비 작용을 한다.
- **신경계**: 충체 앞쪽 인두 주위에 측부 신경절(lateral ganglia)이 있고, 이로부터 신경간(nerve trunk)이 전후방으로 뻗어 나가면서 잔가지를 내어 전체적으로는 하나의 신경망(network)을 형성하고 있다.
- **소화계**: 구흡반 내부에 구강이 있고, 인두와 식도를 지나 맹장으로 이어진다. 종류에 따라서는 나뭇가지 모양으로 분지한 것도 있고, 두 개의 장관(digestive cecum)이 도중에 다시 합쳐져 맹장으로 끝나는 것도 있다.
- **배설계**: 실질 내에 분포되어 있는 불꽃세포(flame cell)를 기점으로 하여 이와 연결된 모세관들이 합류하여 집합관(collecting tubule)이 된다. 배설물은 체후반부의 배설낭(excretory bladder)에 모이고, 배설공(excretory pore)를 통하여 밖으로 배출된다.
- **생식계**: 주혈흡충류를 제외하고는 자웅동체이다. 수생식기는 고환(testes)과 그 부속기로 되어 있다. 고환은 보통 두 개이나, *Haplorchis* 속은 한 개, 주혈흡충류는 4~8개이다. 정자는 수정소관(vas efferens)과 수정관(vas deferens)을 거쳐 저정낭(seminal vesicle)에 모인다. 저정낭 끝부분에 사정관(ejaculatory duct)이 있고, 이를 둘러싼 전립선(prostate gland)과 관 말단부에는 근육질의 음경(cirrus)이 있으며, 이들은 모두 보통 음경낭(cirrus sac) 속에 들어 있다. 암생식기는 자궁(uterus), 난소(ovary) 및 그 부속 기관들로 구성되어

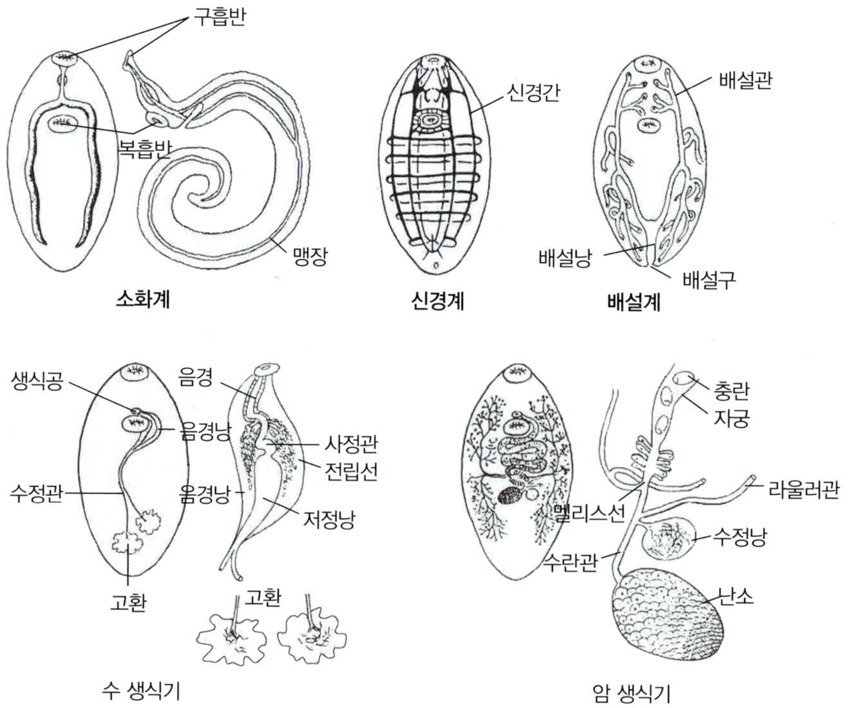

그림 3-1 흡충류 성충의 일반적인 형태

있다. 난소는 한 개이고, 짧은 수란관(oviduct)에 연결된다. 수란관은 난황소(vitelline gland)에서 나오는 난황관(vitelline duct)과 수정낭(seminal receptacle)에서 오는 관 그리고 배후면에 개구하는 라울러관(Laurer's canal) 등과 합쳐진다. 이 합일부의 부근에 둥근 모양으로 팽대한 난형성강(ootype)이 있고 이를 둘러싼 선세포군인 멜리스선(Mehlis'gland)가 있다. 난형성강에서 난세포가 수정된 뒤 난각 형성이 완성되어 자궁으로 보내진다. 자궁은 복흡반의 전후에서 수생식기와 같이 생식강(genital atrium)에 개구하며, 충란은 생식공을 통하여 외계로 배출된다(그림 3−1).

3. 생활사

대부분 복세대발육(digenetic development)을 한다. 발육과정에서 세대교번을 함과 동시에 숙주가 바뀐다. 종숙주는 보통 척추동물이며, 중간숙주는 연체동물, 절지동물 혹은 하등척추동물이다. 난세포가 발육하면 섬모유충(miracidium)이 된다. 섬모유충은 표피가 섬모로 덮여 있고 배세포(germ cell)와 미숙한 장관을 가지고 있다. 제1중간숙주의 체내에 들어가면 다수의 배세포로 차 있는 하나의 긴 주머니 형태의 포자낭(sporocyst)이 된다. 포자낭 내의 배세포는 다시 발육하여 딸포자낭(daughter sporocyst)이 되거나, 인두와 식도 등의 장관구조물을 가지고 있으며, 앞쪽에 산공(birth pore)이 있는 레디아유충(redia)이 된다. 레디아유충은 다시 유미유충(cercaria)으로 발육한다. 유미유충은 더 이상 분열증식하지 않는데, 흡반 외에 소화관, 신경계, 배설계, 생식원기, 천자선(penetration gland) 등을 가지고 있다. 유미유충이 제2중간숙주에 침입하면 꼬리는 없어지고 몸체 주위에 피막을 형성하여 피낭유충(metacercaria)이 되는데, 이것이 종숙주에 대한 감염형이다(그림 3−2).

충란은 주혈흡충을 제외한 거의 모든 흡충란에 난개가 존재한다. 충란은 난각으로 둘러싸여 있고 내용은 이미 섬모유충(miracidium)을 형성하고 있는 종류와 미분화된 난황과 생식세포만 가진 종류로 구분할 수 있다. 섬모유충은 역삼각형으로 체표에 섬모가 덮여 있어서 섬모 운동에 의하여 이동한다. 두단에 stypet이

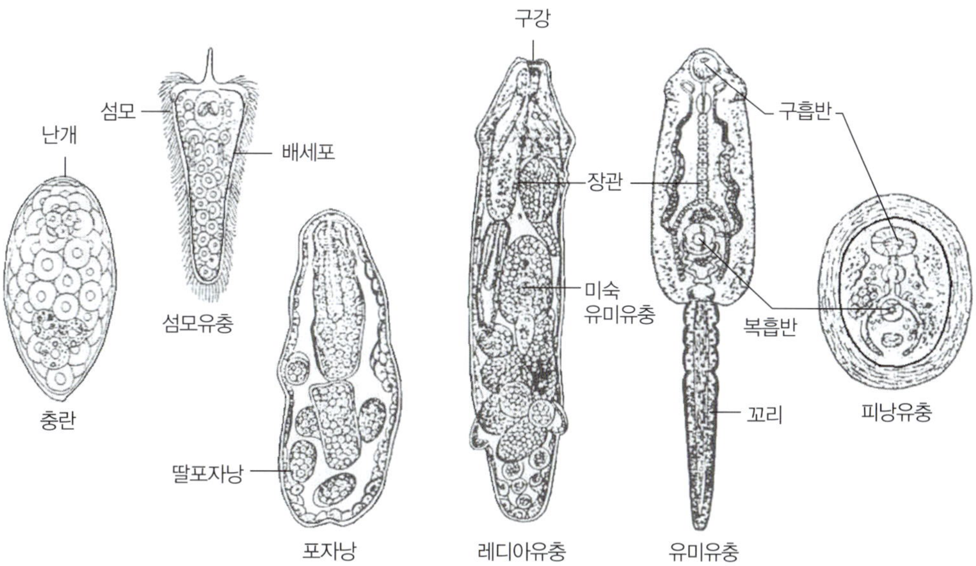

그림 3-2 사람기생 흡충류의 발육시기별 형태

존재하여 숙주에 침입하기 용이하며, 이것은 protease를 분비하는 용해선과 연결되어 있다. 배세포, 화염세포 등이 존재하나 이 시기에는 음식물을 취하지 않는다. 포자낭(sporocyst)은 섬모를 벗고 발육, 변태하여 형성된 긴 자루모양의 유충이다. 내부의 배세포가 분열하여 몇 개의 포자낭이 되거나 몇 개의 레디아 유충으로 발육한다. 레디아유충은 가늘고 긴 모양이 포자낭과 비슷하한데, 인두 및 식도 모양의 장관 구조물이 존재하는 것이 포자낭과 다른 점이다. 유미유충은 난원형이나 타원형의 몸체와 꼬리로 구성되어 있다. 피낭유충(metacercaria)은 제2중간숙주에서 피낭하는 경우와 제2중간숙주를 취하지 않고 외계에서 피낭하는 종류가 있다.

4. 생 리

소화기에 기생하는 흡충류는 주로 혐기성 호흡을 하며, 종류에 따라 숙주의 장관에서 소화된 영양분, 조직액, 혈액 등을 섭취한다. 소화관이 맹장이므로 소화되고 남은 부산물을 다시 구강을 거쳐 토해낸다. 대부분 중간숙주를 바꾸어 가며 성장하므로 발육 단계마다 다른 생리 및 대사 활동이 일어난다.

Ⅱ. 각론

A. 혈관기생흡충류(Blood flukes)

1 일본주혈흡충(*Schistosoma japonicum*)

주로 동아시아 지역인 중국 양쯔강 유역, 타이완, 필리핀, 일본 등지에 분포한다. 우리나라에는 중간숙주 역할을 하는 패류가 없고 감염 예도 없다.

1. 형 태

주혈흡충류는 자웅이체이나 암수가 짝을 이루어 기생하여 거의 자웅동체인 것처럼 보인다. 수컷의 충체 뒷부분에 갈라진 틈이 있어 암컷을 포자관(gynecophoral canal)에 품고 살아간다. 충체도 다른 흡충류처럼 납작하지 않고 원통형이다(표 3−1).

일본주혈흡충의 암컷은 가늘고 길어 평균 26mm이며, 흡반은 수컷에 비하여 덜 발달되어 있다. 자궁내 충란은 50~300개에 이른다. 수컷의 체표면은 매끄럽고 길이는 12~20mm이다. 충란은 난개가 없고 타원형이며, 난각 측면에 작은 결절상 돌기가 있다(그림 3−3).

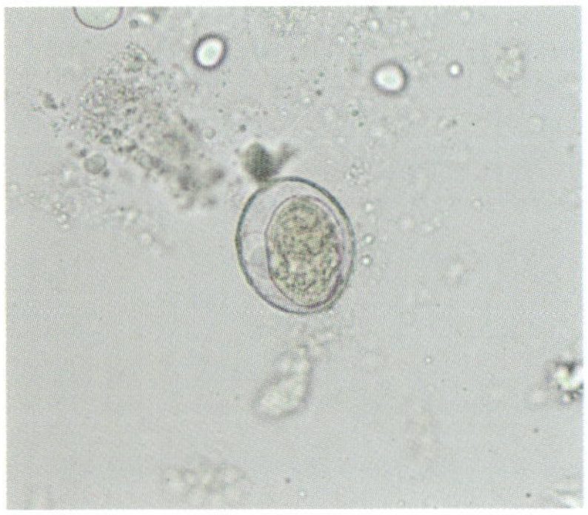

그림 3-3 일본주혈흡충 충란

표 3-1 사람기생 주혈흡충류의 형태 비교

형 질	일본주혈흡충	만손주혈흡충	방광주혈방광주혈흡충흡충
수컷 크기(mm)	12~20 × 0.5	10~12 × 0.8	10~16 × 1.0
체표면	매끄럽다	거친 돌기가 많다	가는 피극이 있다
고환	7(6~8)개, 한 줄로 연결	8(7~9)개, 엽상으로 작다	4~5개, 엽상으로 크다
장관의 재융합	충체 후반	충체 중앙 전방	충체 중앙
암컷 크기(mm)	26 × 0.3	7.2~14 × 0.25	16~20 × 0.25
난소의 위치	충체 중앙	충체 중앙 전반	충체 중앙 후반
자궁	길고 50~300개의 충란	짧고 1~4개의 충란	길고 20~30개의 충란
충란 크기(μm)	70~100 × 50~65	114~175 × 45~68	112~170 × 40~70
충란의 형태	타원형, 측면에 작은 결정상 돌기	측면극(lateral spine)이 있다	하단극(terminal spine)이 있다
기생 부위	문맥계통(간, 장벽)	장간막정맥(대장)	방광, 직장, 골반부의 정맥

2. 생활사

암컷이 문맥계에서 장관벽의 모세혈관으로 이동하여 산란한다. 산란된 충란의 일부는 장관 내로 배출되어 분변에 섞여 체외로 나온다. 나머지 충란은 혈액을 타고 간, 폐 등의 장기로 운반되어 섬모유충 단계까지 발육하고 난각을 빠져나오지 못한 채 죽는다.

외계에 나온 충란에서 부화한 섬모유충이 수중에서 유영하다가 중간숙주인 달팽이류(*Oncomelania nosophora, O. hupensis* 등)에 침입한다. 달팽이의 연부 조직에서 포자낭을 거쳐 딸포자낭으로 발육하고 5~12주 후에 유미유충이 된다. 유미유충은 달팽이에서 물속으로 방출되고 종숙주의 피부에 침입한다. 피부 속에서 꼬리가 떨어진 침입주혈흡충(schistosomule)이 된 후 혈류를 따라 이동하여 주로 문맥 계통의 혈관으로 간다. 감염 3~4주 후에 성충이 된다(그림 3-4). 수명은 최장 약 30년이다.

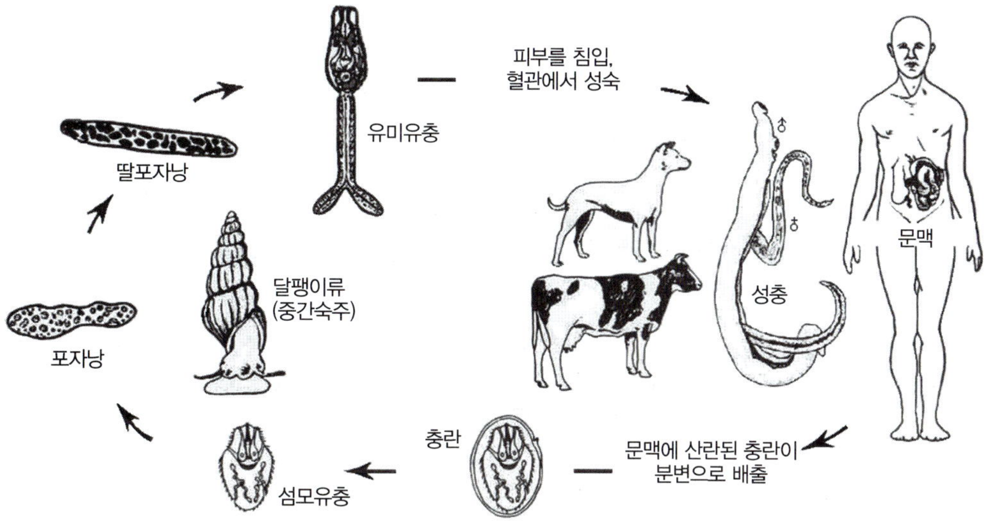

그림 3-4 일본주혈흡충의 생활사

3. 병리 및 증상

주요 침범 장기는 소장과 간이다. 병변의 진행과 증상의 발현 정도는 감염 충체의 수에 따라 결정된다. 대체로 증상은 잠복기, 산란과 배출기 및 조직 증식과 치유기의 3단계로 진행된다.

(1) 잠복기

유미유충이 사람 피부에 침입한 후 성충이 되기까지의 기간으로, 보통 3~4주 정도이다. 유충이 폐로 이행하면 출혈을 수반하는 폐의 외상성 및 침윤성 변화, 간내 문맥계에서는 충체가 발육하는 동안에 나타나는 간염, 상장간막정맥(superior mesenteric vein) 내에 기생할 때의 소장벽 손상, 충체 대사산물의 흡수에 따른 알레르기성 반응 등이 나타난다.

증상으로는 유충 침입 후 24~36시간에는 가려움증과 함께 피부염이 나타나고, 시간이 지남에 따라 열을 동반한 두드러기, 피부의 부종, 피부와 점막의 홍반 및 설사 등이 나타난다.

(2) 산란 및 배출기

충란에 의해 정맥 내의 혈액 순환이 막히고 해당 부분의 장관 운동이 항진된다. 난각 내에서 발육 중인 유충은 점액성 물질을 분비하여 충란이 혈관의 주위 조직으로 탈출할 수 있도록 도와준다. 충란이 장관 내로 나와 대변과 함께 밖으로 배출되는 과정에서 장점막하, 점막 내 및 간 내 문맥 주위 조직에 가성농양(pseudo-abscess) 또는 가성결절(pseudotubercle)이 형성되고 궤양으로까지 발전한다.

주요 증상은 점혈변, 발열, 오한, 복통, 간과 비장의 종대 및 압통, 식욕 감퇴, 체중 감소, 전신부종 등이며, 이러한 급성 증상은 3~10주 후에는 완화되고, 장에 형성되었던 농양은 상처조직을 남기면서 치유된다.

(3) 조직증식 및 치유기

가성농양 및 가성결절은 섬유화되어 장관이 협착되고 간에는 섬유화와 경변이 나타난다. 식도정맥류(esophageal varix)가 생기거나 복부와 흉부의 표재성 정맥이 현저히 확장되기도 한다. 이러한 만성기는 여러 해 지속되기도 하고, 폐렴 또는 다른 감염성 질환의 합병으로 사망하기도 한다. 만성기에는 간병변이 진행되면서 복수 및 부종이 나타나며 전신 쇠약, 호흡곤란, 심한 소화 장애 등의 증상이 나타난다. 소아에 있어서는 신체 및 정신적 발육이 지연되고 빈혈이 나타난다.

4. 진 단

- 집란법으로 점혈변에서 충란을 검출한다.
- 직장 혹은 간생검에서 충란을 검출한다.
- 피내반응, 간접형광항체법, 효소면역검사법 등 혈청학적 진단법도 보조적으로 이용된다.

5. 치 료

Praziquantel(Biltricide®, Distocide®)을 복용한다. 체내에서 흡수가 잘 되고 대사가 빨리 진행되어 24시간 내에 80%가 소변으로 배설되지만 주혈흡충은 praziquantel에 접촉하자마자 수축되고, 표피에 수포가 생기며, 혈관 내에서 기생 부위를 유지하지 못하고 결과적으로 충체가 파괴된다. 모든 주혈흡충에 대한 구충 효과가 좋아서 40~60mg/kg을 1회 투여하면 60~95%의 치료율을 나타내며, 완전히 구충되지 않은 환자에서도 1년 후에 대변검사를 해 보면 90~95%의 충란감소율을 나타낸다. 부작용은 심하지 않지만 오심, 현기증, 복통 등이 올 수 있다.

6. 예 방

분뇨를 적절히 처리하여 중간숙주인 달팽이류의 감염을 막는다. Praziquantel과 같은 약제로 감염자를 집단 구충하여 감염원을 감소시킨다. 만연지역에서는 피부가 물에 노출되지 않도록 주의한다.

2 방광주혈흡충(*Schistosoma haematobium*)

본 흡충은 나일강 유역을 중심으로 아프리카 전 지역과 중동지역에 분포한다. 특히 최근 댐공사 등으로 유행지역이 넓어지는 양상을 보이고 있다.

1. 생활사

이집트 지방은 *Bulinus* 속, 콩고 지방은 *Physopsis* 속, 포르투갈과 모로코 지방은 *Planorbis* 속의 패류가 중간숙주가 되며, 감염방식 및 체내 발육은 일본주혈흡충과 유사하다.

2. 병리 및 증상

(1) 잠복기

잠복기의 병변 진행과 증상 발현은 일본주혈흡충증과 유사하다.

(2) 산란 및 배출기

충란이 혈관과 점막을 파괴하고 방광 속으로 나와 혈액과 함께 소변으로 배출되는데, 요도와 방광 점막에 특징적인 증식과 염증이 나타난다(그림 3-5). 무통성 혈뇨가 일반적인 증상이지만, 진전되면 방광 및 치골 상부의 동통, 빈뇨, 배뇨 시의 동통 등이 나타난다.

(3) 조직증식 및 치유기

방광과 직장벽의 충란 주위에 가성농양과 가성결절 형성, 방광벽의 증식에 따른 섬유화, 2차 세균감염 등이 복합적으로 일어나 만성 방광염과 유사한 증상이 나타난다(그림 3-6). 수뇨관이 침범되면 요도가 막힐 수 있다. 세균 감염으로 인한 농양은 방광 내로 터지거나 직장 또는 음낭 사이에 누공이 형성되어 마치 임질에서와 같은 화농성 삼출물이 나온다. 여자의 경우 질과 자궁이 침범되기도 한다. 증상으로 전신 쇠약, 혈뇨, 농뇨 등이 나타나며, 배뇨 시 동통이 수반된다.

만일 충란이 하장간막정맥(inferior mesenteric vein) 내로 들어가게 되면 충수돌기, 회맹부, 대장, 직장이 침범되고, 간, 심장 또는 폐 등에도 충란이 들어가 각 장기의 침범에 따른 증상이 나타난다.

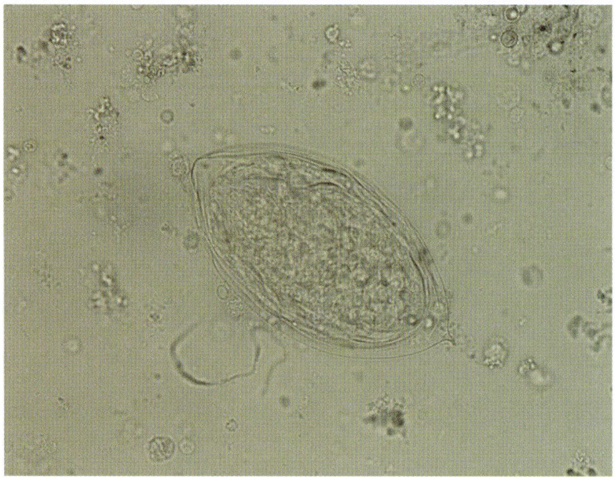

그림 3-5 방광주혈흡충 충란

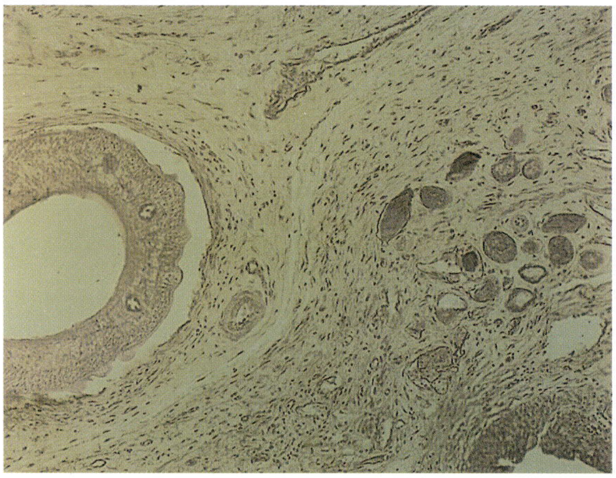

그림 3-6 방광주혈흡충에 감염된 방광 조직

3. 진단 및 치료

소변에서 집란하여 충란을 검출한다. 방광 점막 생검이나 직장 생검으로 진단하기도 한다. 일본주혈흡충의 치료법과 동일하게 praziquantel을 사용한다.

3 만손주혈흡충(*Schistosoma mansoni*)

이 기생충은 방광주혈흡충과 분포지역이 같고 형태도 유사하여 혼동되어 왔으나 충란의 옆가지(lateral spine) 등의 형태학적 차이와 병독성 등을 근거로 다른 종으로 분류되었다. 나일강 하류 지역을 비롯한 아프리카 전역에 분포한다. 남아메리카의 브라질, 콜롬비아, 베네수엘라, 수리남, 푸에르토리코 등지에서도 발견된다(그림 3–7).

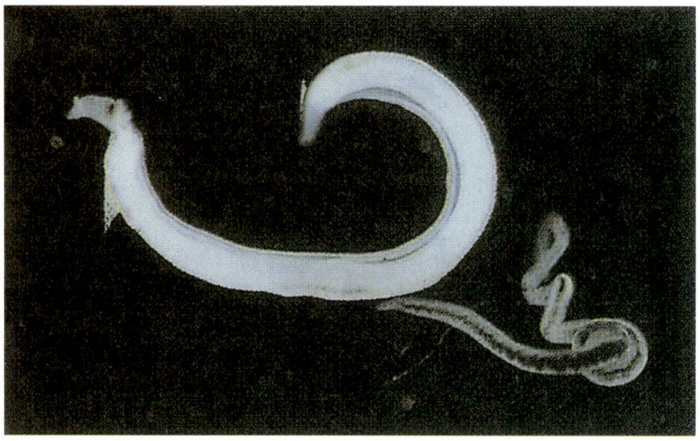

그림 3-7 만손주혈흡충 성충

1. 생활사

암컷은 대장벽의 세정맥까지 나와 산란하며, 대변과 함께 배출된 충란에서 섬모유충이 나온다. 섬모유충은 물속에서 중간숙주인 담수패류(*Planorbis*, *Biomphalaria*, *Australorbis* 속 등)에 침입하여 유미유충으로 발육한 후(감염 후 4~6주) 패류에서 빠져나오고, 사람이 물에 들어 갔을 때 피부를 통해 감염된다(그림 3-8, 9).

2. 병리 및 증상

주요 기생 부위는 대장, 특히 직장인데, 문맥계에도 기생한다. 병리 소견은 일본주혈흡충증과 유사하지만 충란 생산이 적어 조직 내 충란 주위 병변의 진행이 완만하다는 점이 다르다(그림 3-10).

(1) 잠복기

가려움증을 동반한 구진성 홍반이 생기며 때로는 노출됐던 피부의 혈관이 확장된다. 설사와 발열이 있고, 간과 비장의 종대와 압통이 생긴다.

(2) 산란 및 배출기

일차적으로 장벽에 침입하고 나서 간과 비장을 침범한다. 감염 후 5~7주에 충란의 배출이 시작되면 복통과 함께 점혈변이 나오고, 심하면 탈항(rectal prolapse)이 일어나기도 한다.

(3) 조직증식과 치유기

장벽의 비후, 섬유화, 치질(hemorrhoid) 등이 생기고, 회음부와 둔부, 방광 등에 누공(fistula)이 형성되기도 한다. 간경변증으로 복수가 생기거나 식도정맥류의 파열로 대출혈이 초래되기도 한다.

3. 진단 및 치료

대변에서 충란을 검출한다. 직장 생검에서 충란을 검출할 수도 있다. 혈청학적 검사법을 보조적으로 사용하기도 한다.

일본주혈흡충의 치료법과 동일하게 praziquantel을 사용한다.

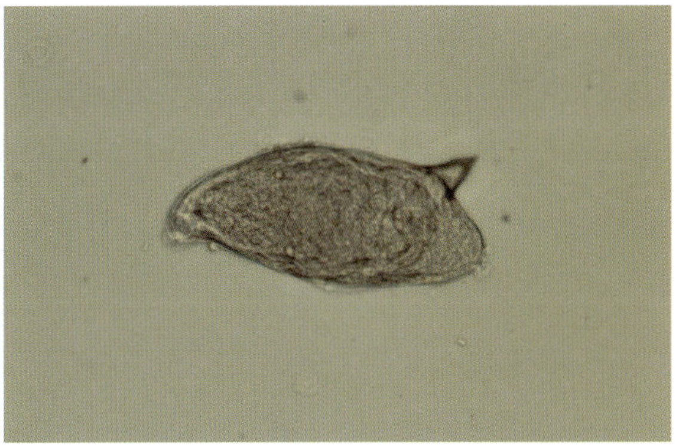

그림 3-8 만손주혈흡충 충란

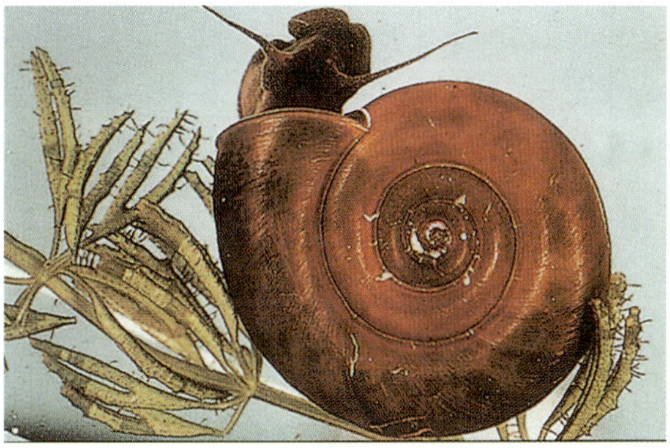

그림 3-9 만손주혈흡충의 중간숙주 *Biomphalaria* sp.

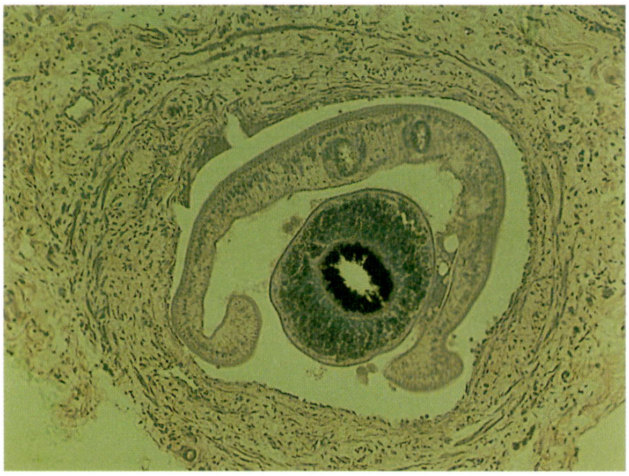

그림 3-10 만손주혈흡충에 감염된 간 조직

4 메콩주혈흡충(*Schistosoma mekongi*)

메콩강에 있는 콩(Khong)섬 주위가 고도 유행지이다. 성충은 장간막정맥에 기생하며, 일본주혈흡충과 모양이 비슷하지만 충체 표면에 돌기가 없다. 충란은 일본주혈흡충과 모양이 유사하지만 약간 작다. 병리학적 변화는 일본 주혈흡충 감염 시와 비슷하지만 증상이 다소 약하다. 간과 비장의 비대, 문맥압 항진 등이 주요한 후유증이다.

5 장간막주혈흡충(*Schistosoma intercalatum*)

중앙 및 서부 아프리카의 제한된 지역에서 유행한다. 성충은 장간막정맥에 기생하고, 충란은 대변으로 배출된다. 충란은 방광주혈흡충과 모양이 비슷하다. 중간숙주는 *Bulinus* 속의 패류이다. 임상소견은 만손주혈흡충증과 유사하다.

6 유미유충성 피부염(Cercarial dermatitis(swimmer's itch))

조류나 다른 포유동물에 기생하는 주혈흡충의 유미유충이 사람의 피부를 뚫고 들어와 피부염을 일으킬 수 있다. 유충의 침입에 따라 피부발진이 생겼다가 수 시간 내 없어지지만 심한 가려움증, 부종이 동반되며, 조직병리학적으로 림프구, 호산구 등의 침윤이 발생한다. 수일 후 병변이 심해지기도 하고, 이차 감염이 생기기도 한다. 재감염이 반복되면 이러한 증상들이 심해지고 알레르기성 피부염으로 발전한다(그림 3-11).

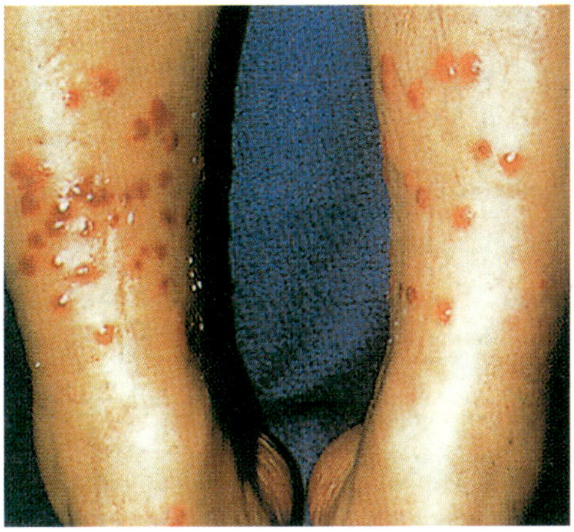

그림 3-11 유미유충성 피부염

B. 간 기생흡충류(Liver flukes)

1 간흡충(*Clonorchis sinensis*)

중국, 일본, 베트남(중부, 북부지역), 우리나라 등 동아시아에 분포한다.

1. 형 태

성충은 납작하고 기다란 나뭇잎 모양으로, 담홍색이다. 크기는 10~25 × 3~5mm로, 숙주 및 기생하는 개체수에 따라 다르다. 복흡반은 구흡반(0.5mm)보다 작고 충체 전단 1/4 부위의 복면에 위치한다. 두 개의 고환은 나뭇가지 모양으로, 충체의 후방 1/3을 차지하며, 앞뒤로 위치해 있다. 저정낭은 뚜렷하고 크며, 긴 원통형이며, 몸 중앙부에서 약간 뒤쪽에 있다. 난소는 3엽상으로 자궁과 고환의 중간에 있다. 자궁은 길고 충란으로 가득 차 있고 난소와 구흡반 사이를 지나 복흡반 전방에서 개구한다. 난황소는 과립 모양으로 몸 양쪽에 길게 산재한다(그림 3-12).

충란은 깨 또는 오이씨 모양으로, 27~35 × 12~20μm이며, 황갈색이다. 전단은 좁고 난개가 있으며, 난각과 닿는 부분이 비후되어 있다. 난각의 후단에는 결절상의 작은 돌기가 있다(그림 3-13).

2. 생활사

충란이 담즙을 따라 장관 내로 나와서 대변과 같이 외계로 배출되면 수중에서 제1중간숙주인 왜우렁이(쇠우렁이, *Parafossarulus manchouricus*)가 섭취한다(그림 3-14). 왜우렁이의 장관 내에서 충란에서 부화한 섬모유충이 주위 조직으로 침입한 후 포자낭 → 레디아유충 → 유미유충 순으로 발육한다.

유미유충(그림 3-15)은 원통형의 몸체 부분과 긴 꼬리 부분으로 구성되어 있는데, 왜우렁이로부터 수중에 유출되어 제2중간숙주의 비늘을 통하여 근육에 침입한다. 제2중간숙주는 잉어과에 속하는 민물고기로, 가장 감염이 잘 되는 참붕어(그림 3–14)를 비롯하여 모래무지, 몰개, 참중고기, 누치, 붕어, 잉어 등 약 40종이 알려져 있다. 민물고기에서 피낭유충의 상태로 대기한다(그림 3–16).

일반적으로 감염 3~4주 후면 성충까지 발육하여 산란한다. 성충의 수명은 5~10년 이상으로 추정되고 있다. 숙주는 사람 및 가축이며, 기생 부위는 간내 담도(intrahepatic bile duct) 및 총수담관, 담낭 등이다(그림 3–17).

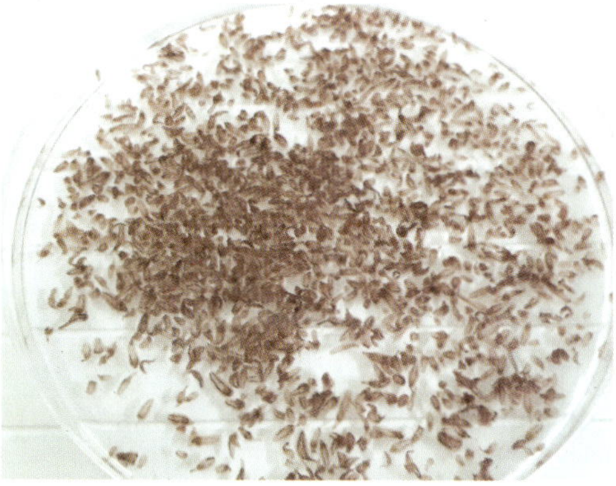

그림 3-12 간흡충 성충

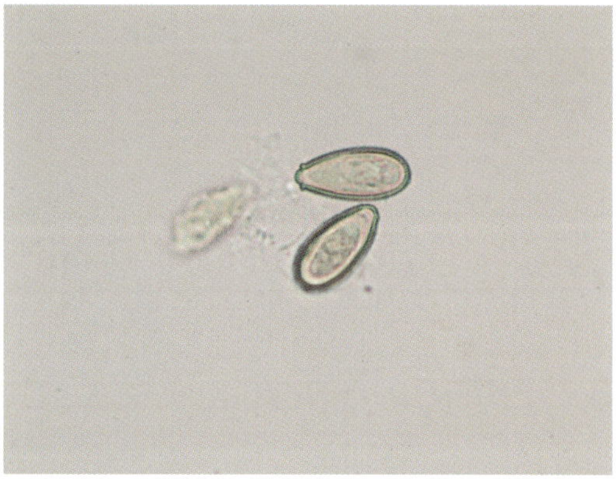

그림 3-13 간흡충 충란

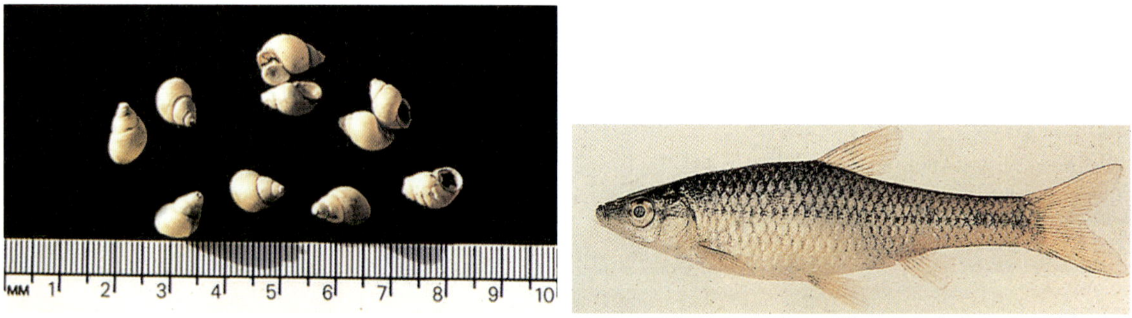

그림 3-14 간흡충의 제1중간숙주인 왜우렁이와 제2중간숙주인 참붕어

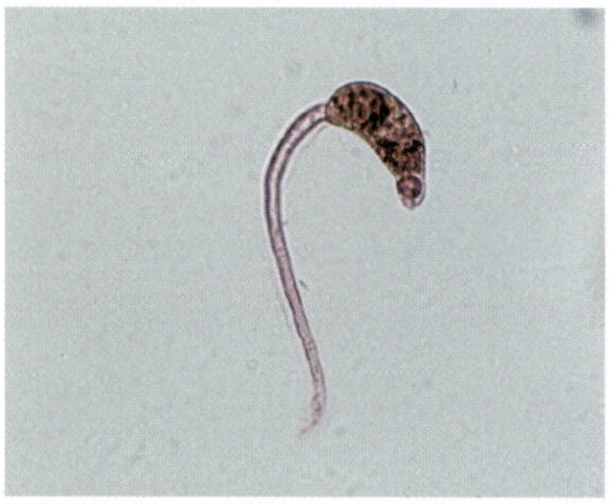

그림 3-15 간흡충 유미유충

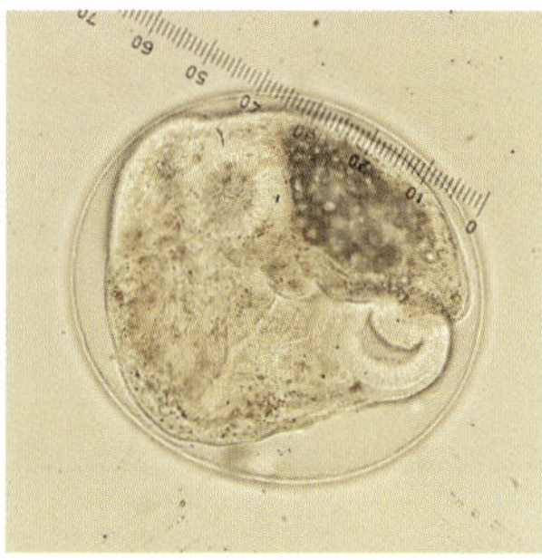

그림 3-16 간흡충 피낭유충

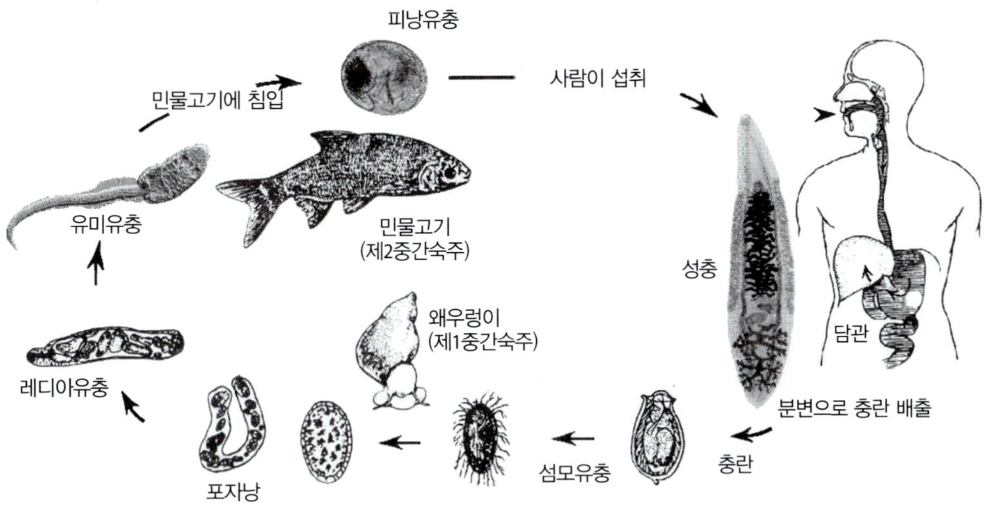

그림 3-17 간흡충의 생활사

3. 역 학

우리나라는 낙동강 유역을 비롯한 5대강 유역에 많은 유행지역이 있다. 과거 김해평야 지역은 70% 이상, 영산강 유역은 30~40%, 남강 유역은 약 40% 등으로 높은 감염률을 보인 바 있다. 최근에도 금강 유역의 조사에서 14.2%를 보이는 등 지역에 따라 높은 감염률을 나타낸다. 현재 우리나라에서 대변검사로 진단되는 기생 연충 중에서는 가장 감염률이 높다. 한국건강관리협회조사에 의하면 2019년도에 0.82%의 감염률을 보였다.

사람은 피낭유충이 들어 있는 민물고기를 날로 먹을 때 감염된다. 또한 불충분하게 조리되거나 덜 건조되거나 잘 절여지지 않은 물고기를 먹을 경우 또는 감염된 물고기를 조리하면서 피낭유충에 오염된 칼, 도마, 행주 등을 통해 감염될 수도 있다.

먹는 물을 통한 감염도 가능한데, 감염된 물고기가 수중에서 죽으면 근육 속에 있던 피낭유충이 수중으로 유출되는데, 이 물을 사람이 마시면 감염된다.

4. 병 리

간흡충 감염에 따른 병변의 진행 및 증상의 발현 정도는 충체의 직접적인 물리적 자극과 대사산물의 독성 작용에 의하여 결정된다. 일반적으로 감염된 충체의 수나 감염기간 및 숙주의 저항력 등에 따라 병변의 차이가 나타난다. 많은 개체수가 기생할 때나 반복적으로 감염되는 경우의 병변은 담관계 전반에 파급되어 악성 경과를 보인다. 그러나 현저한 임상증상을 나타내지 않는 경도 또는 중등도의 감염에서도 간 내의 국소적인 병변이 발견된다.

담도의 병리조직학적 변화는 경시적으로 5단계의 과정이 알려져 있는데, ① 담관상피세포의 탈락, ② 담관상피세포의 증식과 탈락, ③ 담관상피세포의 증식과 탈락을 겸한 선종성 조직변화, ④ 담관주위 섬유화 그리고 ⑤ 상피세포의 악성화이다.

충체의 기계적 자극은 담관점막 및 점막하층에 염증성 침윤을 일으키고, 이어서 점막상피의 증식과 탈락이 온다. 여기서 진전되면 담관선 및 모세담관의 신생과 더불어 상피주위의 섬유화가 뒤따르고, 담즙의 울체현상이 유발되면 담도의 점진적인 확장, 비후 및 낭포상 변화(cystic change)가 생긴다. 또한 담관벽 주위 결체조직의 증식이 나타나고 간세포의 변성 및 위축과 엽간결체조직의 불규칙한 증식이 온다(그림 3-18). 이러한 변화는 충체의 침범이 없는 모세담관에서도 일어나는데, 이는 충체의 물리적 자극뿐만 아니라 대사산물의 독성작용에 의한 결과이다. 이와 같은 병변은 국소적이거나 광범위한 간 실질의 괴사를 유발하고, 담관주위의 병변과 문맥 주위의 결체조직 증식은 문맥지(portal branches)를 압박하게 된다. 이로 인하여 순환장애가 나타나고 부종이나 복수가 생긴다. 더 진행되면 담즙성 경변증(biliary cirrhosis)으로 발전하게 된다.

간흡충증에 수반되는 간암은 원칙적으로 담관암(cholangiocarcinoma)이며, 종양세포 및 간질의 풍부한 점액생산이 특징이다. 감염된 간흡충이 담관암 유발의 원인물질(inducer)이 된다고 보기는 어려우나, 발암성 물질에 의해 시작된 악성변화에 촉진제(promoter) 역할을 하는 것으로 추정하고 있다.

5. 증 상

일반적으로 지극히 만성 증상을 나타낸다.

감염 수일 후부터 무력감, 미열과 경한 황달이 나타나고, 점차 간종대, 우상복부 동통, 백혈구증가증, 호산구증가증 등이 이어 나타나게 된다. 간혹 이런 증상이 급격히 악화하기도 한다. 3~4주 후 충란이 발견되기 시작하고, 점차 만성기로 이행하면 담낭염이나 간염 등의 증세가 뚜렷하게 된다.

간흡충증은 증상에 따라 경증, 중등증 및 중증의 세 가지로 구분된다. 경증은 감염되었지만 자각증상이 없거나 지극히 경미하여 식후 상복부 중압감 등 가벼운 증상을 보인다. 중등증은 식욕감퇴, 설사 등의 위장 증상과 간종대, 가벼운 부종, 황달, 야맹증 등이 나타난다. 중증은 위장 증상의 악화, 수성 내지 점액성 설사, 혈변, 간종대, 복수, 전신쇠약 등을 나타낸다. 중요한 것을 요약하면 다음과 같다.

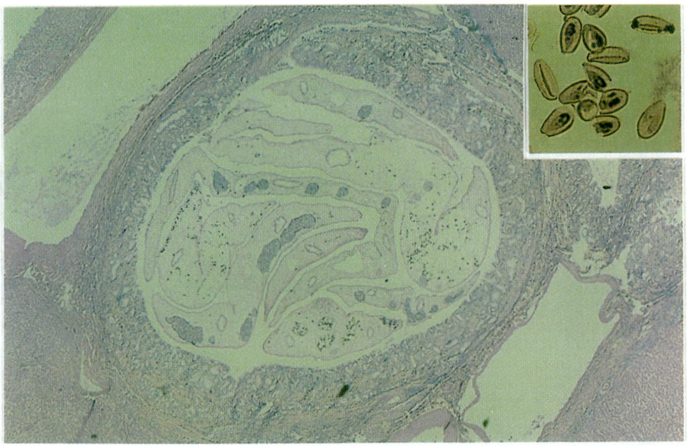

그림 3-18 간흡충 기생으로 인한 담관상피조직의 변화

- **소화기 장애**: 감염 초기에는 약간의 식욕 항진을 보이지만 점차 영양상태가 나빠지면서 식욕감퇴 등을 포함한 여러 위장 증상이 나타난다. 그 원인은 담낭염과 담도염에 의한 담즙과 췌장액의 장내 배출 장애, 문맥계의 울혈과 위장 출혈 등에 의한 것으로 보고 있다. 때로는 지속적이거나 심한 설사 증상을 보이기도 한다.
- **간종대**: 가장 중요한 임상증상으로 주로 우엽에 많이 온다. 원인은 충체 및 충란에 의한 담관의 확장, 비후, 증식 때문인 것으로 보고 있다. 간이 종대되어도 해당 부위의 경한 압통 외에는 별다른 통증이 없고 간혹 우견갑부 및 양쪽 액와부에 방사성 동통, 심와부 동통이 온다.
- **비장종대**: 비교적 소아에게서 많이 나타난다. 감염 초기에 충체로부터 유래된 독소 혹은 문맥계의 울혈 때문에 생기는 것으로 생각된다.
- **복수**: 간의 병변과 문맥계 울혈에 따른 순환장애로 나타나며, 특히 중증일 때 많이 나타난다. 울혈성 비장종대와 소화 장애가 동반된다. 부종은 보통 만성기에 하지와 복벽에 온다.
- **황달**: 충체에 의하여 담도가 협착되거나 폐쇄됨으로써 담즙의 장관내 배출에 문제가 생겨 담관염과 함께 폐쇄성 황달(obstructive jaundice)이 생긴다. 가려움증과 두드러기가 동반된다.
- **야맹증**: 고빌리루빈혈증(hyperbilirubinemia)이나 충체로부터 나온 독성 물질에 기인되는 것으로, 중증에서 흔하다. 눈에 피로도 쉽게 느낀다. 농후한 만연지역에서 보다 현저하다.
- **기타**: 소변은 담즙색소 양성을 보인다. 경우에 따라 회수와 분량이 감소되다가 무뇨증에 이르기도 한다. 심급박증과 같은 중독 증상을 보이기도 하고 두통, 현기증, 우울증 등 신경 증상이 나타나기도 한다. 특히 소아에게 있어서 발열, 오한, 전율 등이 나타나는 경우도 있다.

6. 진단

- 임상적 진단 시 심부전증에 의한 울혈간, 알코올성 간경변, 간종양, 간매독 등과의 감별이 요구되며, 일본주혈흡충증 만연지역에서는 주혈흡충간의 종감별이 필요하다.
- 민물고기를 날로 먹은 적이 있거나 또는 만연지역에 산 기왕력이 있을 때 본 질환을 의심하고 대변검사를 해서 충란 유무를 확인할 필요가 있다. 충란은 특히 요코가와흡충과 혼동하기 쉬우므로 주의깊게 관찰하여 감별해야 한다.
- 피내반응검사는 교차반응이 있고 치료 후에도 장기간 양성 반응을 보이기 때문에 감염을 확진하는 데 이용할 수는 없다. 양성일 경우 대변검사를 하여 충란 배출 여부를 확인해야 한다.
- 효소면역검사법(ELISA)이 보조적인 진단수단으로 이용되지만 민감도가 낮은 단점이 있다.

7. 치료

Praziquantel 25mg/kg을 하루 세 번 1~2일간 투여로 99~100%의 충란 음전율을 보인다. 40mg/kg로 1회 투여해도 효과가 좋다. 상복부통, 오심, 현기증 등의 경미한 부작용이 있을 수 있으나 곧 없어진다.

8. 예 방

- 민물고기를 날로 먹지 않는다.
- 만연지역에서는 물고기를 조리한 후 손이나 도마, 행주 등을 깨끗이 씻는다.
- 적절한 인분 처리로 충란이 환경을 오염시키는 것을 막는다.
- 개, 고양이 등 동물이 감염되지 않도록 관리한다.

② 타이간흡충(*Opisthorchis viverrini*)

태국 동북부, 라오스 중남부 등 주로 메콩강을 따라 분포한다.

형태는 고양이간흡충과 유사하지만 약간 작다. 전고환이 깊게 갈라져 뚜렷한 4개의 잎 모양으로 난소와 고환이 인접해 있으며, 난황소가 군집을 이루고 있는 점이 고양이간흡충과 다른 점이다(그림 3-19). 충란의 크기는 27 × 15μm이다.

생활사는 간흡충과 유사하다. 제1중간숙주는 *Bithynia* 속(*B. goniomphalus*, *B. funiculata*, *B. laevis* 등)의 담수 패류이며, 제2중간숙주는 잉어과 어류이다.

간흡충과 유사한 병변을 보이며, 담관염 소견을 보이고, 간경변까지 진행될 수 있다. 간종대를 동반한 선통, 식사 후 팽만감, 설사 등이 주요 증상이다. 때로는 중증도의 발열과 황달이 나타나기도 한다. 타이간흡충은 발암성 물질에 의한 담관암 유발의 촉진제 역할을 하는 것으로 알려져 있다.

③ 고양이간흡충(*Opisthorchis felineus*)

러시아, 유럽 등지의 고양이, 개, 여우 등의 기생충이다. 사람기생이 보고되고 있으나 비교적 드물다. 우리나라에는 존재하지 않는다.

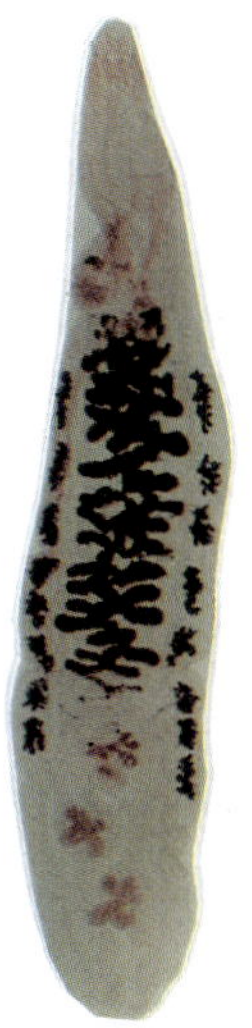

그림 3-19 타이간흡충 성충

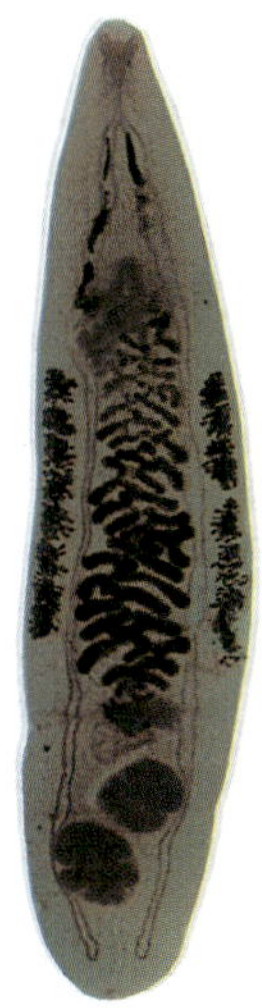

그림 3-20 고양이간흡충 성충

충체의 형태는 간흡충과 비슷하지만 크기가 7~12 × 2~3mm로 작으며, 구흡반과 복흡반의 크기가 같다. 2개의 고환은 체후반 1/4에 약간 경사져서 위치하며, 앞쪽 고환은 4개의 잎으로, 뒤쪽 고환은 5개의 잎 모양으로 되어 있다. 배설낭은 S자 모양으로 고환 사이를 지나간다(그림 3-20). 충란은 38~45 × 11~20μm로 간흡충보다 가늘고 긴 편이나 매우 유사하다.

생활사는 간흡충과 유사하다. 제1중간숙주는 담수패류(*Bithynia leachi*)이며, 제2중간숙주는 잉어과 어류이다.

담관상피세포에 염증성 및 증식성 병변에 이어 섬유화를 일으킨다. 많은 개체가 기생하여 손상이 심해지면 간과 비장의 종대, 황달, 소화 장애 등이 오고, 담낭염 또는 췌장염으로 진행하기도 한다. 섬유화 및 반흔조직이 형성되면 안면과 사지에 부종이 오고 때로는 복수가 생기기도 한다.

4 간 질(*Fasciola hepatica*)

소, 양 등 초식동물의 담관에 기생하는 큰 흡충으로, 수의학 분야에서 보다 중요한 기생충이지만 인체감염도 잦은 편이다.

1. 형 태

체장 20~40 × 8~13mm의 대형 흡충이다. 편평한 엽상으로, 몸의 전단부는 좁아져서 원추돌기(conical projection) 모양이다. 전단에 구흡반이 있고 근접해서 약간 큰 복흡반이 있다. 식도는 짧고 장은 좌우 양쪽 장관을 주요관으로 하여 양측에 많은 횡분지 모양을 이루며 후단까지 뻗어 있다. 두 개의 고환은 충체 후단 2/3를 차지하고 있고, 분지가 많은 나뭇가지 모양으로 되어 있다. 난소는 전고환의 전방 우측에 사슴뿔 모양으로 분지되어 있으며, 굽어진 자궁은 복흡반에 인접해 있다(그림 3-21). 충란은 130~145 × 70~90μm의 담황색으로 타원형이며, 난각은 얇고 전단에 난개(operculum)가 있다.

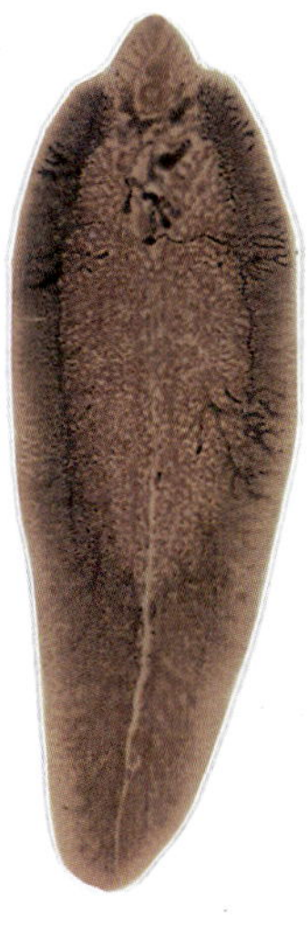

그림 3-21 간질 성충

2. 생활사

담관으로부터 배출된 충란은 대변과 같이 외계로 나와 20~25℃ 수중에서 약 2주 후 섬모유충으로 발육하여 제1중간숙주인 *Lymnaea* 속의 달팽이(예 *Lymnaea pervia*)에 침입하여 유미유충으로 성장한다. 중간숙주로부터 나와 물가의 수초 잎에 부착, 피낭유충 단계로 발육한다. 종숙주에 섭취되면 탈낭하여 장벽을 뚫고 간실질로 침입하고 담관이나 담낭으로 이동하여 7~8주 후 성충이 된다. 보통 기생 부위는 담관이지만 여러 내장기관으로 이행하기도 한다.

3. 역 학

간질은 소나 양을 기르고 있는 전 세계 모든 나라에 분포되어 있다. 미나리 등 물풀의 줄기나 잎 등에 부착되어 있는 피낭유충을 섭취했을 때 인체에 감염된다. 중남미나 프랑스 등지에서는 양갓냉이(watercress)로 샐러드를 만들어 먹을 때 감염된다고 하며, 피낭유충으로 오염되어 있는 물을 마시는 경우도 감염될 수 있다. 우리나라의 소에는 20% 정도 감염되어 있었으나 최근에는 인공사료에 의한 사육으로 감염률이 낮아졌다. 우연기생에 의한 사람기생의 예가 계속 보고되고 있어 중요한 인수공통감염증으로 주목된다.

4. 병리 및 증상

부화한 유충이 간 실질로 이행할 때 외상성 및 괴사성 병변이 초래된다. 담관 내에 도달하여 성충이 되면 물리적 자극으로 담도상피의 염증성 및 선종성 변화(adenomatous change)가 일어나고 점차 섬유화가 진행된다. 더 진전되면 간은 압박성 위축과 경변증을 일으킨다. 중감염일 때에는 담도상피가 헐거나 간농양이 생기기도 한다.

인체에서는 담도 이외의 조직으로 이행하여 혈관, 폐, 피하조직, 뇌실, 안와 등에서도 발견된다. 주요 증상은 간 부위의 통증, 폐쇄성 황달, 기침, 구토, 복부 강직, 복부 압통, 두드러기, 발열, 설사, 빈혈, 혈색소뇨(hemoglobinuria) 등이며, 높은 호산구증가증이 지속된다. 담낭염도 비교적 흔한 합병증이다.

5. 진 단

대변 또는 담즙에서 충란을 발견하면 확진된다. 비대 흡충의 충란과 구별이 어려우므로 진단에 유의해야 한다. 간질에 감염된 초식동물의 간을 섭취했을 때도 충란이 분변에서 검출되므로 잘못 진단하지 않도록 주의해야 한다. 다른 조직으로 이행하는 경우 분변검사로는 진단이 불가능하므로 혈청학적 진단(ELISA)이나 영상의학적인 진단법을 시행하는 것이 좋다.

6. 치 료

Praziquantel을 사용할 수 있으나 효과가 좋지 않다고 한다. Bithionol을 사용할 수 있다.

7. 예 방

- 피낭유충이 붙어 있을 가능성이 있는 미나리, 기타 수생식물을 날로 먹지 않는다.
- 장기적인 예방대책으로는 감염되어 있는 초식성 가축을 대상으로 구충작업을 시행한다.

5 거대간질(*Fasciola gigantica*)

Fasciola 속의 일종으로, 초식동물의 담관에 기생한다. 간질(*F. hepatica*)보다 대형의 흡충이다. 아시아, 아프리카, 하와이 등지에 분포한다.

거대간질은 체장이 40~80mm에 달하며, 구두주걱 모양이다. 간질의 체장은 20~40mm이고 타원형이다. 충란도 간질보다 커서 160~190 × 70~90μm이고 난원형이다. 국내 역학 조사 결과 *Fasciola* 속 흡충 감염률의 약 70%가 거대간질이었다. 병리와 증상은 간질 감염과 유사하다.

6 창형흡충(*Dicrocoelium dendriticum*)

유럽, 북아프리카, 아시아, 미국 등 세계 각지에 분포되어 있으며, 양, 사슴, 소 등 초식 또는 잡식동물의 담관에 기생한다. 사람기생 예는 산발적으로 보고되고 있다.

1. 형 태

성충은 5~15 × 1.5~2.5mm의 작은 흡충으로, 창(lancet) 모양이다. 고환은 난소 앞쪽 충체 전반부에 있고 자궁은 후반부에 있어 암수 생식기의 위치가 일반적인 흡충과 반대로 배치되어 있는 것이 특징이다. 장관은 후방 1/5 정도까지 뻗어 있다(그림 3-22).

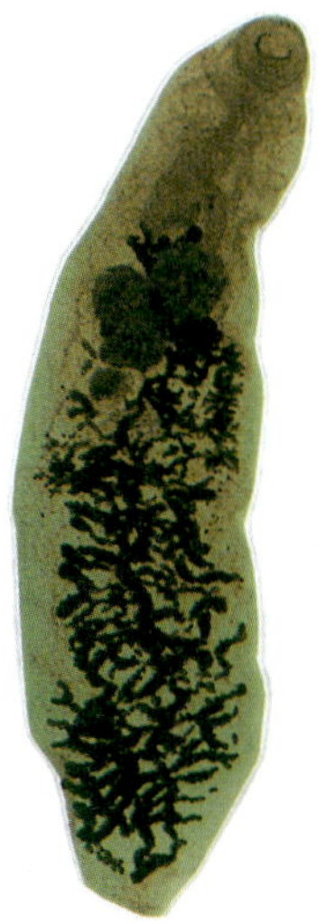

그림 3-22 창형흡충 성충

충란은 난원형으로 38~48 × 22~30μm이며, 난각은 황갈색으로 두텁고 뚜렷한 난개가 있다.

2. 생활사

제1중간숙주인 육상달팽이 체내에서 부화하여 유미유충까지 발육한다. 유미유충은 200~400개의 무리로 집결하여 달팽이의 분비물과 함께 외부로 나와 낭포를 형성하는데, 이것을 점구(slime ball)라고 한다. 점구가 땅에 떨어지면 제2중간숙주인 개미가 섭취하고 개미 몸 안에서 피낭유충으로 발육하는데, 이 개미를 숙주동물이 먹으면 감염된다. 기생 부위는 담낭, 담관, 췌관 등이다.

3. 병리 및 증상

담관벽 상피의 증식과 비후가 일어나고 차츰 경변성 병변이 초래된다. 주요 증세로는 간종대를 동반한 소화불량, 오심 등이다.

4. 진단 및 치료

분변내 충란을 검출하면 진단되는데, 췌질의 충란과 감별이 어렵다. 확진하려면 충체를 검출해야 한다. Praziquantel이 유효하다.

C. 췌장 기생흡충류(Pancreatic flukes)

❶ 췌 질(*Eurytrema pancreaticum*)

아시아와 남미에 분포한다. 우리나라에서는 사람기생이 의심되는 충란양성자가 보고된 바 있으나 충체를 확인하지 못하였다.

충체는 비교적 두터우며 10~23 × 5~9mm의 크기이다. 구흡반이 복흡반보다 훨씬 더 큰 것이 특징이다. 고환은 복흡반 약간 후방에 좌우로 위치한다. 난소는 분엽상으로 몸 중앙에 있다(그림 3-23). 충란은 50~80 × 35~40μm로 창형흡충란보다 조금 크지만 형태는 유사하다. 난개가 있는 상단의 폭이 넓은 것이 특징이다.

생활사를 보면 제1중간숙주는 육상달팽이이고, 제2중간숙주는 메뚜기류이다.

우리나라에서는 제1중간숙주는 명주달팽이(*Acusta despecta*), 제2중간숙주로 점박이쌕새기(*Conocephalus maculatus*)가 보고되었다. 종숙주는 소, 돼지, 양, 물소 등이다. 주로 췌장에 기생하는데, 담관, 십이지장에서도 검출된다. 췌관 상피세포의 만성 증식 및 섬유화로 폐쇄가 유발되기도 한다. 주요 증세로는 췌장염 혹은 담낭염이고 영양실조를 일으킨다. 치료제는 praziquantel이 유효할 것으로 생각되는데, 아직 임상실험된 약제는 없다.

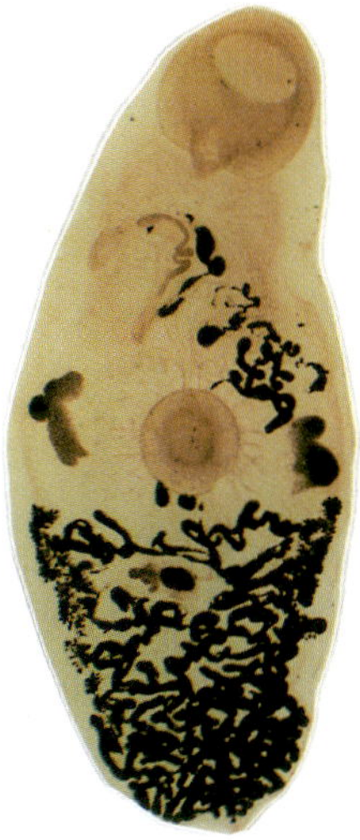

그림 3-23 췌질 성충

D. 폐 기생흡충류(Lung flukes)

1 폐흡충(*Paragonimus westermani*)

동아시아 및 동남아 지역에 분포한다. 본 종 외에도 인체감염을 일으키는 10여 종의 폐흡충류(*P. miyazakii*, *P. skrjabini*, *P. heterotremus*, *P. kellicotti*, *P. africanus* 등)가 세계적으로 분포하고 있다. Miyazaki(1978)는 *P. westermani*로 기록된 충체 중 양성생식형이고 2배체형(diploid type)인 것과 저정낭 내에 정자가 관찰되지 않아 단성생식형이며 3배체형(triploid type)인 것의 두 가지 형태가 있는 것을 관찰하고 후자를 *P. pulmonalis*로 부를 것을 제안하였으나 학자들 사이에 이견이 있어 아직 분명한 결론에 도달하지 못하였다. 우리나라에서도 2배체형과 3배체형이 보고되었다.

1. 형 태

성충은 난원형으로, 폐조직 내에서 충낭을 형성한다(그림 3-24). 크기는 12~15 × 5~9mm이고 체표는 가시 모양의 작은 돌기로 덮여 있다. 장관은 양측으로 나뉘어 3~4회 구부러져 하단까지 뻗어 있다. 자궁은 장미꽃 모양으로 중앙에서 우측에, 난소는 6개의 엽상으로 분지되어 좌측에 위치한다. 2개의 고환은 5~6가닥의 분엽상으로 충체 후단 양측에 위치한다. 저정낭은 난소와 인접한 부위에 있으나 100~150μm로 아주 작다(그림 3-25).

충란은 63~84 × 45~54μm로 크며, 난개는 넓고 눌려 들어간 모양이다. 난개 반대쪽 후단이 두꺼운 것이 특징이다(그림 3-26). 피낭유충은 365μm 크기의 구형으로 검은색의 배설낭이 몸의 중앙부를 차지하고 있고, 양측으로 구부러진 장관이 있다(그림 3-27).

2. 생활사

객담이나 대변을 통하여 외계로 나온 충란은 25~30℃의 물속에서 14~21일에 부화하여 섬모유충으로 발육하고 제1중간숙주인 다슬기(*Semisulcospira* 속)에 침입한다(그림 3-28). 섬모유충의 수명은 상온에서 약 24시간이며 다슬기 속에서 포자낭을 거쳐 유미유충 단계까지 발육하는 데 약 3개월이 걸린다. 1개체의 레디아유충에서 20~30개의 유미유충이 생성되는데, 장타원형의 체부와 짧은 꼬리를 가지고 있다. 다슬기에서 물속으로 빠져나온 유미유충은 제2중간숙주(가재, 게 등)에 들어가 아가미나 간 또는 근육에 기생하여 약 6주 후 피낭유충이 된다.

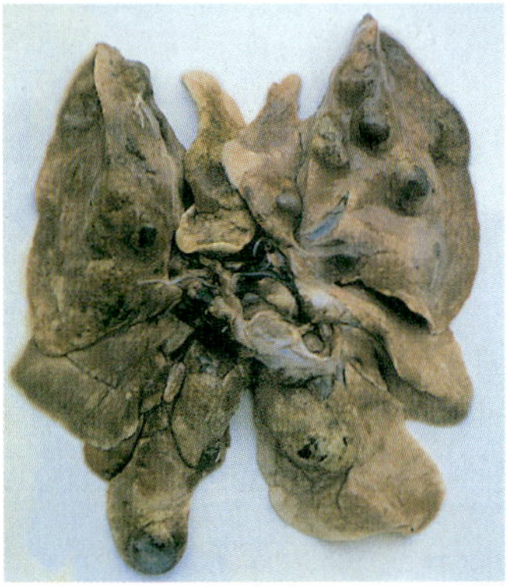

그림 3-24 폐흡충에 감염된 개의 폐

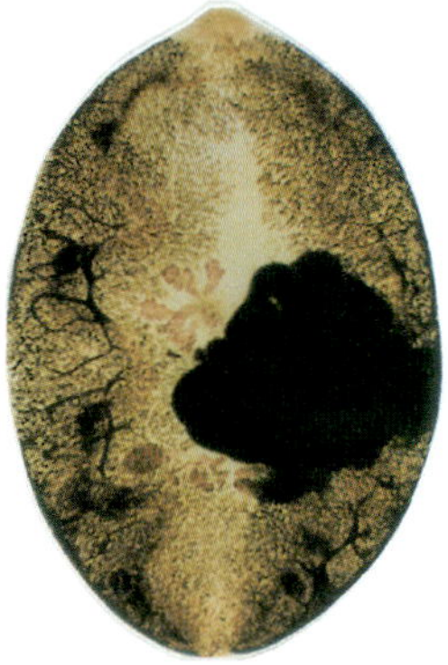

그림 3-25 폐흡충 성충

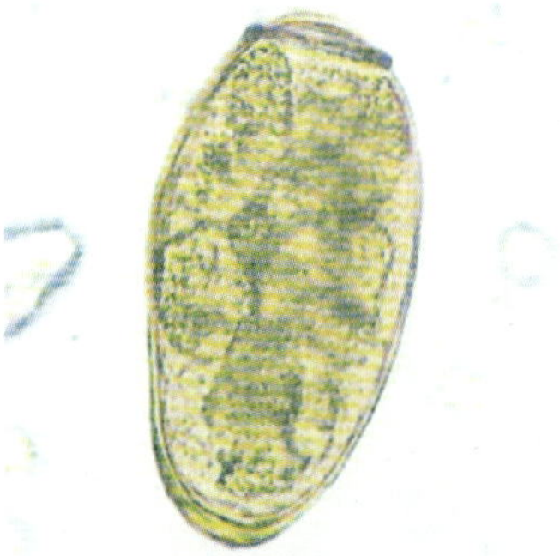

그림 3-26 폐흡충 충란

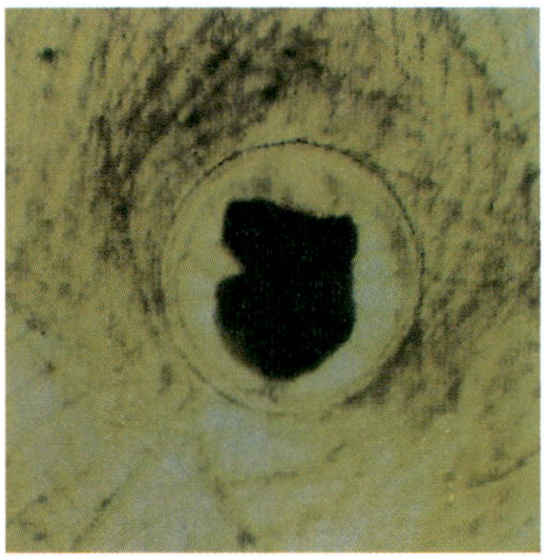

그림 3-27 폐흡충 피낭유충

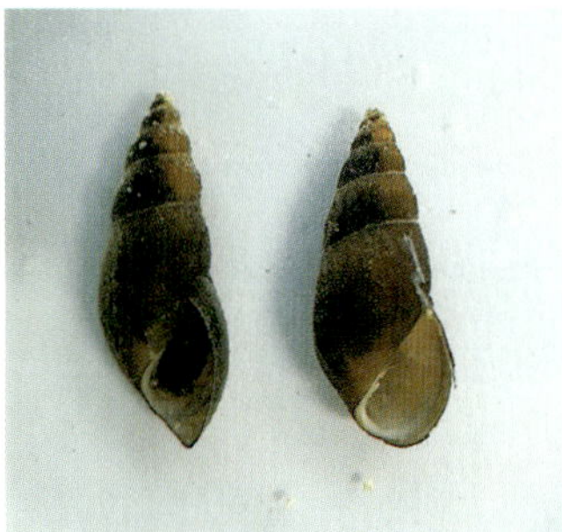

그림 3-28 폐흡충의 제1중간숙주인 다슬기

제2중간숙주(그림 3-29)를 날로 먹거나 덜 익혀 먹을 때 감염되어 소장에서 탈낭한다. 장벽을 뚫고 복강 내로 나와 복벽근육에 침입하여 약 1주간 발육한 후 다시 복강 내로 탈출한다. 이 중의 일부는 간이나 기타 장기로 이행하지만 대부분은 횡격막을 뚫고 폐로 이행하여 정착하는데, 감염 후 약 3~4주가 걸린다. 완전한 성충으로 발육하기까지는 60~80일이 소요된다. 폐 실질에서도 주로 소기관지와 통하는 부위에서 충낭(worm capsule)을 형성하여 기생한다. 보통 충낭 하나 속에 2마리씩 들어가 기생한다. 성충의 수명은 약 10년이다(그림 3-30).

3. 역 학

포유동물의 감염은 세계 어디서나 볼 수 있는데, 사람기생은 주로 아시아지역에 국한되어 있다. 보유숙주로는 고양이, 개, 여우, 표범, 늑대, 너구리 등이다.

동양 사람들의 습관 중에는 제2중간숙주인 게나 가재를 소금이나 간장, 식초 등에 절여서 먹는다든지 술에 담가서 마시는 풍습이 있다. 우리나라는 과거 산간지역, 남해안, 제주도를 포함한 도서지역 등에 많은 감염자가 있었으나 근래에는 줄어들었다. 전라남도 해남군, 완도군, 장흥군, 고흥군, 광양군과 강원도 양양군,

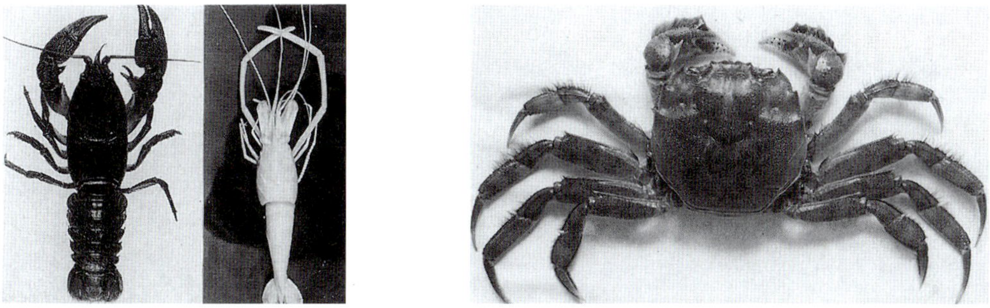

그림 3-29 폐흡충의 제2중간숙주인 참게, 가재와 긴팔새우

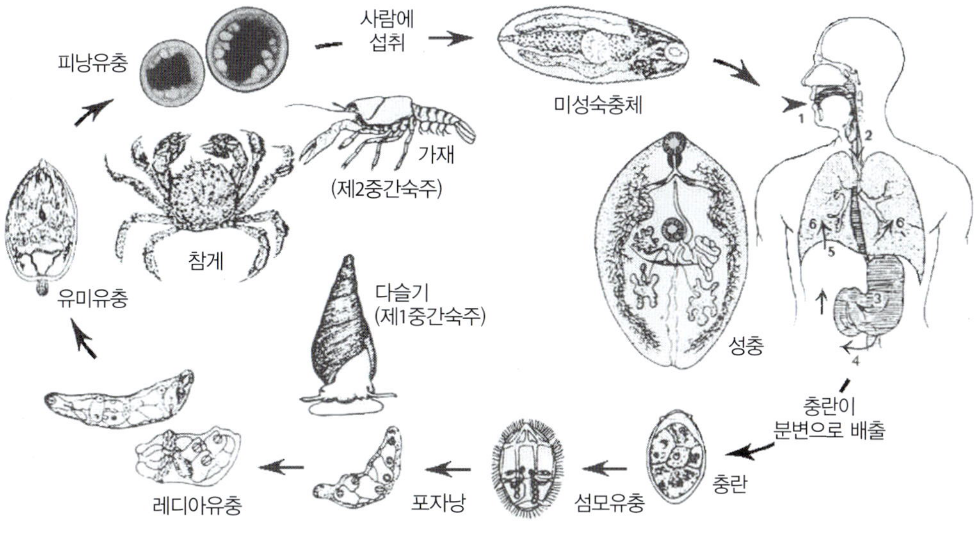

그림 3-30 간흡충의 생활사

삼척군, 횡성군 등이 만연지역이었다.

우리나라에서는 홍역에 걸린 아이에게 가재 생즙을 복용시키던 관습이 있어서 중감염의 원인이 되기도 하였다. 최근에는 만연지역이라고 부를 만한 지역은 거의 사라졌으나 감염 증례가 종종 보고된다.

다슬기(*S. libertina*)가 제1중간숙주로 널리 알려져 있다. 우리나라에서 알려진 제2중간숙주는 참게(*Eriocheir sinensis*), 동남참게(*E. japonicus*), 말똥게(*Sesarma dehaani*), 참가재(*Cambaroides similis*) 등이 있으며, 긴팔새우(*Palaemon nipponensis*)에서도 피낭유충이 발견되었다고 한다(그림 3-29).

제2중간숙주와 종숙주 사이에 많은 운반숙주가 있다는 것이 확인되었고, 멧돼지나 곰의 고기를 날로 먹음으로써 감염된 예가 일본에서 확인된 바 있다. 환자의 객담에 포함된 충란이 제1중간숙주에 감염되는 것도 중요하지만 만연지역에서는 보유숙주인 야생동물로 인하여 동물토착성주기(enzootic cycle)가 형성되고 이로 인한 충란의 수계오염이 역학적으로 중요하다.

민물게의 근육 속 피낭유충을 죽이려면 근육이 백색이 될 때까지 또는 55℃에서 5분 이상 가열해야 한다. 게장을 담근지 1주일 이상 지난 후 먹는 것이 좋다.

4. 병원성 및 병리

충체 주위의 폐조직에 육아종양 조직 반응이 선행되고 이어서 두터운 섬유성 피막에 싸인 충낭이 형성된다(그림 3-24). 충체 및 충란의 만성자극에 의한 염증성 반응으로 생긴 결체직의 충낭 안에는 폐흡충, 초콜릿 색깔의 점도 높은 화농성 액체, 백혈구, 적혈구, Charcot-Leyden 결정 및 충란 등이 들어 있다. 진전되면서 기관지 확장, 유결핵성 농양(tuberculoid abscess) 등이 나타난다.

본래 폐에 기생하는 것이 원칙이나 다른 조직 내 기생도 드물지 않아서 간, 장벽, 복막, 장간막, 림프선, 고환, 뇌, 척수, 늑막, 심장, 피하조직 등에서 충체가 발견되기도 한다.

5. 증 상

증상은 서서히 나타나며, 기생 부위가 다양한 만큼 증상도 여러 가지이다. 흉부, 복부, 뇌와 척수, 안와부 폐흡충증 등으로 나눌 수 있다.

(1) 폐 폐흡충증(pulmonary paragonimiasis)

가벼운 기침과 객담에서 시작하여 점차 발작적인 기침으로 진전된다. 흉부에 통증을 호소하며 야간에 식은 땀을 흘린다. 경우에 따라 늑막염, 농흉, 심낭염이 나타나기도 하며, 기관지폐렴 또는 기관지확장증과 유사한 증상이 나타나기도 한다.

객담에는 혈선, 혈괴 등이 섞여 있고 다양한 색깔을 보이지만 흔히 흑갈색이다. 적혈구, 백혈구, 폐포 및 기관지 상피세포, Charcot-Leyden 결정체 등이 포함되어 있다. 심해지면 발작성 기침과 함께 각혈한다. 중감염일 때는 많은 양의 각혈을 하다가 기관지동맥의 파열로 대출혈이 오기도 한다.

기타 자각 증세로 흉부 동통과 불쾌감이 초기에 나타내는데, 이는 유충이 흉강에서 폐로 들어갈 때 흉막을 자극하기 때문인 것으로 추측된다. 청진하면 국소적인 탁음, 건성 및 습성 수포음(rale)이 감지된다.

(2) 복부 폐흡충증(abdominal paragonimiasis)

복강 내로 나왔던 유충이 폐로 가지 않고 복강 및 복부 내장으로 이동하여 기생하면서 충낭을 형성한다. 가장 흔히 침범되는 장기는 간이며, 충낭 주위에 농양이 생기기도 한다. 췌장, 장벽, 대망막, 횡격막, 신장, 방광, 음낭, 복막 등에 침범되면 각 부위에 따른 염증 증세가 나타난다. 예를 들어, 복막에 염증이 생기면 유착이 생겨 국소적 둔통, 압통 등이 나타날 수 있다. 충수돌기염, 결핵성 복막염, 골반염, 횡격막하농양, 암 등과 감별을 요하는 증상이 나타나기도 한다.

(3) 뇌 및 척수 폐흡충증(cerebral and spinal paragonimiasis)

혈류나 신경 또는 연부조직을 따라 뇌척수로 이행하는데, 미성숙 상태로 기생하거나 성숙해도 병변만 남기고 죽어 석회화되는 경우가 많다. 증상은 충낭의 위치에 따라 다양하며 Jackson type 전간, 신경 장애, 두통, 언어 장애 등이 올 수 있다. 척수 침범도 드물지 않으며, 하지마비로 인한 보행 장애가 나타난다.

(4) 안와 폐흡충증(orbital paragonimiasis)

안와 및 안검에 기생하여 안구가 돌출되거나 운동 장애, 시력 장애, 안구통, 발열 등의 증상이 나타난다.

(5) 기타

피부, 피하조직, 림프선, 근육 등에 충낭 또는 농양이 형성되기도 하며, 장벽 침범은 설사를 초래한다. 이 외에도 호산구증가증, 백혈구증가증이 나타나며, 특히 척수액에 호산구증가증이 관찰되는 경우가 많다.

6. 진 단

만연지역에 거주하였거나 게나 가재를 생식한 경험이 있고 기침, 각혈, 혈담 등의 병력이 있으면 일단 의심할 수 있다. 자각증상이나 영상진단 소견으로는 폐결핵과 감별이 어려운 경우가 많다.

1) 객담 검사

충란을 검출할 수 있다. 특히 만성기에서 검출률이 높다. 아이들은 객담을 삼키기 때문에 대변에서 충란을 검출할 수도 있다. 폐에 기생했을 때에도 40~70%에서만 객담에서 충란을 검출할 수 있다.

2) 영상진단법

흉부 X선 검사, 전산화단층촬영법(CT), 자기공명영상법(MRI) 등은 진단에 큰 도움이 된다.

3) 피내반응검사

객담검사 등에 의하여 충란이 발견되지 않을 때, 특히 이소적 기생일 경우 피내반응검사의 효용성이 높다. 피내반응은 감염 2~4주 후부터 양성으로 나타나며, 10~20년간 지속된다. 과거에 감염되었거나 치유된 사람도 위양성 반응을 일으키기 때문에 양성반응 전부를 진행 중인 환자라고 말할 수 없다. 민감도가 우수하고 실행 방법이 간편하여 이소기생, 폐결핵과의 감별, 역학 조사에 이용가치가 많다. 그러나 특이도는 낮아 간흡충을 비롯한 다른 흡충류의 항원에 대해서도 교차반응이 나타나 위양성 결과를 보인다. 근래 우리나라에서는 더 이상 사용하지 않는다.

4) 면역학적 검사

여러 가지 검사법이 있는데, 효소면역검사법(ELISA)이 민감도와 특이도가 모두 높아 흔히 이용된다.

7. 치료 및 예방

Praziquantel을 25mg/kg로 하루 3회, 2~3일간 투여한다. 40mg/kg로 1회 투여해도 구충 효과가 우수하다.

민물게나 가재 혹은 멧돼지와 곰의 고기를 덜 익힌 채로 먹지 말아야 한다. 민물게로 게장을 담근 경우 충분한 시간이 지난 후(1주일 이상) 먹어야 한다.

E. 장흡충류(Intestinal flukes)

① 비대흡충(*Fasciolopsis buski*)

중국 남부, 타이완, 베트남, 태국 등지에 분포한다. 우리나라에는 분포하지 않는다.

1. 형 태

크기가 2~7 × 1~2cm로, 흡충류 중 가장 크다. 두께는 1~3mm이다. 복흡반이 구흡반과 가까이 있으며, 구흡반보다 3배(직경 2~3mm) 정도 크다. 간질(*Fasciola hepatica*)과는 달리 전단에 원추돌기(conical projection)가 없다. 충체 후반부를 차지하는 고환은 나뭇가지 모양으로 앞뒤에 위치한다. 난소는 전고환 앞쪽 좌측에 있고, 복흡반과 고환 사이의 전반부에는 구불구불한 자궁이 있다(그림 3-31).

충란은 초대형(130~140 × 75~88μm)으로 난원형이다. 난각은 얇고 난개가 있으나 매우 작다. 간질의 충란과 크기, 형태가 비슷하다.

2. 생활사

숙주에서 배출된 충란은 수중에서 3~7주 후 부화하여 섬모유충이 되고 또아리물달팽이류(*Segmentina* 또는 *Hippeutis* 속)에 침입하여 유미유충으로 발육한다. 약 1개월 정도 소요된다. 유미유충은 수생식물인 마름(water caltrop, water chestnut) 등에 부착하여 피낭유충을 형성한다. 사람이 피낭유충이 부착되어 있는 수생식물을 날로 먹을 때 감염된다(그림 3-32). 소장에 기생한다.

3. 병리 및 증상

소장점막에 궤양이 형성되고 분비 기능 장애가 생겨 복통, 설사 등의 증상이 생기고 장폐쇄가 오는 경우도 있다. 충체가 내는 독성 물질에 의하여 얼굴, 복벽, 하지 등에 부종 및 알레르기성 반응이 나타난다.

4. 진단, 치료 및 예방

대변에서 충란을 검출한다. 간질 충란과 비슷하다.

Praziquantel을 10mg/kg로 1회 복용한다. 수생식물인 마름 등을 날로 먹지 않도록 한다.

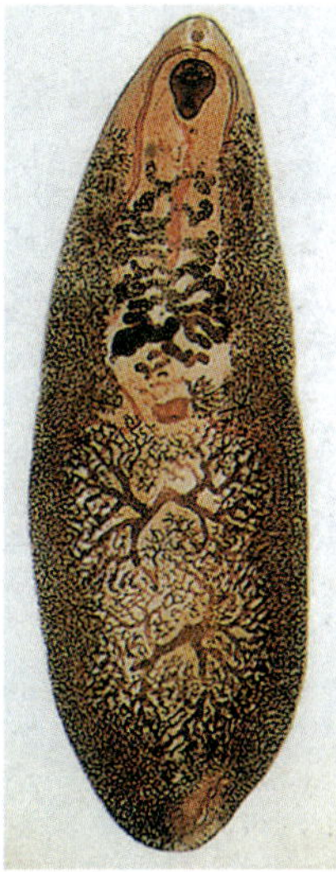

그림 3-31 비대흡충 성충

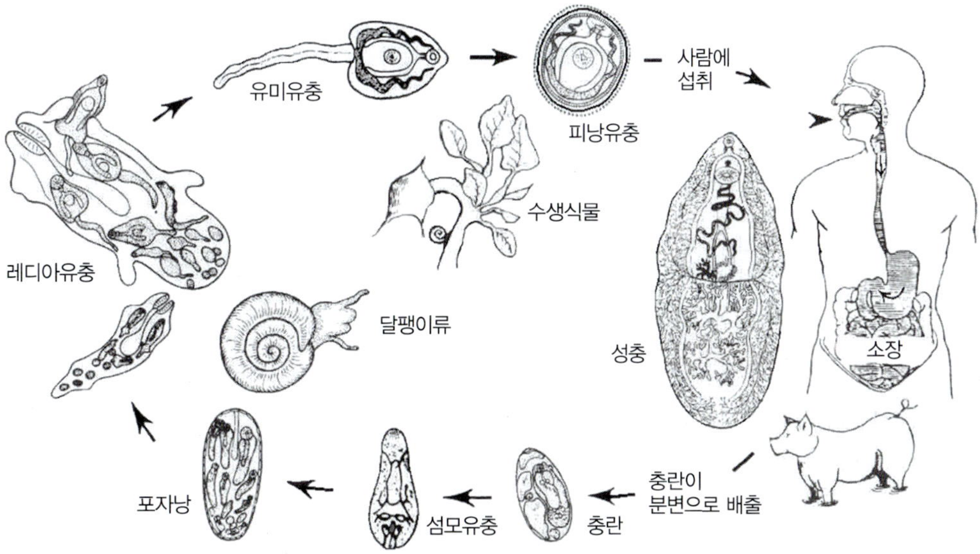

그림 3-32 비대흡충의 생활사

② 호르텐스극구흡충(*Echinostoma hortense*)

주로 극동 지역에 분포하는데, 우리나라의 경북 청송군 등 내륙 지방에 높은 감염률을 보이는 유행지가 있다.

1. 형 태

성충은 길이가 약 10mm이다. 앞쪽에 작은 구흡반과 인접해서 큰 복흡반(약 600μm)이 있다. 고환은 약간 엽상으로 중앙부에 앞뒤로 두 개가 있으며, 난소가 한쪽으로 치우쳐 있다. 극구흡충의 특징으로 구흡반 주위의 두관(head crown)에 두극(collar spine)이 배열되어 있는데, 그 수는 종의 감별에 중요하다. 호르텐스극구흡충의 경우 27~28개의 두극이 있다(그림 3-33). 충란은 대형으로 간질 충란과 비슷하지만 조금 작아서 120~140 × 70~90μm이다. 난개가 뚜렷하지 않으며 난각은 얇다.

2. 생활사

제1중간숙주인 물달팽이(*Radix* 또는 *Lymnaea* 속)에서 자란 유미유충은 제2중간숙주인 담수 어류의 아가미, 직장 등에 침입하여 피낭유충을 형성한다. 실험적으로는 많은 어종이 제2중간숙주 역할을 할 수 있지만 자연계에서 제2중간숙주가 되는 대표적인 어종은 미꾸리, 얼룩동사리, 버들치 등이다. 소장에 기생하며, 수명은 쥐나 개에서 7개월 정도이다.

3. 증 상

감염 정도에 따라 증상의 차이를 보인다. 일반적으로 소화불량, 복통, 오심, 설사 등을 일으킨다. 기생 부위에 궤양이 생기기도 한다.

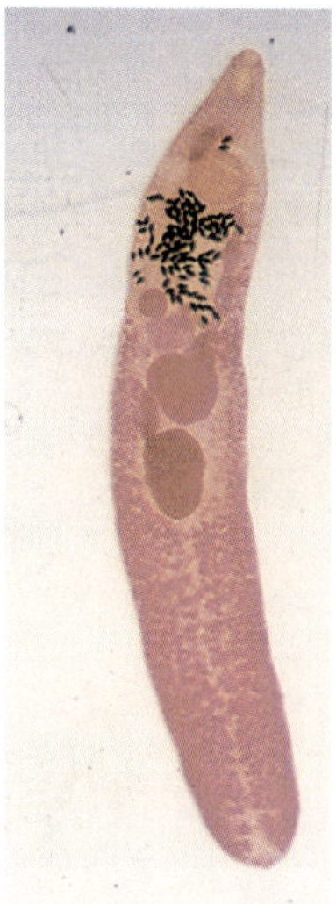

그림 3-33 호르텐스극구흡충 성충

4. 진단 및 치료

분변에서 충란의 검출로 진단할 수 있다. 형태가 유사하여 감별을 필요로 하는 충란은 간질, 비대흡충, 이전고환극구흡충 등이다. Praziquantel을 10mg/kg로 1회 투여하면 좋은 구충 효과를 얻을 수 있다.

③ 이전고환극구흡충(*Echinostoma cinetorchis*)

주로 쥐에 기생하지만 일본, 타이완, 인도네시아 등지에서 사람기생 예가 보고되었다. 우리나라에서는 1980년 처음으로 사람기생 예를 보고한 후 지속적으로 증례가 추가 보고되고 있다. 두극은 37개가 있으며, 두 개의 고환 중 하나가 충체 전방에 존재하거나 없는 것이 특징이다(그림 3-34). 제1중간숙주는 또아리물달팽이류(*Hippeutis* 속)이며, 제2중간숙주는 개구리이다.

Praziquantel 10mg/kg 1회 투여로 구충한다.

④ 일본극구흡충(*Echinochasmus japonicus*)

우리나라, 중국 등에 인체감염 예가 보고되었다. 충체는 길이가 약 5mm 가량으로 24개의 두극이 존재하는데, 특징적으로 두극이 배측에서 한 번 끊어져 있다(그림 3-35). 제1중간숙주는 왜우렁이, 제2중간숙주는 참붕어이다. Praziquantel로 구충한다.

⑤ 일로코스극구흡충(*Echinostoma ilocanum*)

필리핀, 태국, 인도네시아 등지에서 사람기생 예가 보고되었다. 쥐, 개가 보충숙주이다. 구두주걱 모양으로 크기는 2.5~6.5 × 1~1.4mm이다. 구흡반 주위에 두관과 49~51개의 두극이 배열되어 있다. 제1중간숙

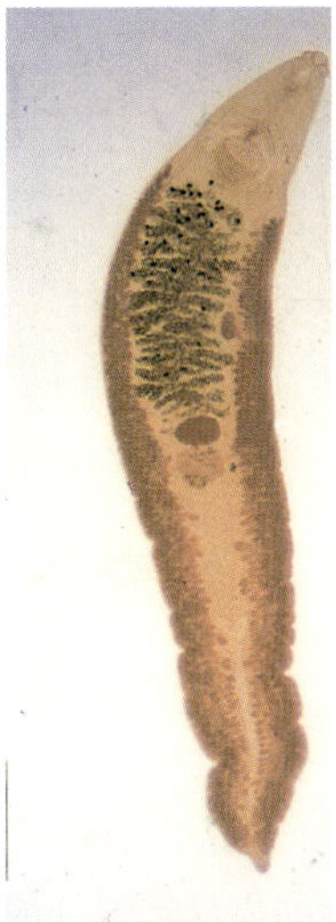

그림 3-34 이전고환극구흡충 성충

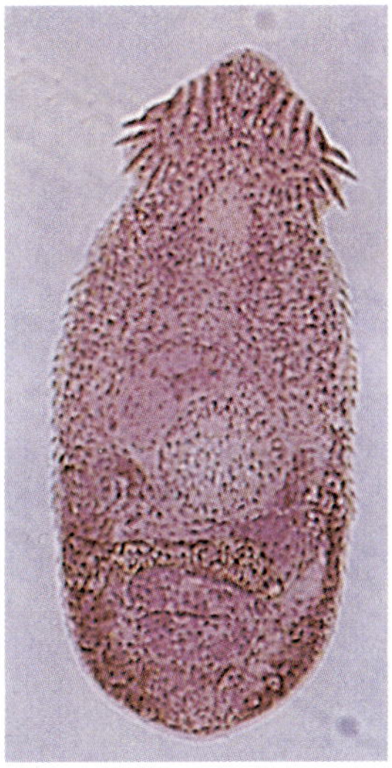

그림 3-35 일본극구흡충 성충

주는 또아리물달팽이류(planorbid snail)이고, 제2중간숙주는 또 다른 담수패류(*Pila* 속 등)이다. 집쥐가 보유숙주이다. Praziquantel로 구충한다.

6 요코가와흡충(*Metagonimus yokogawai*)

2019년도 한국건강관리협회의 조사에 의하면 은어에서 피낭유충 감염률이 82%(153/187개체)였으며, 지역별로 살펴보았을 때 밀양의 밀양강, 울진 왕피천, 하동 섬진강에서는 모든 개체가 100% 피낭유충 감염률을 보였고, 제주도 월대천에서는 20%의 가장 낮은 감염률을 보였다.

1. 형 태

충체는 0.8~1.5 × 0.4~0.7mm의 크기이다. 복흡반은 구흡반보다 크며 생식반(genital sucker)과 합쳐져 형성된 생식반장치(acetabulo-genital apparatus)가 충체의 오른쪽에 치우쳐 있다. 고환은 구형 혹은 타원형으로 충체 후단, 배설낭의 좌우 양측에 있다. 난소는 구형으로, 충체 중앙에서 약간 후방에 위치하고, 그 전방에는 저정낭이, 후방에는 수정낭이 있다. 난황소는 체후부의 양측에 있고 자궁은 복흡반 후방에 존재하여 고환 앞을 메우고 있다(그림 3-36).

충란의 크기는 28~32 × 15~18μm이며, 간흡충의 충란과 유사하지만 난개가 뚜렷하지 않고 난각과 난개의 접촉 부위에 융기된 모양의 난개주위돌출(shoulder rim)이 없는 것이 특징이다(그림 3-37).

2. 생활사

충란은 분변과 함께 배출되어 제1중간숙주인 다슬기(*Semisulcospira* 속)에게 먹힌다. 다슬기 장관에서 섬모유충이 나온 후 주위 조직에 들어가 유미유충 단계까지 발육한다. 유미유충은 수중으로 나오고, 제2중간숙주에 들어가 피낭유충이 되며, 사람이 이 물고기를 날로 먹을 때 감염된다. 감염 후 6~8일이면 소장에서 성충이 되고, 10일을 전후해서 충란을 배출한다.

제2중간숙주는 은어(*Plecoglossus altivelis*), 황어(*Tribolodon hakonensis*) 등이다. 숙주는 사람, 개, 고양이, 쥐 등이다.

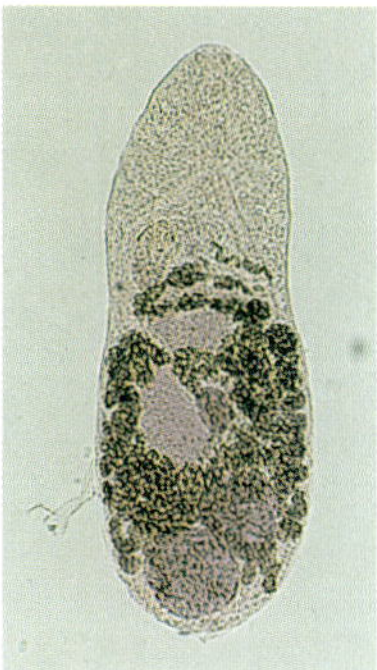

그림 3-36 요코가와흡충 성충

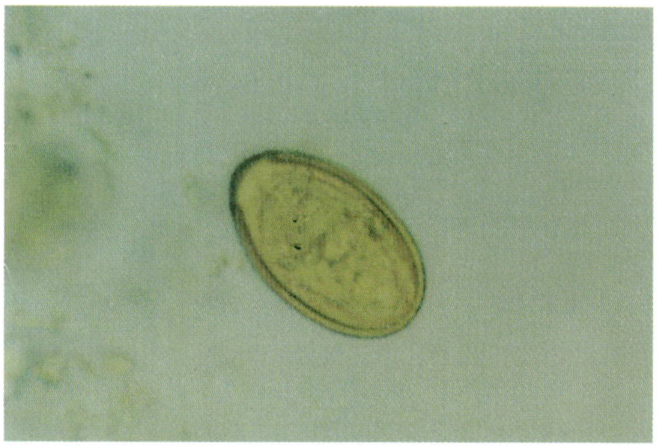

그림 3-37 요코가와흡충 충란

3. 병리 및 증상

소장의 기생 부위에 물리적 자극과 분비물 등에 의한 화학적 손상을 가져온다. 장염을 유발하고, 조직학적으로는 상피세포의 괴사, 탈락, 융모의 위축, 선와증식, 융모 기질의 부종, 호산구, 호중구 등 염증세포 및 배세포(goblet cell) 침윤 등의 소견을 보인다(그림 3−38).

소수가 기생할 때에는 뚜렷한 임상증상이 나타나지 않지만, 많은 수가 기생할 경우는 복통, 설사, 식욕 감퇴, 만성 피로, 두통 등의 증상이 생긴다.

4. 진단 및 치료

충란이 대변으로 배출되므로 분변검사에서 충란을 검출하면 된다. 간흡충 충란과의 감별을 요한다. 경우에 따라서는 구충제 및 하제 투여 후 수집한 성충을 관찰하여 확진한다. 때로는 한 지역의 기생충 조사를 할 때 요코가와흡충의 충란이 간흡충의 충란으로 오인되어 간흡충 만연지역으로 오인되는 경우도 있어 주의가 필요하다.

Praziquantel 10mg/kg을 1회 투여하면 좋은 구충 효과를 얻을 수 있다.

5. 예 방

만연지역에서 은어나 황어의 생식을 하지 않는 것이 확실한 방법이며, 이를 위한 보건교육 등이 필요하다. 만연지역에서는 집단 투약으로 구충하거나 감염자의 분변이 강물에 들어가 제1중간숙주에 감염되는 것을 방지하는 위생 관리가 필요하다.

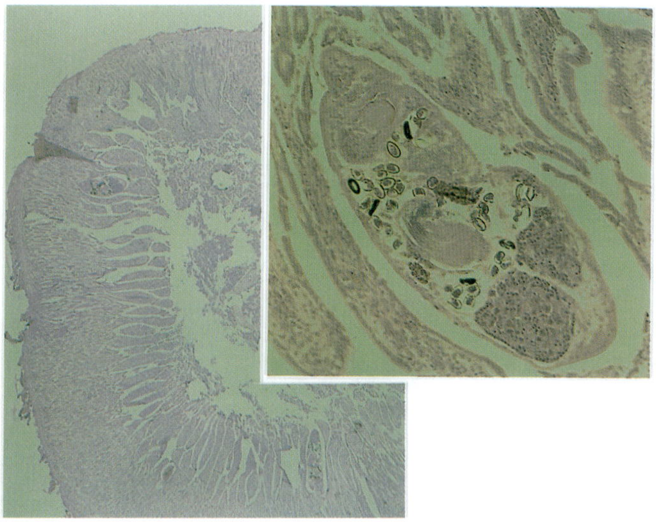

그림 3-38 소장에 기생한 요코가와흡충

❼ 타카하시흡충(*Metagonimus takahashii*)

요코가와흡충과 형태가 매우 유사하지만 두 개의 고환이 약간 떨어져 있고 그 사이로 자궁이 지나가는 점, 난황소가 충체 후단 부위까지 분포하는 점 등이 다르다. 또한 충란이 요코가와흡충란보다 약간 크다. 제2중간숙주는 붕어(*Carassius carassius*) 등 민물고기이다.

❽ 이형이형흡충(*Heterophyes heterophyes*)

이집트를 비롯한 중동지역에 분포한다.

1. 형 태

요코가와흡충과 유사하지만 복흡반(직경 0.23mm)이 구흡반(직경 0.09mm)보다 약 세 배 가량 크고 복흡반에 인접하여 약 0.15mm의 비교적 큰 근육질로 된 생식흡반(genital sucker)이 있다. 생식반에는 바깥쪽으로 gonotyl이 있고, 여기에 작은 생식흡반가지(rodlet)가 일렬로 배열되어 있다(그림 3-39). 유해이형흡충과 매우 비슷한 형태이나 gonotyl에 있는 rodlet의 수가 70~80개이다. 충란은 요코가와흡충란과 유사하다.

2. 생활사

충란이 제1중간숙주인 기수성(brackish water) 패류인 고등류(*Pirenella* 속)에 섭취되어 부화하여 유미유충으로 발육한다. 물속에 나온 유미유충은 제2중간숙주인 기수성 어류인 숭어(*Mugil cephalus*) 등의 몸 속에 들어가 피낭유충을 형성한다. 사람이 섭취하면 7~10일 만에 성충이 된다. 보유숙주는 개, 고양이 등이다.

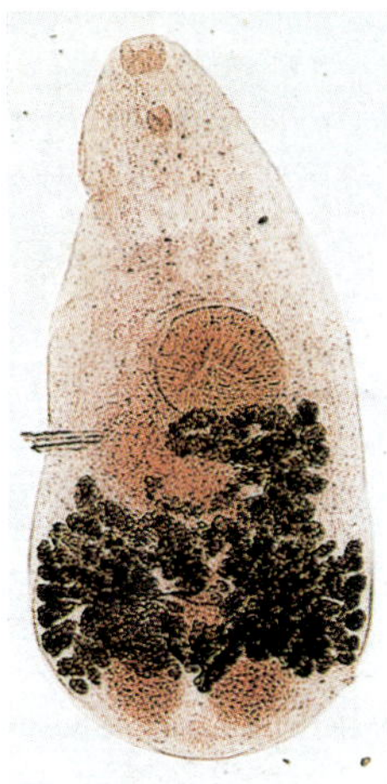

그림 3-39 이형이형흡충 성충

3. 병리 및 증상

장점막에 염증성 병변과 괴사가 나타나며 복통과 설사가 유발된다. 때로는 충란이 장벽을 넘어 이동하여 장간막, 림프관 또는 심장판막에 도달하며, 심근에 들어가 심부전(heart failure)의 원인이 되기도 한다. 뇌에 들어감으로써 다양한 신경증세를 일으키기도 하며, 때로는 치명적인 결과를 초래하기도 한다.

4. 진단, 치료 및 예방

분변에서 충란을 검출하여 진단하는데, 간흡충이나 다른 장흡충의 충란과 감별해야 한다.

Praziquantel 10mg/kg을 1회 복용하면 좋은 구충 효과를 얻는다. 유행지에서 숭어 등의 기수어류를 날로 먹지 않는다.

9 유해이형흡충(*Heterophyes nocens*)

극동 지역에 분포한다. 우리나라에서는 서해안 및 남해안 해안가 여러 곳에 유행지가 있다.

이형이형흡충과 매우 비슷한 형태이나 생식흡반에 있는 rodlet의 수가 50~60개인 점이 다르다(그림 3-40).

종숙주에서 배출된 충란은 제1중간숙주인 비틀이고둥(*Cerithideopsilla cingulata*)에 먹힌 후 유미유충까지 발육한다. 물속으로 나온 유미유충은 제2중간숙주인 숭어, 가숭어, 농어, 문절망둑 등의 기수어류에 침입하여 피낭유충이 된다. 사람은 감염된 물고기를 날로 먹고 감염된다. 감염 후 1주일이면 성충으로 자란다. 진단, 치료 및 예방법은 이형이형흡충의 경우와 같다.

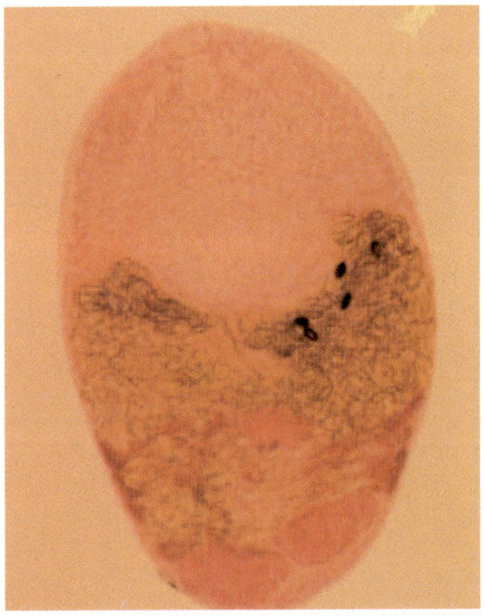

그림 3-40 유해이형흡충 성충

⑩ 긴이형흡충(*Heterophyopsis continua*)

우리나라, 일본, 필리핀 등지에 분포하며, 숭어, 전어, 문절망둑, 농어 등 기수어류가 제2중간숙주로 사람의 감염원이다.

충체는 체장이 2.7~2.8mm로 가늘고 길다. 복흡반 근처에 뚜렷한 생식흡반(genital sucker)이 존재하고, 생식흡반 외연의 gonotyl에 약 110개의 rodlet가 있는 점이 특징이다. Praziquantel 10mg/kg를 1회 투여하여 구충한다.

⑪ 표주박이형흡충(*Pygidiopsis summa*)

우리나라와 일본에 분포하며 숭어, 문절망둑 등 기수어류가 제2중간숙주이다. 충체는 표주박 모양이며, 길이 0.5~0.8mm이다. 복흡반 상좌측에 작은 생식반장치(genital apparatus)가 관찰된다. Praziquantel 10mg/kg 1회 투여로 구충한다.

⑫ 수세미이형흡충(*Stellantchasmus falcatus*)

우리나라, 일본, 태국, 필리핀 등지에서 보고되었으며, 숭어 등 기수어류가 제2중간숙주이다. 충체의 길이는 0.4~0.7mm이다. 충체 우측으로 치우친 복흡반 좌측에 긴 주머니 모양의 저정낭이 있는 것이 특징이다. Praziquantel 10mg/kg을 1회 투여하여 구충한다.

⑬ 서울주걱흡충(*Neodiplostomum seoulense*)

서울에서 잡은 집쥐의 소장에서 발견하여 신종으로 기재되었고, 후에 인체감염이 확인된 우리나라 토착종이라 할 수 있다. 보신용으로 혹은 군인들이 특수훈련을 받을 때 뱀이나 개구리를 날로 먹고 감염된다.

성충은 길이가 1~2mm 정도이고, 전반부와 후반부로 나누어져 있으며, 전반부에 조직융해구(tribocytic organ)를 가지고 있는 점이 특징이다(그림 3-41). 충란은 크기가 85~100μm 정도이다. 제1중간숙주는 담수산 패류인 또아리물달팽이(*Hippeutis* 속) 등이고, 제2중간숙주는 올챙이, 개구리 등이다. 제2중간숙주에서는 피낭이 없는 무낭유충(mesocercaria)이 된다. 뱀이 이들을 잡아먹으면 장간막 등으로 이동하여 기생한다. 따라서 뱀은 운반숙주 역할을 한다.

십이지장점막의 위축과 퇴행성 변화를 보이고 설사, 복통, 고열 등을 일으킨다. 대변검사에서 충란을 검출하면 진단할 수 있다.

Praziquantel 10mg/kg을 1회 투여하여 구충한다.

⑭ 참굴큰입흡충(*Gymnophalloides seoi*)

전남 신안군 해안가 주민으로부터 감염을 확인하고 신종으로 보고되었다. 지역에 따라 주민의 감염률이 49%에 달하는 곳도 있다. 충체는 타원형이며, 크기는 0.4~0.5 × 0.2~0.3mm이다. 구흡반이 매우 크고, 복흡반은 작으며, 충체의 후반부 정중앙에 있다(그림 3-42). 제2중간숙주는 자연산 참굴이며, 굴을 잡아먹는 검은머리물떼새(Eurasian oystercatcher)가 보유숙주로 알려졌다. 사람도 같은 경로로 감염되며, 소장에 기생하여 설사를 일으키기도 한다. 췌장염 증상을 보였다는 보고가 있어 췌관(pancreatic duct) 침입 가능성이 있다.

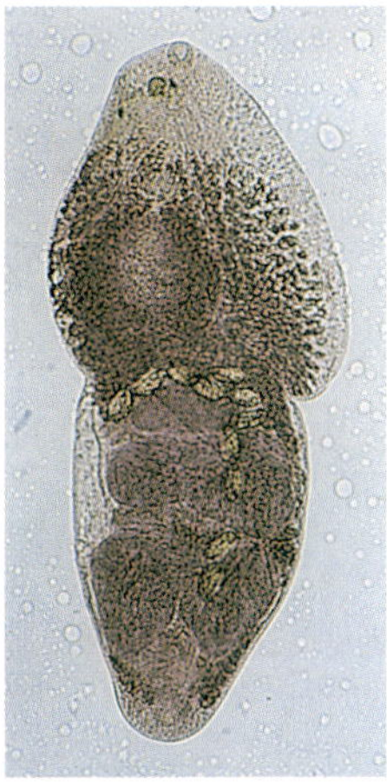

그림 3-41 서울주걱흡충 성충

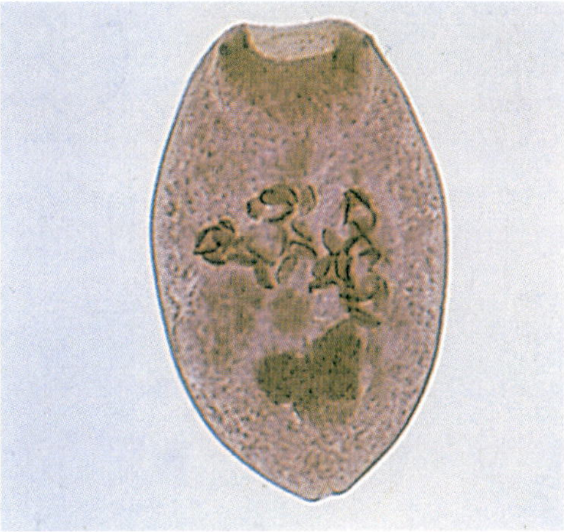

그림 3-42 참굴큰입흡충 성충

CHAPTER 04

조충류(Cestoda)

Ⅰ. 총론

1. 형태

사람에 기생하는 조충은 일반적으로 두절(scolex), 경부(cervix) 및 편절(proglottid)로 구성된다(그림 4–1). 편절 수는 종에 따라 수 개~수천 개로 다양하다. 자웅동체이며, 소화관은 없고, 충체 실질에 다량의 석회소체(calcareous corpuscle)가 침착되어 있다.

- **두절(scolex, head)**: 충체를 숙주의 장벽에 고착시키는 중요한 부분으로, 흡착을 돕기 위하여 흡반(sucker), 흡구(bothrium) 등이 있다. 흡반은 보통 4개이고, 반구형 또는 잔(cup) 모양이다. 흡구는 두절의 배면 양쪽 정중앙에 2개의 홈(sulcus) 모양으로 되어 있다. 두절의 끝이 돌출해서 부리(rostellum)를 형성하며, 그 주위에 작은갈고리(hooklet) 또는 가시(spine)가 있어 위치 고정 역할을 한다(그림 4–2).
- **경부(cervix, neck)**: 두절 바로 아래 편절을 뜻한다. 이 부분에서 편절이 새로 자라난다. 따라서 경부에 가까운 편절일수록 생식기가 미숙한 상태이다.

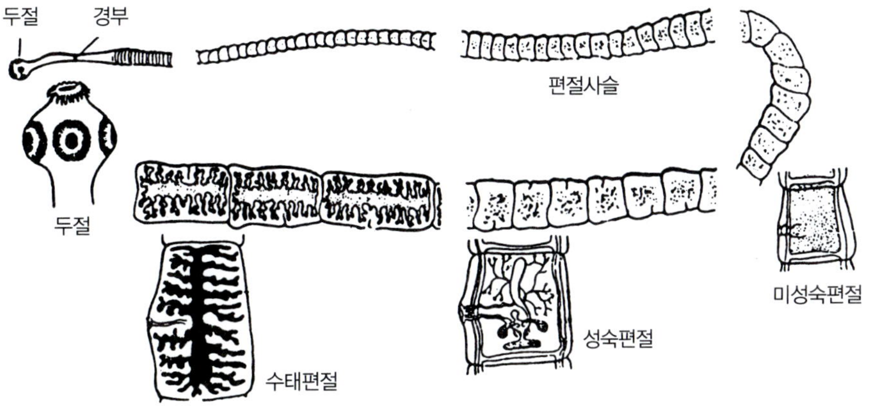

그림 4-1 조충류 성충의 일반적인 형태

- **편절(proglottid, segment)**: 편절은 경부에서 말단을 향하여 발육 순서대로 배열해 있어서 새로 만들어진 미성숙편절(immature proglottid), 완전한 생식기관을 가진 성숙편절(mature proglottid), 편절내 자궁이 충란으로 가득 차 있는 수태편절(gravid proglottid)의 세 부분으로 나눌 수 있다. 체표는 각피(cuticle)로 둘러싸여 있고, 편절에서 다음 편절로 연결되어 있다.
- **표피**: 흡충과 유사한 구조이나 미세한 털이 나 있어 소화관의 기능을 대신하여 영양물질을 흡수한다.
- **신경계**: 두절에 있는 신경중추와 종주신경간(longitudinal nerve trunk)으로 구성되어 있고, 신경간을 연결하는 가로가지와 각 기관에 분포되어 있는 신경총이 있다.
- **배설계**: 불꽃세포(flame cell), 모세관 및 집합관으로 이루어져 있다. 집합관은 첫 편절에서 마지막 편절까지 연결되어 있고, 마지막 마디에서 외부로 열린다.
- **생식계**: 자웅동체이다. 수생식기(male reproductive organ)는 암생식기(female reproductive organ)보다 빨리 발육하기 때문에 편절사슬(strobila)의 시작 부분은 수생식기만 관찰된다. 수생식기는 각 편절의 배면 가까이 위치하고 고환, 소수정관(vas efferens), 수정관(vas deferens), 저정낭(seminal vesicle) 및 음경낭(cirrus sac)으로 되어 있다. 작은 여포 모양의 고환은 그 수가 3개(예 *Hymenolepsis*)부터 500개 이상(예 *Taenia*, *Diphyllobothrium*)에 이른다. 생식공(genital opening)의 경우 의엽조충은 편절의 배면에, 원엽조충은 편절의 측면에서 열리는데, 한쪽만 열리는 것(예 *Taenia*)도 있고 두 개의 생식기를 가지는 개조충과 같이

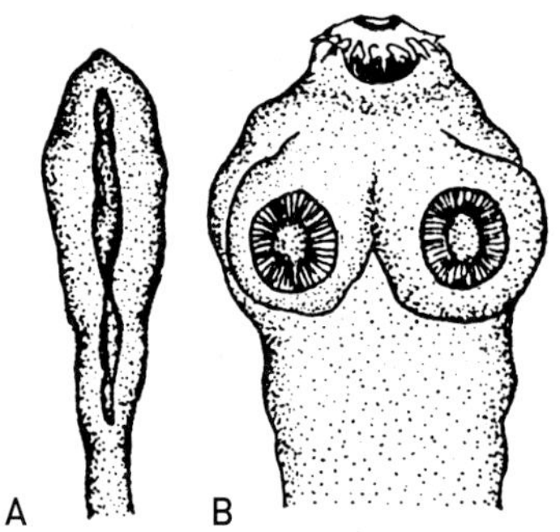

그림 4-2 조충류의 두절

A: 의엽조충류; B: 원엽조충류

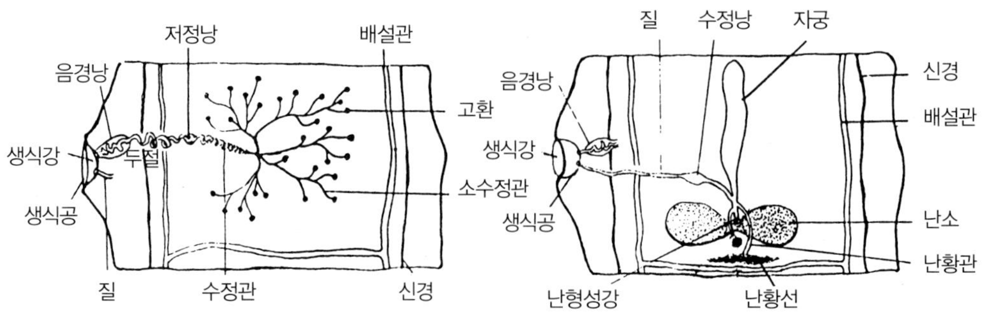

그림 4-3 원엽조충류의 암수 생식기

양측면으로 열리는 것도 있다. 암생식기는 배면 가까이 위치하여 난소, 수란관(oviduct), 난황관(vitelline duct), 수정낭(seminal receptacle), 자궁 및 질로 구성되어 있다. 의엽류와 같이 자궁공(uterine pore)을 가진 것은 성숙한 자궁이 나선형으로 말려 있으나 원엽류 등 자궁구가 없는 것은 자궁이 주머니 모양이거나 곁가지를 내기도 한다(그림 4-3).

2. 생활사

왜소조충을 제외한 모든 조충류는 중간숙주를 필요로 하지만 유충기에는 증식하지 않는다. 의엽조충은 중간숙주를 거치는데, 제1중간숙주는 수서 갑각류(물벼룩 등)이며, 제2중간숙주는 이들 갑각류를 먹이로 하는 양서류, 파충류, 어류 등이다. 성숙한 충란 속에는 표피가 섬모로 덮여 있는 섬모유충(coracidium)이 있다. 이 유충이 물속에서 헤엄쳐 제1중간숙주로 들어가면 짧은 꼬리가 달린 유충인 원미충(procercoid)으로 자라고, 이것이 제2중간숙주에게 포식되면 꼬리가 떨어지고 더 자라서 충미충(plerocercoid)이 된다. 이것이 종숙주에 대한 감염형이다(그림 4-4).

원엽조충은 생활사가 비교적 간단한데, 성충에서 배출된 충란이 중간숙주에게 먹히면 충란 속에 들어 있는 6개의 갈고리를 가진 유충, 즉 육구자충(hexacanth embryo)이 탈각되어 나온다. 이 유충은 장벽을 뚫고 혈류를 따라 조직으로 이행하여 발육한다. 종에 따라 낭미충(cysticercus), 무낭미충(cysticercoid), 공미충(coenurus) 또는 포충(hydatid cyst 또는 echinococcus) 중 한가지 형태를 취한다. 이들 유충(metacestode)이 들어 있는 중간숙주의 조직을 종숙주가 섭취하면 유충이 숙주의 소장에서 성충으로 자란다(그림 4-5).

3. 생 리

조충류는 유리산소가 적은 장관에 기생하기 때문에 혐기성 호흡을 한다. 숙주 장내에서 완전히 소화되거나 어느 정도 소화된 영양분을 체표를 통하여 흡수한다.

4. 분 류

조충강(Class Cestoidea)은 두 개의 아강으로 구분된다.

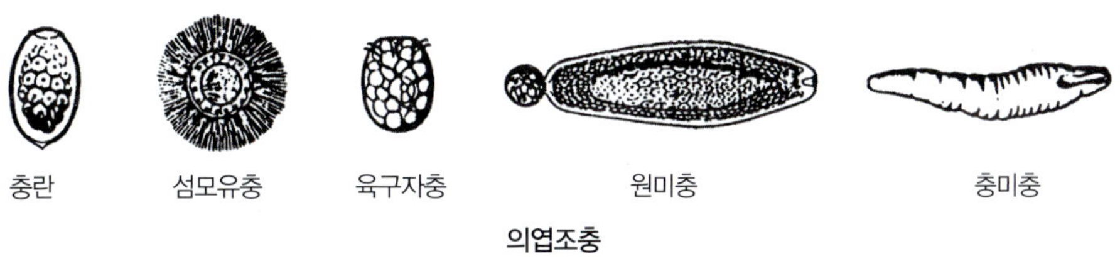

그림 4-4 의엽조충류의 발육단계별 형태

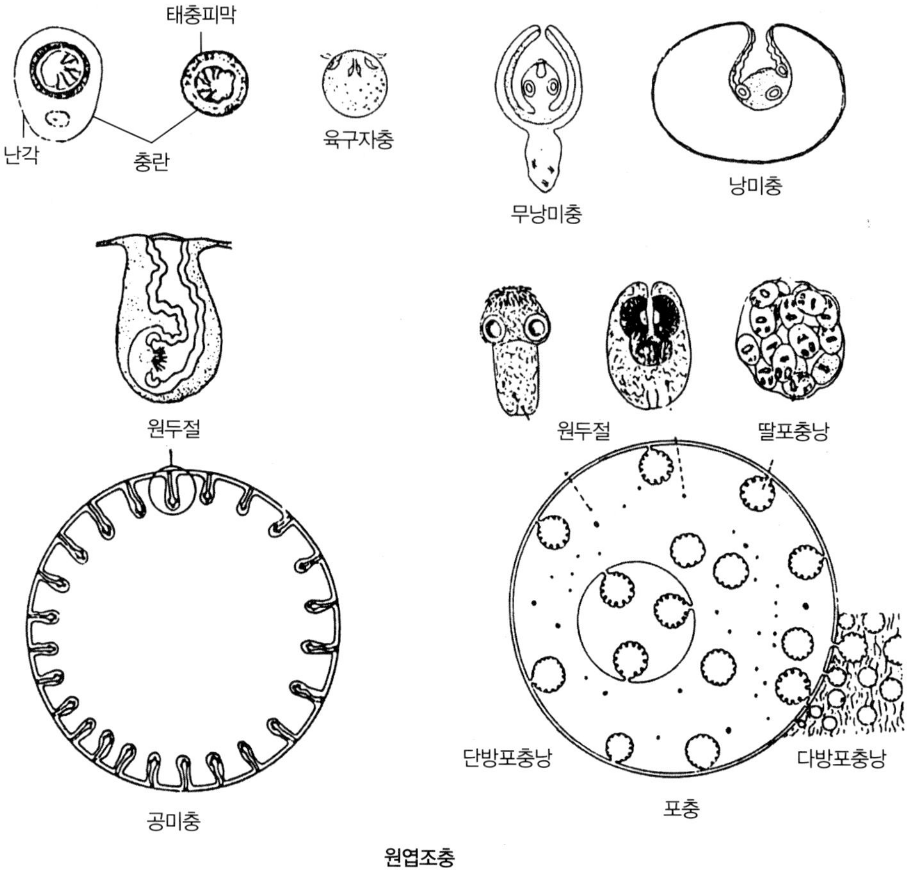

그림 4-5 원엽조충류의 발육단계별 형태

(1) 단절조충아강(Subclass Cestodaria)

편절이 분리되지 않고 암수 생식기가 하나이다. 난각내 유충에는 갈고리가 있다. 어류에 기생하며, 사람기생충은 없다.

(2) 다절조충아강(Subclass Cestoda)

조충류(cestode, tapeworm)라 부른다. 두절과 편절로 되어 있고, 각각의 편절에는 하나 또는 두 개의 암수 생식기가 있다. 난각내 유충은 6개의 갈고리를 가지고 있다. 인체에 기생하는 것은 다음 두 개의 목이다.

- **의엽조충목(Order Pseudophyllidea)**: 두부 배복면 정중앙에 흡구(sucking groove)가 있고, 갈고리나 흡반은 없다. 자궁구가 있으며, 충란은 덮개가 있고, 섬모유충(coracidium)이 들어 있다. 사람기생은 열두조충과(Diphyllobothridae)에 속한 것뿐이다.
- **원엽조충목(Order Cyclophyllidea)**: 두부에 4개의 흡반이 있다. 자궁구는 없고, 맹관으로 되어 있다. 종류에 따라 중앙부에 부리(rostellum)와 갈고리(hook)를 가진 것도 있다. 충란은 태충피막(embryophore)이 두텁다. 유충은 크게 4가지 종류, 즉 낭미충, 무낭미충, 공미충, 포충으로 나눌 수 있다.

Ⅱ. 각론

A. 의엽조충류

1 광절열두조충(*Diphyllobothrium latum*)

북미, 시베리아, 일본 북부, 우리나라 등에 분포한다. *Diphyllobothrum* 속에는 여러 종이 있으며, 우리나라에는 광절열두조충(일명 긴촌충) 외에 왜소열두조충(*D. parvum*)과 요나고열두조충(*D. yonagoense*) 등의 인체 감염 예가 보고된 바 있다.

1. 형 태

회백색으로, 길이는 총 2~10m, 폭은 1.5~2.0cm이다.

약 3,000~4,000개의 편절이 연결되어 있다(그림 4-6). 두절은 2~3 × 1mm로 작고 방추형이며 한 쌍의 깊은 흡구(sucking grooves)가 있다(그림 4-7). 두절에서 이어지는 경부의 길이는 두부의 수 배에 달한다. 경부에 편절이 이어져 있으며, 미성숙편절, 성숙편절 및 수태편절의 순서로 연결된다(그림 4-8). 충체의 특징은 편절의 폭(1.5cm)이 길이(0.3cm)보다 넓으며, 자궁은 편절 중앙부에 나선형으로 꼬인 장미꽃(rosette) 모양으로, 4~6회 분지되어 있다(그림 4-9). 충란은 타원형으로, 60~65 × 49~50μm 크기이다. 난개가 있어 흡충류의 충란과 비슷하며, 난각의 후단은 비후되었거나 작은 돌기가 있다(그림 4-10).

2. 생활사

외계에 배출된 충란은 15~25℃의 물속에서 섬모유충(coracidium) 단계까지 발육한 후 섬모를 이용하여 물속을 헤엄쳐 다니다가 제1중간숙주인 물벼룩(copepod)에 섭취되어 발육한다. 섬모를 벗고 아메바 모양

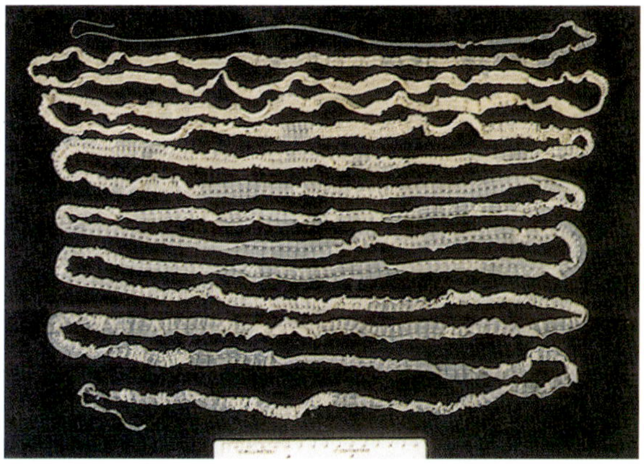

그림 4-6 광절열두조충 성충

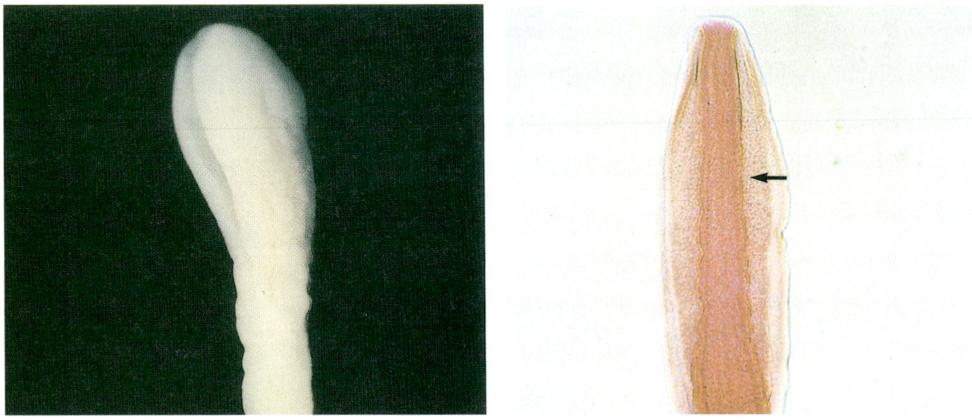

그림 4-7 광절열두조충의 두절

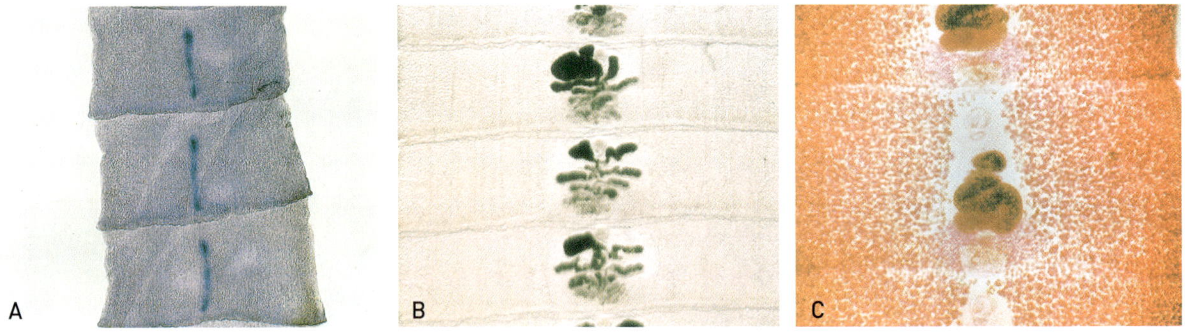

그림 4-8 광절열두조충의 부위별 편절 형태

A: 미성숙편절; B: 성숙편절; C: 수태편절

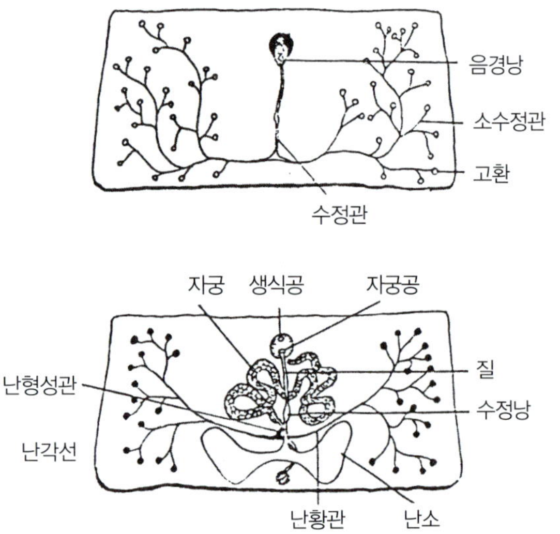

그림 4-9 광절열두조충 암수 생식기 구조

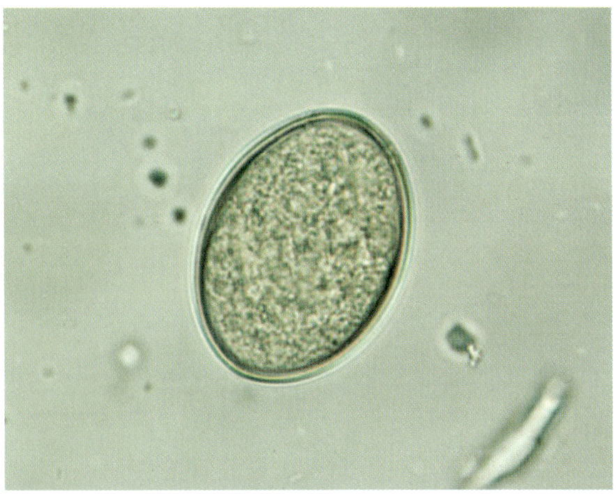

그림 4-10 광절열두조충 충란

의 소체가 된 후 작은 갈고리를 이용하여 장벽을 뚫고 체강에 나온다. 계속 발육하여 14~18일 후에는 원미충(procercoid)으로 변한다. 제2중간숙주로는 우리나라와 일본의 경우 송어(*Oncorhynchus masou*, trout), 연어(*Oncorhynchus keta*, salmon) 등이 알려져 있다. 원미충은 장벽을 뚫고 장내로 이행하고, 다시 근육 내에 들어가 충미충(plerocercoid)으로 발육한다. 충미충은 두절, 편절, 꼬리덧돌기(caudal appendage) 등이 없고 충체 전단에 흡구에 해당하는 부위가 함몰되어 있다(그림 4-11).

인체감염은 감염된 물고기를 생식 또는 불완전하게 조리해서 섭취할 때 일어난다. 유충이 소장 장벽(회장 또는 공장)에 붙어서 3주 후에 거의 1m까지 발육하여 산란을 시작한다. 성충의 성장은 빨라서 하루 평균 30 편절까지 만들어진다. 수명은 6~14년이다. 숙주는 사람, 개, 고양이, 곰, 여우 등이다.

3. 병리 및 증상

병원성은 감염된 충체의 수, 충체의 대사산물, 숙주의 저항력 등에 영향을 받으며, 대부분의 경우 별다른 병변이나 증세가 없으나 기계적 자극에 의한 소화불량, 복통, 설사 등이 나타나기도 한다. 대사산물에 의한 혈색소증가(hyperchromia)형의 악성 빈혈(pernicious anemia)이 유발될 수 있는데, 이를 열두조충성 빈혈(bothriocephalus anemia)이라 한다. 원인은 기생충이 비타민 B_{12}를 과량 흡수하기 때문이라고 한다. 소변에 배설되는 urobilin의 양이 정상인의 세 배 정도 높아지기도 하는데, 구충이 되면 호전된다. 때로는 장폐쇄의 원인이 되기도 하고 담낭 내에서 검출되기도 한다.

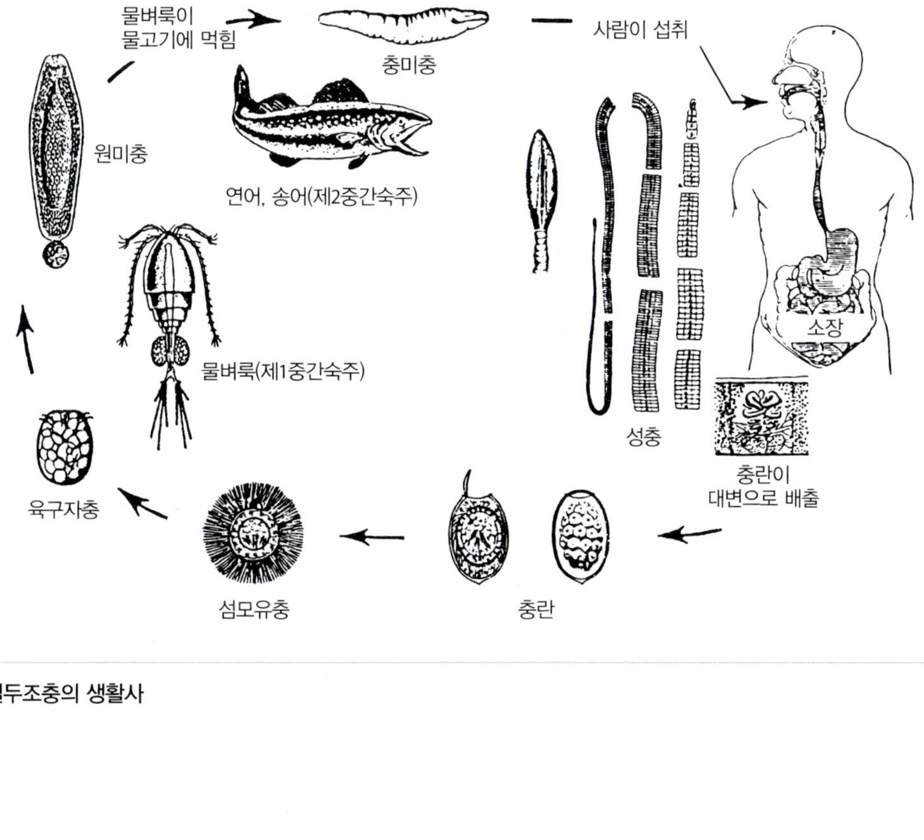

그림 4-11 광절열두조충의 생활사

4. 진 단

분변 내에서 난개를 가진 특이한 형태의 충란을 발견함으로써 확진한다. 때로는 편절이 대변과 같이 배출되는데, 편절의 형태와 편절을 파괴하고 나온 충란의 형태로 진단이 가능하다.

5. 치 료

Praziquantel 5~10mg/kg를 투여한다. 투약 전후 설사제(magnesium sulfate) 20~30g을 복용시켜 설사를 유도하면 배출된 충체를 확인할 수 있다.

② 스파르가눔(고충, Sparganum)

스파르가눔의 인체감염은 세계 각지에서 보고되었으며, 우리나라에서도 많은 감염 예가 보고되었다.

1. 형 태

유백색으로 편절은 없으나 주름이 잡혀 있다. 체장은 10~20 × 0.5~1.5cm인데, 50~70cm 정도의 긴 것도 있다. 스파르가눔이란 만손열두조충(*Spirometra* 속)의 제2기 유충인 충미충(plerocercoid)을 일컫는다.

2. 생활사 및 역학

스파르가눔을 개, 고양이 등에 경구투여하면 성충까지 발육하는 것이 있는데, 이것은 대부분 *Spirometra* 속에 속하는 종(*Spirometra erinacei* 등)들이다. *Spirometra* 속의 제1중간숙주는 물벼룩, 제2중간숙주는 개구리, 뱀, 새 등이다. 강원도 영서지역에서 10년간(1985~1994년) 스파르가눔증으로 수술 받은 환자는 69명에 이르며, 검출 부위는 뇌(34.7%), 복벽(21.7%), 넓적다리(14.5%), 유방(13.0%) 등의 순이며, 남자에서는 뇌로, 여자에서는 유방으로의 이행이 흔한 것으로 보고되었다.

인체감염은 ① 충미충(스파르가눔)에 감염된 제2중간숙주(주로 뱀이나 개구리)를 생식할 때, ② 원미충(procercoid)에 감염된 제1중간숙주인 물벼룩이 오염된 물을 마실 때, ③ 뱀이나 개구리를 잡아먹은 조류나 기타 동물의 근육을 생식할 때, ④ 충미충이 들어 있는 개구리 근육이나 뱀의 근육으로 눈을 찜질할 때 일어난다.

3. 병리 및 증상

주로 피하결체조직 및 지방조직 내에 유충상태로 기생하며, 복벽, 서혜부, 대퇴부 및 안와부 등에 충낭을 형성한다. 충낭이 피하조직 내에 있을 때에는 대체로 통증이 없으나 때로는 압통, 둔통, 부종, 소양감 등이 나타나기도 한다. 비뇨기계에 있을 때는 요통, 혈뇨, 빈뇨 등의 원인이 되며, 안와부에 기생하면 심한 동통, 부종, 안구 돌출, 운동 장애, 현기증 등이 오고, 각막의 궤양, 혼탁 등이 나타나기도 한다. 뇌척수에 기생하여 신경 장애를 가져오기도 한다(그림 4-12).

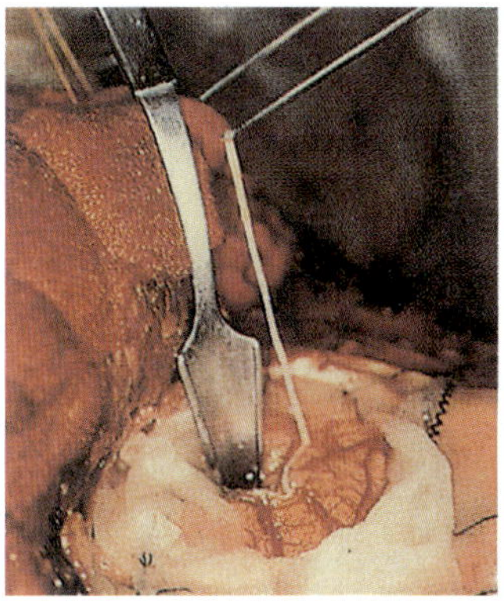

그림 4-12 뇌스파르가눔증

4. 진 단

생검이 가장 확실한 방법이며, 피하조직이나 중추신경계 감염에는 CT, MRI, 초음파 등의 진단 방법도 활용되고 있다. 혈청학적 진단(ELISA)도 유용하다.

5. 치 료

외과적 적출이 가장 좋은 치료법이다. Praziquantel이나 기타 약제로 잘 치료되지 않는다.

③ 증식성 스파르가눔(*Sparganum proliferum*)

성충, 숙주 및 생활사는 알려져 있지 않지만 유충, 즉 충미충 형태로 인체에 감염되어 출아법으로 분열 증식한다. 일본, 미국 등지에서 보고되었다.

B. 원엽조충류

① 유구조충(*Taenia solium*)

세계적으로 분포하며, 특히 돼지고기를 생식하는 지역에 많다.

1. 형 태

크기는 2~3m × 5~6mm로, 약 800~900개의 편절로 이루어져 있다. 1~2mm의 직경을 가진 두절은 구형으로, 4개의 흡반과 전단 중앙에 반구형의 부리(rostellum)가 있고, 그 주위에 22~32개의 작은 갈고리가 두 줄로 배열되어 있다(그림 4-13). 두절에서 가까운 체절은 폭이 길이보다 넓으나 후방으로 갈수록 길이가 길어진다. 수태편절은 10~14 × 5~6mm로, 다른 기관은 퇴화되고 자궁만 발달되었으며(그림 4-14), 한 편절

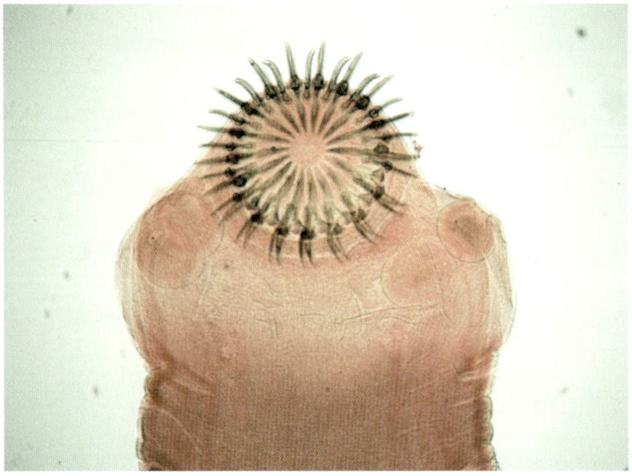

그림 4-13 유구조충의 두절

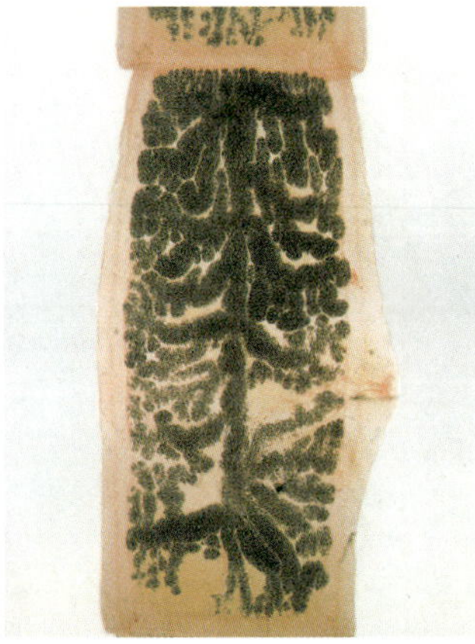

그림 4-14 유구조충의 수태편절

에 3~5만 개의 충란이 가득 차 있다. 충란이 차 있는 자궁은 중앙부와 양쪽으로 7~13(보통 9)개의 자궁측지로 이루어져 있는데, 종의 감별에 이용된다. 충란은 원형으로, 얇은 난각은 편절에서 유리될 때 대부분 파열되어 없어지고, 두터운 태충피막(embryophore)은 방사상의 무늬를 보인다. 충란만으로는 유구조충과 무구조충을 구별할 수 없다(그림 4-15).

2. 생활사

대변과 함께 배출된 편절 또는 편절에서 나온 충란을 중간숙주(돼지)가 섭취하면 유리된 육구자충이 장벽을 뚫고 들어가서 혈류나 림프관을 따라 근육으로 이행하고 60~70일 후에는 고유의 낭미충(혹은 낭충), 즉 유구낭미충(*Cysticercus cellulosae*)이 된다. 돼지고기 내의 유구낭미충을 숙주가 섭취하면 두절 이외의 부분은 소화되고 두절이 장벽에 고착하여 약 2~3개월 내에 성충이 된다(그림 4-16).

사람도 오염된 음식물을 섭취하여 유구낭미충증(cysticercosis)을 일으킬 수 있다. 충란이 장내로 들어오면 돼지 등의 다른 중간숙주에서와 같은 경로로 육구자충이 세정맥을 통하여 간과 폐에 이르고 대다수는 다시

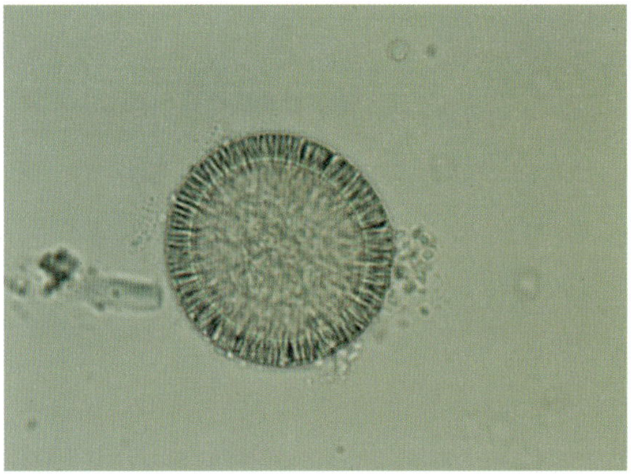

그림 4-15 *Taenia* sp. 충란

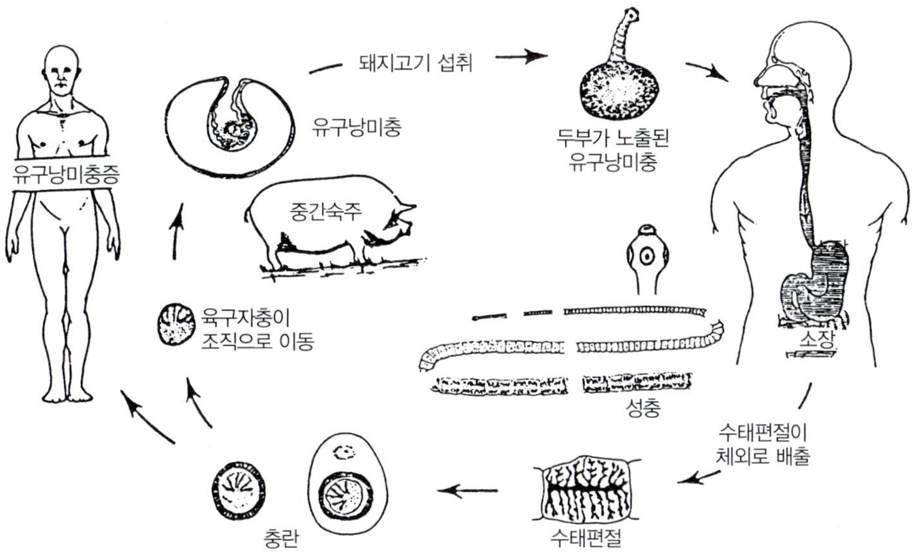

그림 4-16 유구조충의 생활사

폐정맥이나 순환계를 따라 전신에 분포한다. 혹은 소장에 기생한 성충으로부터 유리된 편절이 구토에 의해 위로 역행되었다가 다시 내려와 편절 속의 충란이 장 내에서 부화하여 자가감염(autoinfection)을 일으키기도 한다.

유구조충은 사람이 유일한 종숙주이다.

3. 병리 및 증상

성충이 기생하면 약간의 소화기 증상을 보일 수 있으나 무증상인 경우가 많다.

낭미충증의 증상은 기생 부위에 따라 다양하게 나타난다(그림 4-17). 피하조직에 생기면 구형의 움직이는 종양이 만져지지만 보통 통증이나 염증 소견은 없다. 근육 내에 생기면 잘 움직여지지 않고 국소의 지각 이상, 권태, 피로, 경련, 마비 등이 올 수 있다. 특히 뇌유구낭미충증(cerebral cysticercosis)은 임상적으로 매우 중요하다. 기생 부위는 연질막, 경질막, 지주막, 피질 및 뇌실 등이다. 중요한 증상은 간질 발작이며, 정신이상에 이르기도 한다. 만일 낭미충이 뇌실 내에서 이동할 경우 뇌척수액의 흐름을 막아 때때로 격렬한 두통이 나타나는데, 이를 Brun's sign이라고 한다. 때로는 도관 폐쇄의 원인이 되어 급사하는 수도 있다.

4. 진 단

(1) 성충 감염

- 자궁공이 없기 때문에 충란의 배출이 잘 되지 않아 분변 내에서 충란을 발견하기 어렵다. 경우에 따라 장내에서 유리된 편절이 파괴되었을 때는 분변에서 충란을 발견할 수 있으나 무구조충란과 감별이 어렵다.

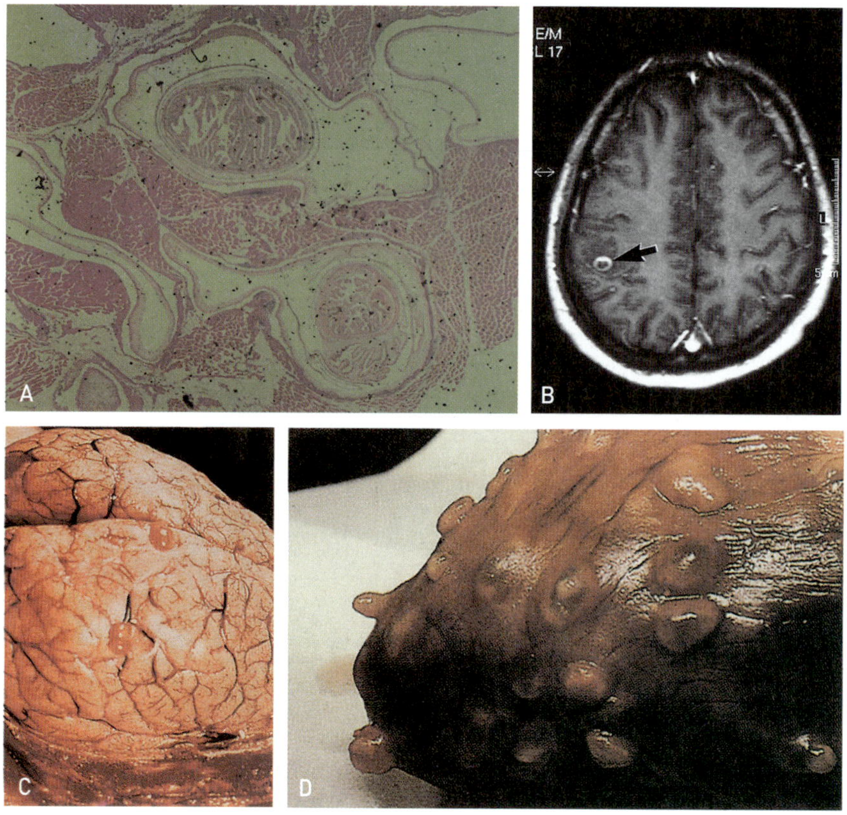

그림 4-17 유구낭미충증

A: 유구낭미충증의 조직 표본 B: 뇌유구낭미충증의 CT사진 C: 치명적인 뇌유구낭미충증 D: 돼지 근육 내 낭미충

- 감염자 자신이 편절이 배출되는 것을 알고 있는 경우가 많다. 배출된 편절을 얻어 편절의 자궁지가 10~30개 이상인 것은 무구조충, 10개 이하는 유구조충으로 진단할 수 있다.

(2) 유구낭미충증

- 피하에 종괴가 생겼을 때 생검하여 확진한다. 유충의 두부에 유구낭미충 특유의 갈고리가 있는지 관찰해야 한다.
- 피부에서 종괴를 볼 수 있고 Brun's sign 등 원인 모를 중추신경계 증상이 생기면 감염을 의심한다. 과거 조충의 편절 배출이나 돼지고기 생식 여부 등의 설문도 도움이 된다.
- CT, MRI 등 영상의학적 검사나 항체검사(ELISA)가 진단에 큰 도움이 된다.

5. 치료

Praziquantel이 성충과 유충 모두에 효과가 있다. 성충의 경우 5~10mg/kg 1회 투여로 구충된다. 유구낭미충증의 경우는 하루 25mg/kg로 7~14일간 투여한다. 뇌유구낭미충증의 경우는 급격한 뇌압 상승이 올 수 있으며, 염증 감소를 위하여 steroid를 병합 투여하며, praziquantel과 albendazole을 함께 투여할 수 있다.

❷ 무구조충(*Taenia saginata*)

소를 목축하는 지역에서 유행하며, 세계 각지에 분포하고 있다. 쇠고기를 생식하거나 덜 익혀 먹을 때 감염된다.

1. 형태 및 생활사

길이는 4~10m로 유구조충보다 크고 길며, 약 1,000~2,000개의 편절로 연결되어 있다. 두절은 직경 1~2mm이고, 흡반은 4개가 있으나 부리나 갈고리는 없다(그림 4-18). 수태편절은 20~60mm로 길이가 길며, 자궁 측지도 15~20(보통 18)개로 많다. 생식공은 교대로 측선 중앙부에서 약간 후방에 열려 있다(그림 4-19). 말단 편절은 저절로 떨어져서 대변과 같이 배출된다. 충란은 유구조충란과 매우 유사하여 형태적 감별이 불가능하다.

충란이 음식물과 같이 중간숙주에게 먹히면 장내에서 부화하고, 유충은 장벽을 뚫고 근육 안에 들어가 3~6개월 후 낭미충(무구낭미충, *Cysticercus bovis*)이 된다(그림 4-20). 낭미충이 들어 있는 쇠고기를 먹으면 소장 상부에서 탈낭한 후 성장하여 2~3개월 후에 성충이 된다.

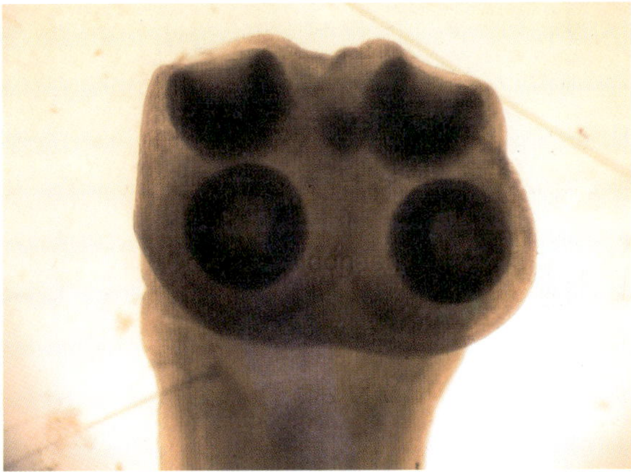

그림 4-18 무구조충의 두절

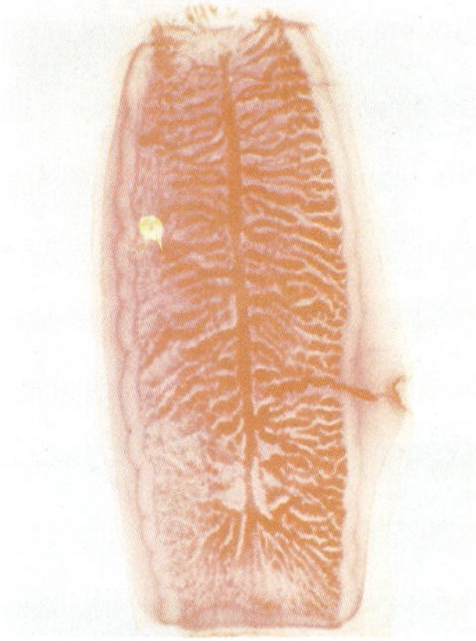

그림 4-19 무구조충의 수태편절

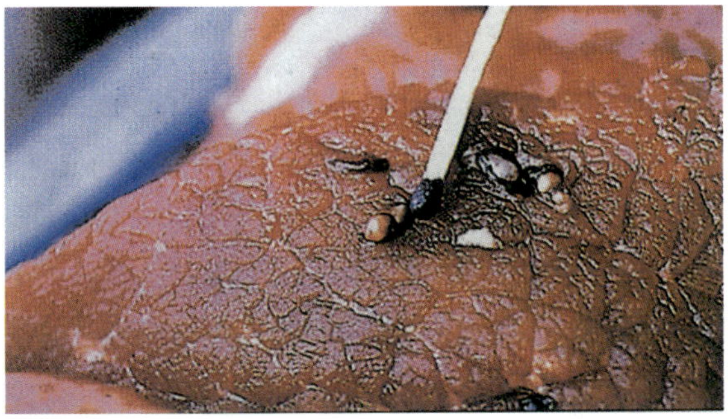

그림 4-20 쇠고기 내 무구낭미충

2. 병리 및 증상

충체의 기계적 손상과 대사산물의 독성 작용에 의하여 병변과 증상이 나타난다. 충체가 크기 때문에 소화기에 장애가 온다. 장폐쇄가 일어나기도 하고, 체절이 충수돌기로 들어가 급성 충수염을 일으키기도 한다. 구토, 설사, 공복통, 체중감소를 일으키기도 하며, 항문으로 체절이 배출되어 내의 등에 묻게 되어 불쾌감을 준다.

3. 진 단

항문 또는 분변으로 자연 배출된 편절을 관찰하여 유구조충과 감별한다. 충란이 대변에서 검출되기도 한다.

4. 치 료

Praziquantel 10mg/kg을 1회 복용한다.

❸ 아시아조충(*Taenia asiatica*)

분포지역으로 알려진 곳은 우리나라를 비롯하여 타이완, 인도네시아, 태국 등 아시아 지역이다. 아시아조충으로 알려지기 전까지는 무구조충으로 취급되어 왔으나 돼지고기, 특히 내장(주로 간)을 생식한 사람이 흔히 감염되기 때문에 다른 종일 가능성이 제기되어 연구가 진행되었고, 1993년에 신종으로 보고되었다. 돼지의 내장기관에 형성된 낭미충을 *Cysticercus viscerotropica*라고 지칭하였는데, 이 낭미충을 사람이 섭취할 때 감염된다. 이 종의 분류학적 위치에 관하여 더 많은 연구가 필요하다.

❹ 왜소조충(*Hymenolepis nana*)

1. 형 태

크기는 10~45 × 0.5~1.0mm로, 변이폭이 크다. 기생 개체수가 많을수록 충체 크기는 작아진다. 두절은 구형으로, 4개의 흡반과 신축성 있는 부리를 가지고 있으며, 한 줄로 20~30개의 갈고리가 있다(그림 4-21). 경부는 비교적 길고, 편절은 200개 내외이다. 생식공은 각 편절마다 한쪽으로 열린다. 고환은 3개씩 있으며, 수태편절의 자궁은 주머니 모양으로 편절의 대부분을 차지하고 있다(그림 4-22). 충란은 구형 또는 난원형으로, 크기는 40~50μm이다. 태충피막은 레몬 형태로 투명하고, 양극은 비후되었으며, 4~8개의 극사(polar filament)가 나와 반유동체의 양쪽 막 사이로 뻗어 있다(그림 4-23).

2. 생활사

중간숙주 없이 충란의 섭취로 직접 감염되지만, 벼룩이나 곡물에 붙은 딱정벌레 체내의 무낭미충(cysticer-

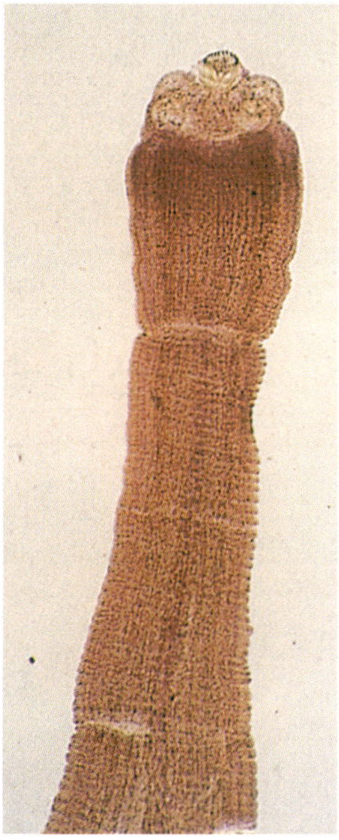

그림 4-21 왜소조충의 두절

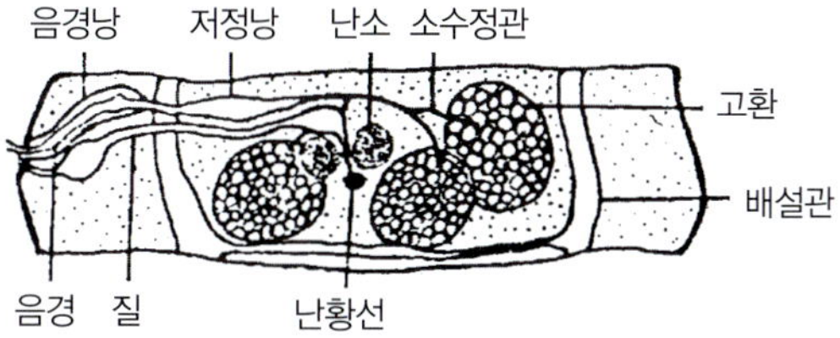

그림 4-22 왜소조충 성숙편절

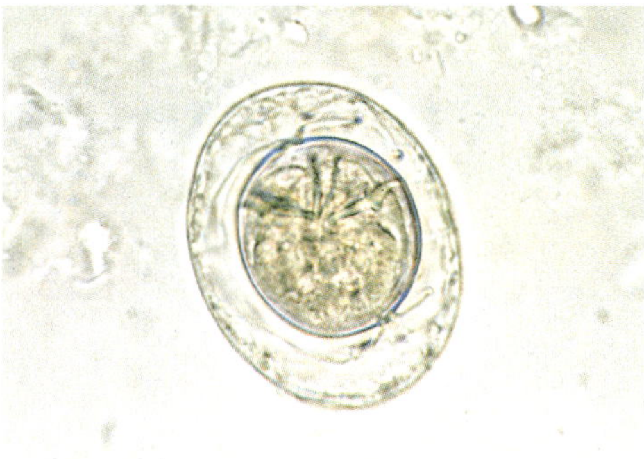

그림 4-23 왜소조충 충란

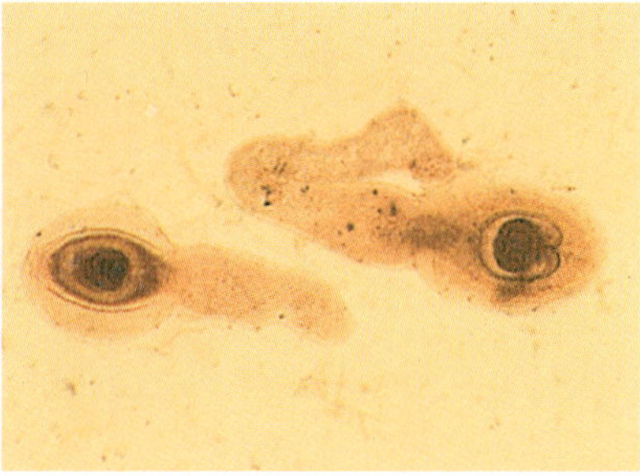

그림 4-24 왜소조충 무낭미충

coid)으로 감염될 수도 있다(그림 4-24). 충란이 종숙주에 섭취되면 육구자충은 소장 내에서 부화하여 융모 내에 침입하여 약 4일 후 무낭미충이 되고, 15~20일 후 성충이 된다(그림 4-25). 장내에서 유리된 충란이 자가감염을 일으키기도 한다.

3. 병리 및 증상

소장점막에 대한 자극에 의해 복통, 설사, 변비, 구토 등의 소화기 증상이 올 수 있다.

4. 진단 및 치료

대변 내에서 충란을 검출한다. Praziquantel을 15~25mg/kg으로 1회 복용한다.

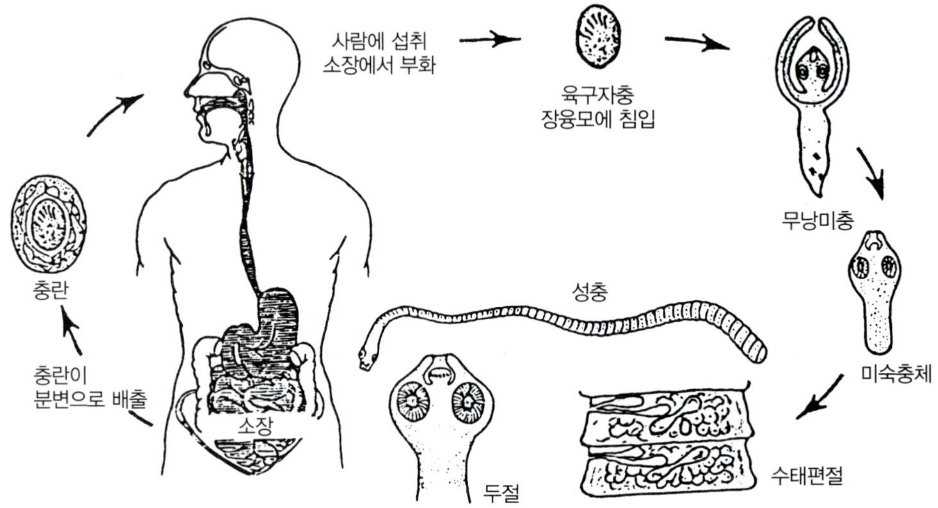

그림 4-25 왜소조충의 생활사

5 쥐조충(*Hymenolepis diminuta*)

1. 형 태

길이는 20~70cm이고, 600~1,300개의 편절을 가진다. 두절은 곤봉 모양으로, 4개의 흡반이 있고, 갈고리는 없다(그림 4-26). 편절의 폭은 넓고(3~4mm), 길이는 아주 짧다. 형태는 왜소조충과 유사하다. 충란은 황갈색으로, 크기는 60~80μm이고, 구형 또는 타원형이다. 난각은 두껍고, 육구자충이 들어 있는 태충피막은 얇다. 양극이 약간 비후된 느낌이나 극사는 없다(그림 4-27).

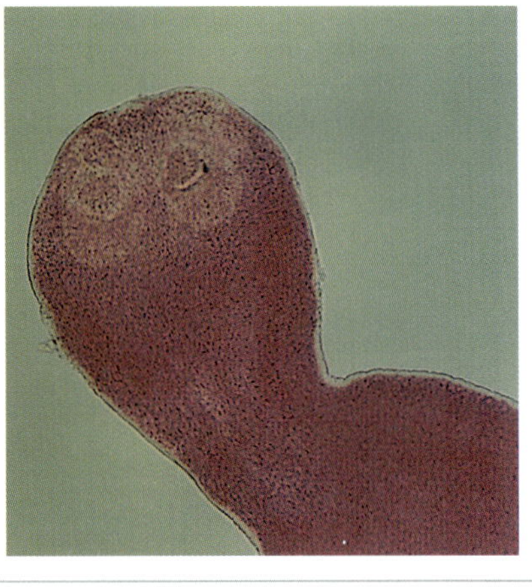

그림 4-26 쥐조충의 두절

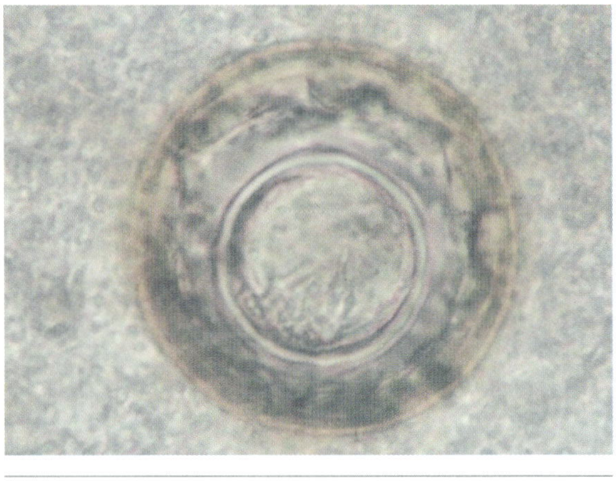

그림 4-27 쥐조충 충란

2. 생활사

중간숙주인 벼룩, 바퀴, 딱정벌레 등에 충란이 섭취되면 체강 내에서 7~9일 만에 무낭미충으로 자라고 이들 곤충을 종숙주가 섭취하면 감염된다. 종숙주 내에서 성충이 되기까지는 18~20일 소요된다. 최장 수명은 14년 정도이다. 사람은 무낭미충을 가진 곤충을 우연히 섭취했을 때 감염된다.

3. 진단 및 치료

분변 내에서 충란을 검출하여 진단한다. 왜소조충의 충란과 유사하기 때문에 감별에 유의해야 한다. Praziquantel 15~25mg/kg을 1회 복용한다.

6 단방조충(*Echinococcus granulosus*)

세계 각지에 분포되어 있다. 특히 중동, 지중해 연안, 호주, 뉴질랜드, 아일랜드, 우루과이, 칠레, 아르헨티나 등 양 목축이 주요 산업인 지역에서 집중 발생한다. 인체포충증(echinococcosis)은 단방조충의 유충(metacestode)에 의한 기생을 말한다. 우리나라에서도 보고된 예가 있으나 대부분 사우디아라비아, 이라크, 리비아 등 중동 및 아프리카 지역에서 감염되어 유입된(imported) 것으로 확인되었다.

1. 형 태

성충은 전장 3~6mm의 작은 조충으로, 두절과 3개의 편절로 되어 있다(그림 4-28). 두절에는 원추형의 부리가 있고, 그 주위에 28~50개의 갈고리가 두 줄로 배열되어 있다. 제1절의 편절은 생식기가 발달되지 않은 미성숙편절이고, 제2절은 성숙편절이다. 제3절은 수태편절로 자궁 내에 500~800개의 충란이 가득 차 있으

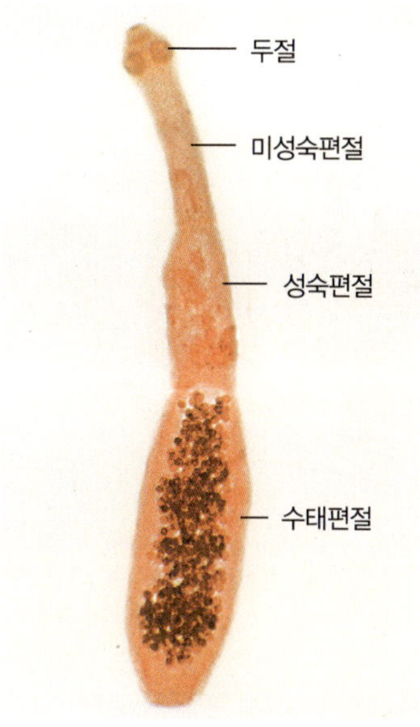

그림 4-28 단방조충 성충

며, 길이는 2mm이고, 폭은 0.5mm 내외이다. 충란의 크기는 30~38μm로, *Taenia* 속의 충란과 유사하여 감별이 어렵다.

2. 생활사

종숙주인 개, 늑대, 여우 등의 분변에 섞여 나온 충란이 중간숙주에 섭취되면 혈액을 타고 여러 장기로 이행하여 포충(hydatid) 또는 포충낭(hydatid cyst)이 된다. 인체 내에서도 다른 중간숙주와 마찬가지로 포충낭을 형성한다(그림 4-29). 낭벽의 germinal layer에서 원두절(protoscolex), 딸낭(daughter cyst)이 자라나 낭벽의 안쪽에 붙어 있거나 낭액(cystic fluid) 내에 떠다니는데, 이를 포충모래(hydatid sand)라고 부른다(그림 4-30).

인체포충증(hydatidosis 또는 echinococcosis)은 충란의 섭취에 의해 일어난다. 따라서 일상 생활에서 개와 가까이 지내는 경우, 특히 기거를 같이 하는 경우 높은 감염률을 보인다.

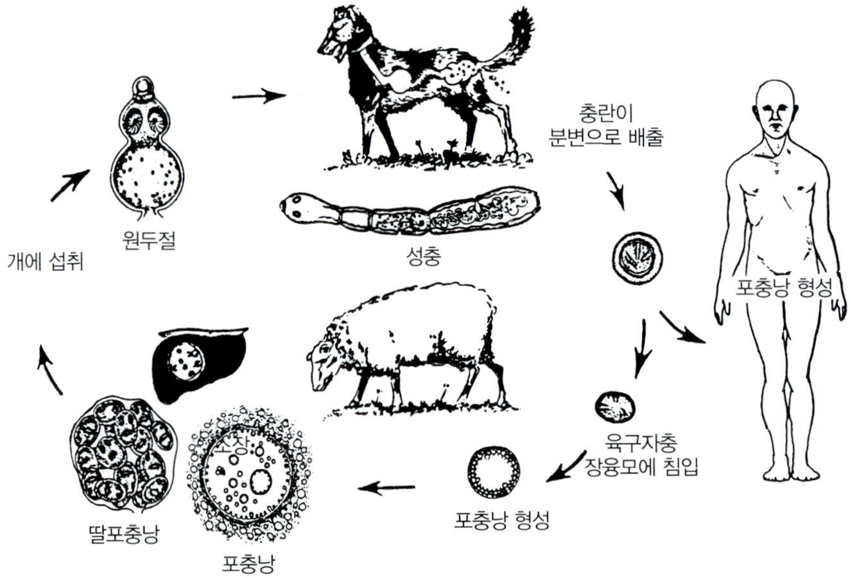

그림 4-29 단방조충의 생활사

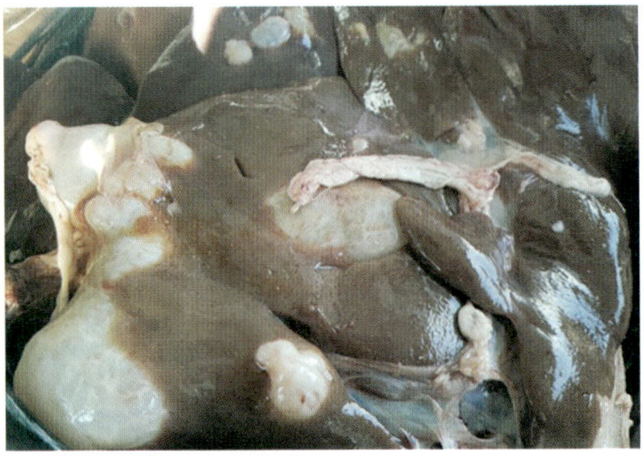

그림 4-30 양의 간포충증, 우즈베키스탄

3. 병리 및 증상

포충낭이 작을 때는 별다른 증상이 나타나지 않지만 주위 기관이나 조직을 압박할 정도로 커지면 여러 증상이 나타나는데, 포충낭의 크기와 침범된 장기에 따라 각기 다르게 나타난다.

어떤 원인에 의해 포충낭이 파열되면 그 내용물의 흡수로 인한 심한 알레르기 반응을 일으킨다. 폐에 침범하면 기침, 각혈, 호흡곤란, 흉통 등 폐결핵과 유사한 증상이 생기고, 포충낭이 터져 기관지확장증이나 기관지성 농양이 유발되기도 한다. 뇌척수강 내에 생기면 해당 영역의 심한 신경 장애가 나타나며, 신장에 기생하면 혈뇨와 신장 부위 동통이 나타난다(그림 4-31).

4. 진 단

만연지역에 거주한 경험이 있고 간이나 폐에 서서히 커지는 종양이 있을 때 포충증을 의심해야 하며, 악성 종양, 아메바간농양, 간경변 등과 감별해야 한다.

- 포충낭을 천자하여 두절, 번식포(brood capsule), 딸낭(daughter cyst) 등을 찾아낸다(그림 4-32). 천자할 때 포충액이 인근 장기에 떨어지지 않도록 주의해야 한다.
- CT, MRI 초음파검사 등 영상의학적 검사 및 혈청학적 검사가 도움이 된다(그림 4-33).

5. 치 료

외과적 수술로 제거하며, 초음파 유도 PAIR(puncture, aspiration, injection, reaspiration) 방법도 활용되고 있다. 포충을 제거할 때 부주의하여 낭포들이 복강내로 나오면 제2의 포충낭을 형성할 수도 있으므로 각별한 주의가 필요하다.

수술 전후에 benzimidazole(albendazole, mebendazole) 화학요법 사용이 효과가 있는 것으로 확인되었다. 포충낭의 크기가 비교적 작은 초기의 경우에는 화학요법제만 사용할 수도 있다.

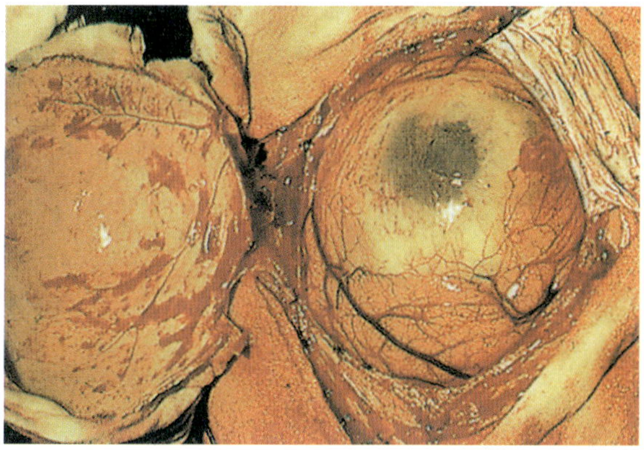

그림 4-31 4세 여아의 뇌포충증

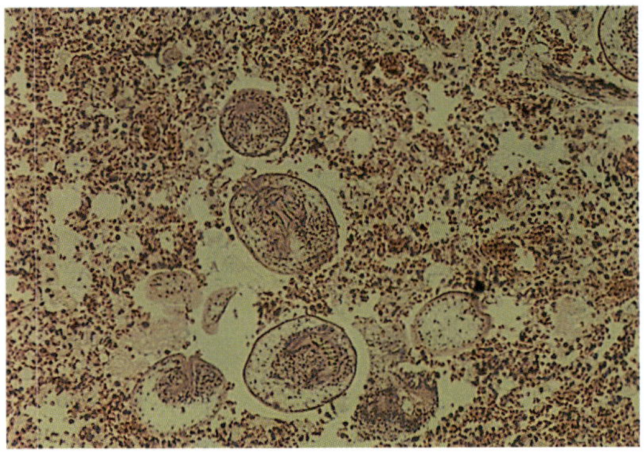

그림 4-32 폐에 기생한 단방조충의 포충

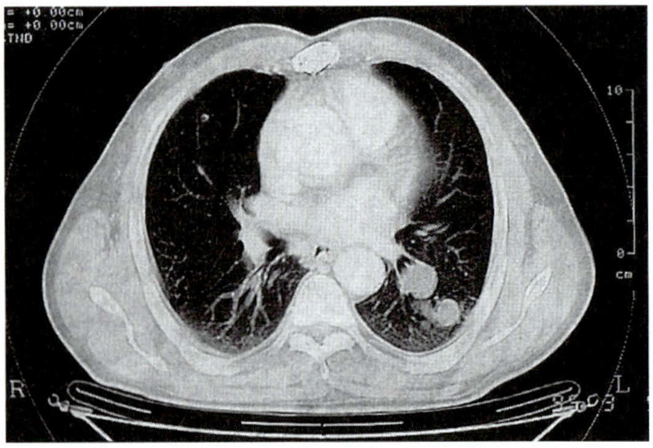

그림 4-33 폐에 기생한 포충의 CT 사진

7 다방조충(*Echinococcus multilocularis*)

러시아나 알래스카 또는 일본 북부지역의 여우나 고양이에서 성충이 발견된다.

1. 형 태

성충은 단방조충보다 작고, 생식기의 구조 등에 약간의 차이가 있다. 충란은 형태적으로 구분하기 어렵다. 다방성포충은 단방성 포충과 마찬가지로 크기가 0.1~0.5mm로 미세하다. 작은 포충낭이 다수 집합해 있으며, 각 방은 서로 통해 있거나 짧은 각피로 떨어져 있다(표 4-1).

2. 병리 및 증상

인체에서 볼 수 있는 것은 단단한 실질성 종양으로 단면은 해면상이다. 간이나 폐에서 주로 발견되며, 때로는 포충의 일부가 다른 부위로 운반되어 그곳에서 기생하기도 한다. 간에 기생하면 임상적으로 만성 진행을 보이는 점액성 종양과 유사하고, 열이 없으면서 간과 비장의 종대를 보이며, 말기에는 황달과 복수가 나타난다(그림 4-34).

표 4-1 단방조충과 다방조충의 형태 비교

구 분	단방조충	다방조충
체 장(mm)	2.1~5.0(평균 3.4)	1.1~2.7(평균 2.1)
편절수	3	3~5
성숙편절	제 2 편절	제 2, 3 편절
수태편절의 길이	체장의 1/2 이상	체장의 1/2 이하
수태편절의 생식공	측면 중앙보다 후방	측면 중앙보다 전방
고환의 여포 수	45~65	16~26
중간숙주	소, 양, 돼지, 사람	설치류, 사람
종숙주	개, 늑대	개, 고양이, 여우

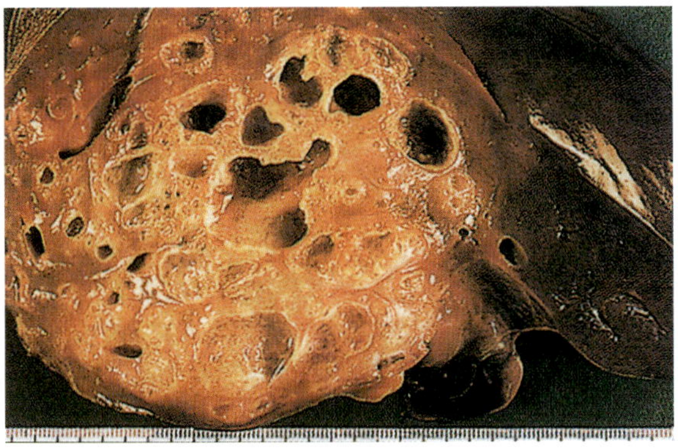

그림 4-34 사람 간에서 적출한 다방성 포충

8 개조충(*Dipylidium caninum*)

세계 각지의 개나 고양이에 기생한다. 주로 어린이에게 감염된다.

1. 형 태

길이 15~50cm, 폭 1.5~3.0mm로 60~150개 이상의 편절로 구성되어 있다. 편절마다 한 쌍의 생식기가 있고, 생식공은 각 편절의 앞쪽에 열리는 것이 특징이다(그림 4-35). 충란은 얇은 막으로 둘러싸여 있는데, 이를 난구(egg ball 또는 egg sac)라고 한다(그림 4-36).

2. 생활사

숙주동물의 장관에서 수태편절이 떨어져 나와 배출되면 벼룩의 유충이 충란을 섭취한다. 충란에 감염된 유충에서 우화한 벼룩(성충)의 소화관 내에서 육구자충이 부화한다. 부화한 유충은 장벽을 뚫고 체강에 나와 무낭미충(cysticercoid)이 된다. 그 낭충이 있는 벼룩을 종숙주가 섭취하면 약 1주일 후 성충이 된다.

3. 병리 및 증상

증상 정도는 전신성으로 흡수되는 대사산물에 대한 숙주의 감수성에 따라 달라진다. 소아에서는 소화 장애, 입맛 상실 또는 독성 신경 증상이 나타난다.

4. 진 단

분변 내에서 체절이나 충란을 발견하면 진단할 수 있다.

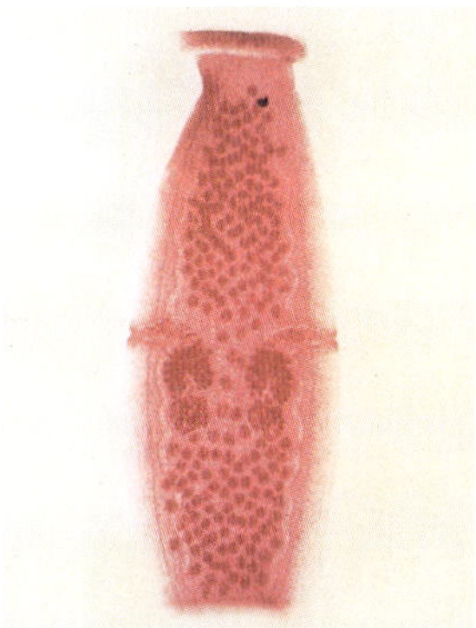

그림 4-35 개조충의 수태편절

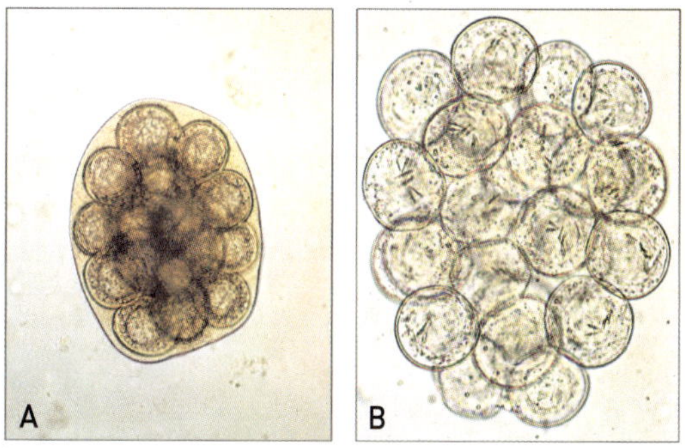

그림 4-36 개조충 충란

A: 난구(egg ball); B: 충란(육구자충이 관찰됨)

9 다두조충(*Taenia multiceps*)

1. 형태 및 생활사

개의 소장에 기생하는 길이 40~60cm의 조충이다. 형태는 유구조충과 유사하다. 두절의 부리 주위에는 2열로 대소의 갈고리가 22~32개 배열되었고, 수태편절의 자궁 측지는 18~26개이다. 중간숙주는 양, 산양 등으로 뇌, 척수, 안구 등에서 공미충(coenurus)이 발견된다(그림 4-37).

공미충은 유충기를 말하며, germinal layer가 있는 낭벽(cyst wall)에 다수의 원두절을 가진 큰 수포체(large bladder) 모양이다.

감염된 양의 뇌를 먹은 개가 감염되고, 두절이 자라나 장에서 성충이 된다.

2. 병리 및 증상

뇌에 기생하면 다리 마비, 구토를 동반한 반쪽 마비 또는 뇌종양 증상이 나타난다. 안구를 침범하여 동통과 시력 장애가 오고, 심장, 척수, 뇌간 및 뇌신경 등에 침범하면 해당 장기의 기능 장애가 나타난다.

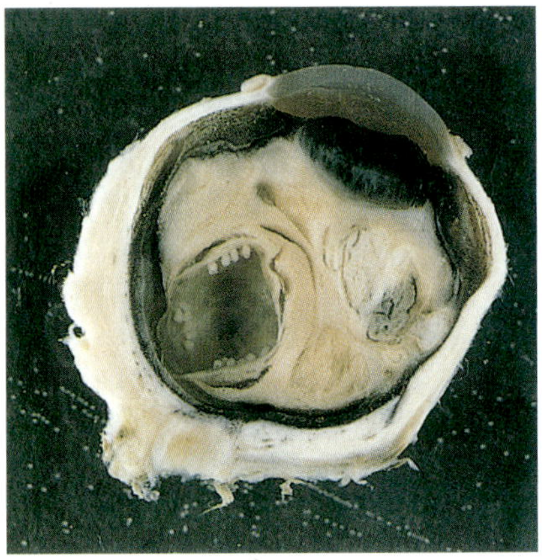

그림 4-37 사람 눈에 기생한 공미충

CHAPTER 05

의용절지동물 (Arthropoda of Medical Importance)

I. 총론

의용절지동물학(medical arthropodology)은 직접 또는 간접으로 인간의 건강(육체적 및 정신적)을 해치는 절지동물에 관한 지식을 추구하는 학문으로, 기생충학의 3대 분야 중 하나이다. 지금도 관행으로 의용곤충학 또는 위생곤충학(medical entomology)이라 부르고 있는데, 곤충 외에도 많은 종류의 절지동물(진드기, 거미, 지네 등)이 건강을 해치기 때문에 의용절지동물학이라 부르는 것이 정확한 표현이다. 의용절지동물학의 목적은 절지동물과 질병간의 역학적 양상을 규명하고 매개종(vector species)의 생태와 습성을 이해하여 질병을 효과적으로 예방하거나 방제하여 인류 보건 향상에 이바지하는 데 있다.

1. 분 류

절지동물문(Phylum Arthropoda)의 형태적 특징은 ① 몸체가 각질화(chitinized)한 껍질(외골격)로 덮여 있다. ② 몸은 마디(segment)로 구성되어 있고, 전체 또는 일부 마디(체절)에 부속지(appendage)가 있다. ③ 몸이 하나의 혈강(hemocoel)으로 구성되어 있고, 여기에 체액인 혈림프액(hemolymph)으로 채워져 있다.

절지동물문에는 13개 강(class)이 있는데, 그중 질병을 일으키는 것은 다음의 5강이다.

(1) 곤충강(Insecta)

몸은 두부(head), 흉부(thorax), 복부(abdomen)의 세 부분으로 구분되고 다리를 세 쌍 가진다. 촉각은 한 쌍이다. 날개는 있는 것도 있고 없는 것도 있다. 곤충강은 약 40개 목(order)으로 분류되는데, 그중 바퀴목, 노린재목(빈대와 흡혈노린재), 이목, 벌목(그림 5-1G), 벼룩목, 나비목(일부 나방류) 및 파리목(모기, 먹파리, 등에, 집파리, 검정파리, 체체파리 등)이 위생해충에 해당된다.

(2) 거미강(Arachnida)

몸은 두흉부(cephalothorax)와 복부의 두 부분으로 구분되고, 다리가 4쌍 있다. 촉각은 없다. 전갈목(Scorpiones, 그림 5-1A), 거미목(Araneae, 그림 5-1B)과 진드기목(Acarina, 그림 5-1C)이 있다.

(3) 갑각강(Crustacea)

기본적으로 몸체는 두부, 흉부, 복부로 구성된다. 촉각이 2쌍이고, 다리는 5쌍이다. 종류에 따라 형태적 변화가 심하다. 게(그림 5-1D), 가재, 물벼룩 등이 있다.

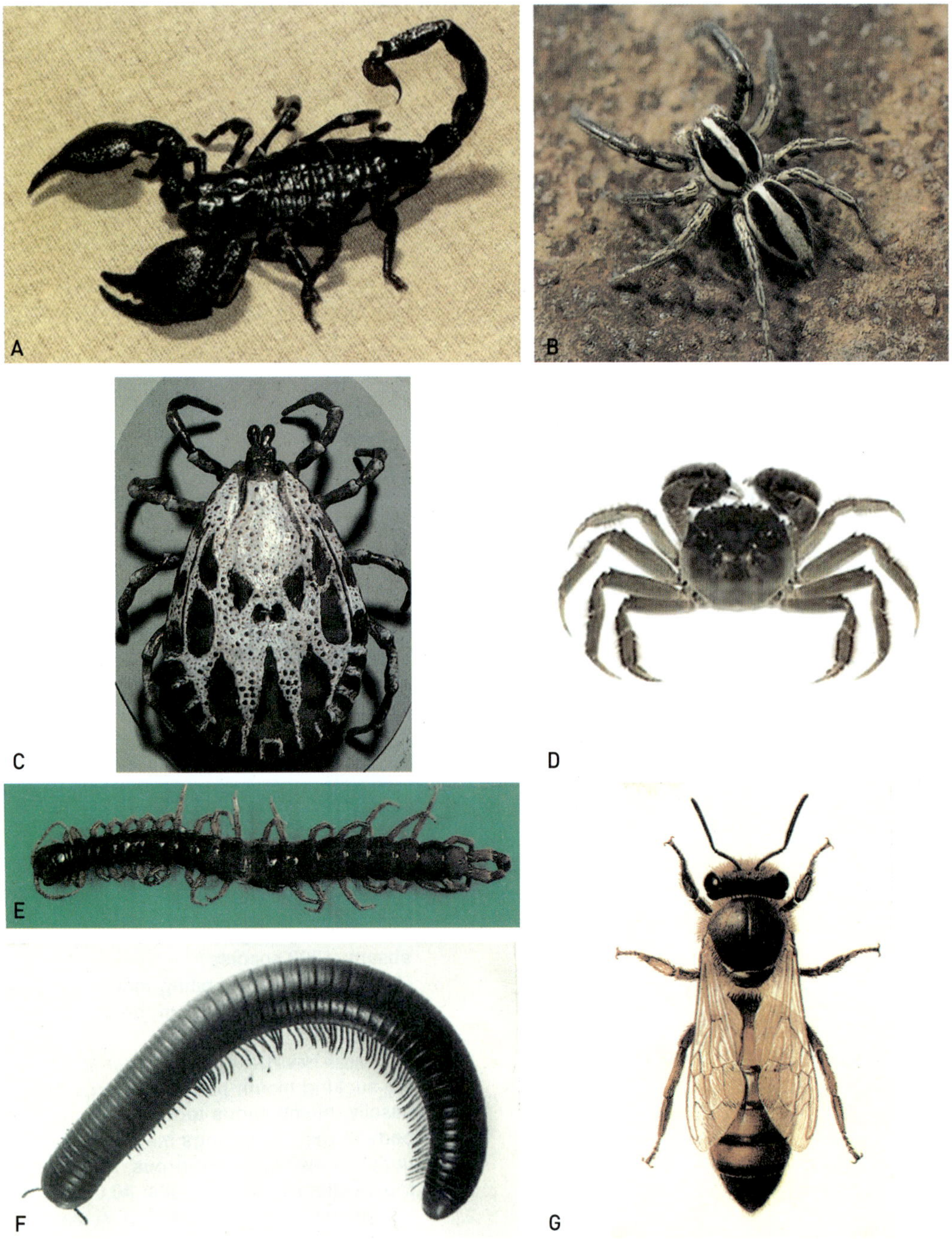

그림 5-1 의용절지동물

A: 거미강, 전갈목; B: 거미강, 거미목; C: 거미강, 진드기목; D: 갑각강; E: 지네강; F: 노래기강; G: 곤충강, 벌목

(4) 지네강(Chilopoda)

몸은 두부(head)와 많은 수의 체절(segment)로 구성되어 있는데, 위아래로 납작하게 눌린 형태를 한다. 머리에 한 쌍의 촉각이 있다. 체절의 각 마디마다 한 쌍의 다리가 있다. 체절 첫 마디(머리 바로 뒤)에 있는 한 쌍의 부속지는 독조(poison claw)로 변하여 끝에 독샘이 열려 있다(그림 5-1E). 사람이 독조에 찔리면 독액이 체내에 주입된다.

(5) 노래기강(Diplopoda)

지네와 유사한 모양을 하고 있어 두부와 많은 수의 체절로 구성된다. 촉각은 한 쌍이다. 지네와 다른 점은 몸체가 원통형이고 체절 각 마디에 다리가 두 쌍씩 있다(그림 5-1F). 노래기는 각 체절 옆구리에 독샘 구멍이 열려 있어 독액을 분비하는데, 사람의 피부에 접촉되면 피부염을 일으킨다.

의용절지동물의 분류체계를 정리하면 다음과 같다.

① 곤충강(Insecta)

- 바퀴목(Blattaria): 독일바퀴, 이질바퀴, 집바퀴, 먹바퀴
- 노린재목(Hemiptera): 빈대과(Cimicidae), 침노린재과(Reduviidae)
- 이목(Anoplura): 몸이, 머릿니, 사면발이
- 벌목(Hymenoptera): 말벌, 호박벌, 침개미 등
- 벼룩목(Siphonaptera): 개벼룩, 열대쥐벼룩 등
- 나비목(Lepidoptera): 독나방, 쐐기나방, 솔나방 등
- 딱정벌레목(Coleoptera): 반날개, 하늘소붙이, 가뢰 등
- 파리목(Diptera): 모기과, 모래파리과, 먹파리과, 등에모기과, 깔따구과, 등에과, 집파리과, 검정파리과, 쉬파리과, 체체파리과

② 거미강(Arachnida)

- 거미목(Araneae): 독거미
- 전갈목(Scorpiones): 전갈
- 진드기목(Acarina): 참진드기과(Ixodidae), 물렁진드기과(Argasidae), 털진드기과(Trombiculidae), 모낭진드기과(Demodicidae), 옴진드기과(Sarcoptidae), 집먼지진드기과(Pyroglyphidae)

③ 갑각강(Crustacea)

- 십각목(Decapoda): 게, 가재
- 양각목(Copepoda): 물벼룩

④ 지네강(Chilopoda)

- 왕지네목, 땅지네목, 돌지네목, 그리마목

⑤ 노래기강(Diplopoda)

- 띠노래기목, 질삼노래기목, 각시노래기목, 땅노래기목

2. 절지동물의 가해 방법

의용절지동물은 여러 방법으로 사람에게 건강상의 피해를 끼치는데, 크게 직접적인 가해와 간접적인 가해 방법으로 나눌 수 있다.

1) 직접 가해

(1) 흡혈 부위의 피부 외상과 이차 감염

모기, 벼룩, 등에, 진드기 등 절지동물이 흡혈할 때 흡혈 부위의 피부에 상처가 나고 세균의 이차 감염으로 염증을 일으킨다.

(2) 사람기생

① 구더기증(승저증, myiasis)

파리유충(구더기)이 인체 외부 또는 내부에 기생하여 생기는 질병이다.

② 옴(scabies)

옴진드기(*Sarcoptes scabiei*)가 피부각질층(corneum) 속으로 터널을 뚫고 들어가 기생하여 심한 가려움증을 일으키는 피부 질환이다.

③ 모낭진드기(*Demodex folliculorum*)

얼굴의 모낭이나 피지선에 기생한다. 기생 개체수가 많은 경우 홍반성 구진, 침윤성 홍반 또는 농포(erythematous papule) 등 피부염을 일으킨다.

④ 모래벼룩(*Tunga penetrans*)

사람의 피부를 뚫고 들어가 기생하는 벼룩으로, 열대지방에 널리 분포한다.

(3) 독성물질의 주입

독성물질을 가지고 있는 절지동물에 쏘이거나 물릴 때 또는 피부에 접촉했을 때 피부질환을 일으킨다. 전갈, 독거미, 벌, 일부 딱정벌레, 독나방(그림 5-2) 등이 있다. 절지동물에 따라 독성물질이 다르고 따라서 증상도 다르게 나타난다. 히스타민(histamine), 멜리틴(melittin), iridomyermecin, pederin, cantharidin 등이 대표적인 독성물질이다. 우리나라에 전갈과 독거미는 없고, 벌, 특히 말벌류(그림 5-3)에 의한 피해가 가장 심한데, 과민반응(anaphylaxis)으로 사망하는 경우도 있다.

(4) 알레르기원(allergen)

① 국부 알레르기 반응

곤충이 흡혈할 때 미량의 타액이 피부조직 내에 주입되는데, 인체 내에서는 외부에서 침입한 단백질(타액)을 제거하려는 면역학적 반응이 일어나기 때문에 흡혈 부위에 가려움, 통증, 발적 등 국부적 알레르기 증상이 나타난다. 흡혈곤충의 타액에 특이하게 과민 반응하는 체질인 사람은 보다 심한 염증을 일으킨다.

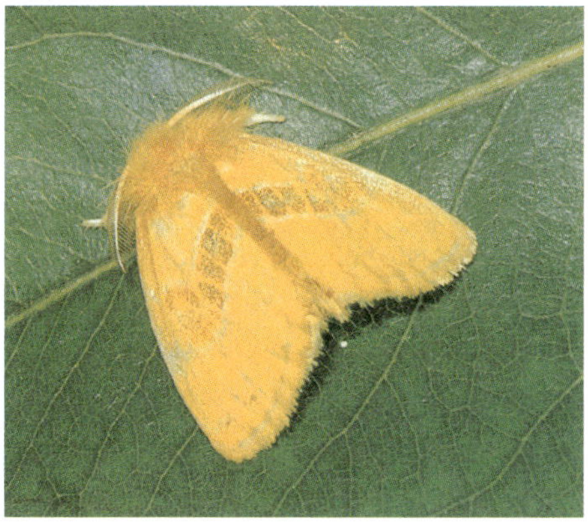

그림 5-2 독나방 성충

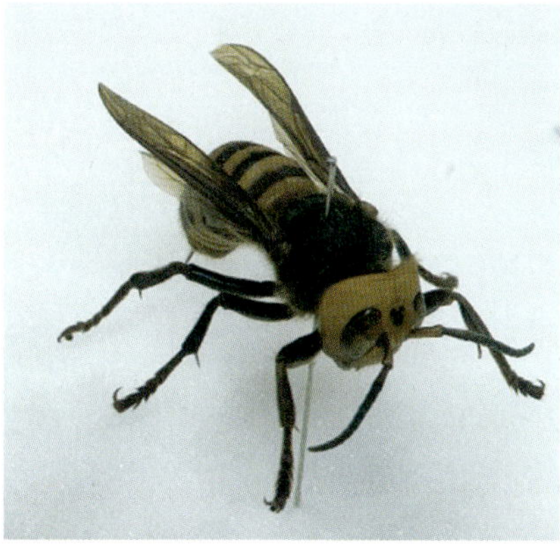

그림 5-3 말벌

② 알레르기질환

일부 절지동물은 기관지천식, 비염, 아토피성피부염, 결막알레르기 등 알레르기 질환의 원인 물질인 알레르기원(allergen)으로 작용한다. 알레르기원으로 가장 대표적인 것은 집먼지진드기(house dust mite)이고, 저수지나 호숫가 주민의 경우는 깔따구(non-biting midge)가 주 알레르기원 구실을 한다. 바퀴의 배설물도 알레르기원이 된다.

2) 간접 가해

절지동물이 여러 가지 방법으로 질병의 원인이 되는 병원체(pathogen)를 인체 내에 주입시키는 경우로, 기계적 전파와 생물학적 전파로 세분할 수 있다.

(1) 기계적 전파(mechanical transmission)

사람이나 가축의 배설물, 환자의 혈액이나 조직액 등에 섞여 있는 병원체가 곤충의 다리 끝(발톱과 흡반)이나 주둥이에 묻어 사람이 먹을 음식물이나 식기 등에 옮겨지는데, 이렇게 오염된 음식물을 섭취하는 경우 감염이 일어난다. 출혈성 대장균, 살모넬라(*Salmonella typhi, S. paratyphi*), 이질균, 결핵균, 회충란, 편충란, 곰팡이, 바이러스 기타 많은 종류의 병원체가 기계적으로 전파될 수 있다. 집파리(*Musca domestica*)와 가주성 바퀴가 기계적 전파의 주범이다.

(2) 생물학적 전파(biological transmission)

병원체가 절지동물 체내에 들어가 발육, 증식 등 생물학적 변화를 통해 인체감염이 일어나는 경우이다. 환자를 흡혈한 절지동물의 위에 병원체가 들어가면 대부분의 종(species)에서는 병원체가 죽어버린다. 그러나 특별한 한두 종의 체내에서는 병원체의 수가 많은 개체로 증가하거나 발육하여 다음 흡혈 시 인체에 감염시킬 수 있다. 이와 같이 생리적 특성을 가지고 있어 특정 질병을 전파시키는 종을 매개종(vector species)이라 한다. 일본뇌염의 매개종은 작은빨간집모기(*Culex tritaeniorhynchus*)이고 말라리아의 매개종은 중국얼룩날개모기(*Anopheles sinensis*)이다. 흑사병은 열대쥐벼룩(*Xenopsylla cheopis*)이 매개한다. 절지동물 매개질병의 경우

한 지역의 유행도는 그 지역에 서식하는 매개종의 개체군 밀도, 수명, 인체 흡혈 빈도 및 병원체에 대한 감수성에 의해 결정된다.

생물학적 전파에는 다음 네 가지형이 있다.

① **증식형(propagative transmission)**: 매개종 체내에서 병원체의 개체수가 증가하는 경우로, 모기에 의해 전파되는 일본뇌염과 뎅기열

② **발육형(cyclo-developmental transmission)**: 병원체의 개체수는 변하지 않고 발육만 하는 것으로, 모기에 의해 전파되는 사상충증

③ **발육증식형(cyclo-propagative transmission)**: 병원체가 발육도 하고 개체수도 증가하는 경우로, 모기에 의해 전파되는 말라리아, 체체파리에 의해 전파되는 수면병

④ **경란형(trans-ovarian transmission)**: 매개종 체내에서 증식한 병원체가 난소에 들어가 다음 세대로 감염이 이어지는 경우로, 털진드기에 의해 전파되는 쯔쯔가무시병

(3) 기생충의 중간숙주 역할

기생충의 중간숙주 역할을 하는 절지동물에는 다음과 같은 것들이 있다.

- 벼룩: 개조충(*Dipylidium caninum*), 쥐조충(*Hymenolepis diminuta*), 왜소조충(*Hymenolepis nana*)
- 물벼룩: 메디나충(*Dracunculus medinensis*), 광절열두조충(*Diphyllobothrium latum*), 광동주혈선충(*Angiostrongylus cantonensis*)
- 게, 가재: 폐흡충(*Paragonimus westermani*)

3) 불쾌곤충(nuisance)

불쾌감, 혐오감, 불결감, 공포감 등 가벼운 정신적 피해를 주는 경우가 있고, 심한 노이로제를 일으키는 경우도 있다. 깔따구, 진딧물, 머릿니, 노린재, 나비유충, 좀진드기(응애) 등이 주 대상이다. 깔따구나 진딧물의 경우 대량 발생 지역에서는 세탁물이나 음식 오염, 주거 침입 등으로 일상생활을 방해한다.

3. 질병매개 절지동물의 방제(control)

절지동물이 매개하는 전염병의 방제에는 병원체를 제거하는 방법과 매개종을 방제하는 방법이 있다. 이 중 어느 것 하나 또는 두 방법 모두 적용할 것인가 하는 문제는 그 질병의 역학적 특성과 매개종의 습성 및 인력과 비용 등의 경제성을 종합 검토하여 결정해야 한다. 질병매개 절지동물 방제사업을 수행하려면, 먼저 어느 종(species)이 질병을 전파하는지 매개종(vector species)을 규명해야 하고, 이 매개종의 생활사와 습성을 정확하게 이해해야 한다. 매개종의 방제 방법에는 크게 물리적, 화학적, 생물학적 및 통합적 방법이 있다.

(1) 물리적 방법

매개종의 서식처를 제거하는 것(물웅덩이 같은 저지대의 매몰, 배수, 잡초 제거, 쓰레기 처리, 옥내 환경의 청결 등)과 사람과 매개종 간의 접촉을 차단하기 위한 환경 개선(창문에 스크린, 모기장 사용, 화장실 개량 등)이 있다. 또한 유문등(light trap), 쥐틀(rat trap) 등 덫 설치, 방사선 이용, 접착성 물질의 사용(그림 5-4) 등의 해충 방제도 있다.

(2) 화학적 방법

살충제(유기염소계, 유기인계, 카바메이트계 및 피레스로이드계), 발육억제제(insect growth regulator), 불임제, 유인제 등의 사용을 들 수 있다. 현재 해충방제는 대부분 이와 같은 화학물질에 의존하고 있다. 유기살충제의 사용에는 가열연무(thermal fogging), 극미량연무(ULV fogging), 미스트(mist), 잔류분무(residual spray) 등 여러 가지 살포방법이 있다.

(3) 생물학적 방법

매개종에 치명적인 기생생물(세균, 바이러스, 곰팡이, 기생충, 기생곤충 등)이나 매개종의 천적을 방제에 이용하는 방법이다. 천적으로는 어류, 조류, 거미류, 잠자리나 딱정벌레의 유충(그림 5-5), 플라나리아 등이 있다.

많은 연구가 다년간 계속되고 있지만 실제 방제에 적용할 수 있는 것은 극히 일부에 불과하다. 모기유충의 천적인 어류(미꾸리, 왜몰개 등)가 제한된 지역에서 모기방제에 적용되고 있고, 파리알에 기생하는 기생벌도 일부 지역에서 시도되고 있다. 매개종의 유전자를 조작하는 분자생물학적 연구도 현재 활발하게 진행되고 있다.

(4) 통합적 방법

매개종을 방제함에 있어 위에 열거한 방법 중 어느 하나를 적용하여 목적을 달성할 수 있는 경우가 매우 적기 때문에 두 가지 이상의 방제방법을 동시에 적용하는 통합적 방법이 현재 및 미래의 추세라 할 수 있다.

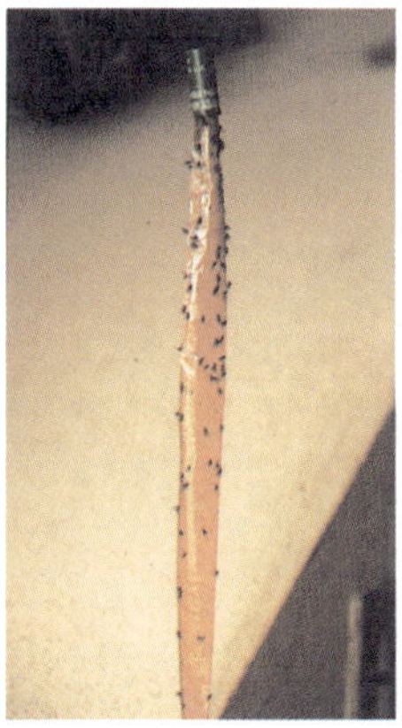

그림 5-4 파리를 잡는 끈끈이줄

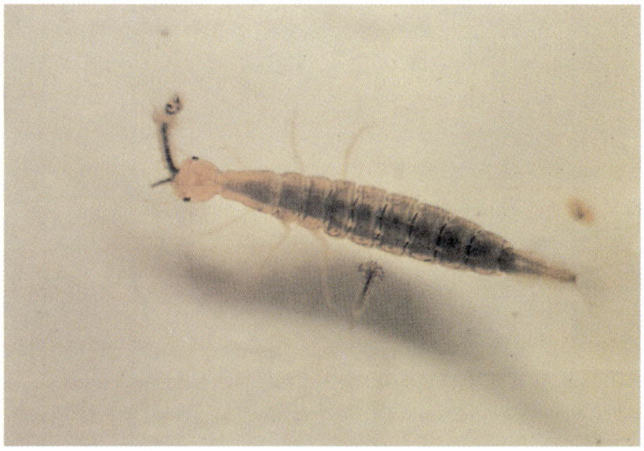

그림 5-5 모기유충의 천적. 수서성인 딱정벌레(깨알물방게) 유충의 포식 장면

Ⅱ. 각론

1 모기(Mosquito)

1. 형 태

두부(head)에는 1쌍의 긴 촉각, 1쌍의 큰 복안, 1쌍의 촉수(palp)와 특수하게 발달된 긴 주둥이(proboscis)가 있다. 흉부(thorax)에는 1쌍의 날개, 1쌍의 작은 평균곤(halter)과 3쌍의 긴 다리가 있고, 복부(abdomen)는 8절의 마디로 되어 있다(그림 5-6). 날개를 포함한 몸 전체에 비늘(scale)이 있어 다른 유사한 곤충과 구별된다. 암컷은 촉각의 털이 짧고 촉수가 짧은데(학질모기아과 예외), 수컷은 촉각의 털이 길고 무성하며 촉수가 길다. 유충(larva)은 물에서 서식하는데, 장구벌레라 부른다. 두부에는 1쌍의 촉각과 잘 발달된 저작형 구기(mouth part)가 있다. 머리보다 큰 흉부와 9절로 된 복부가 있다. 복부 끝에 호흡관(siphon)이 있고(학질모기아과는 없음) 그 끝에 1쌍의 기공(spiracle)이 열려 있어 대기 중의 산소를 흡입한다. 다리는 없고 두부, 흉부, 복부의 양 옆구리에 비교적 긴 털이 다수 나 있다(그림 5-7).

번데기(pupa)도 역시 물에서 생활하는데, 둥근 두흉부(cephalothorax)와 구부러진 복부로 되어 있다. 두흉부에 1쌍의 호흡각(trumpet)이 있고 끝에 기공이 열려 있다.

복부 끝에는 1쌍의 유영편(paddle)이 있어 이동하는 데 사용한다(그림 5-8).

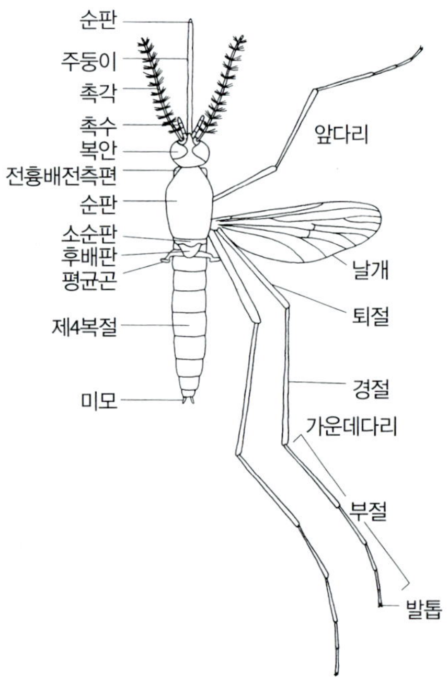

그림 5-6 모기(♀)의 형태(배면)

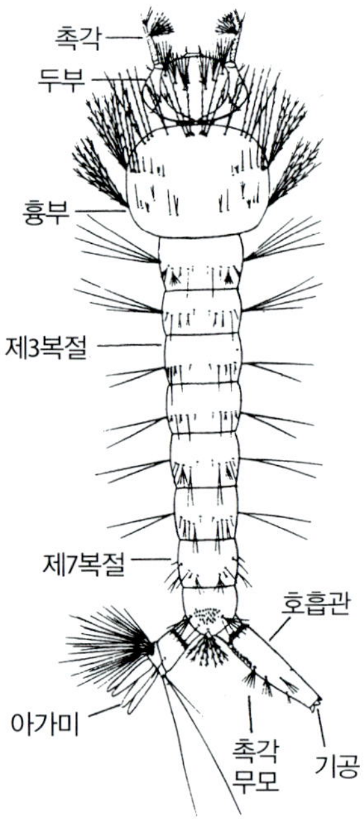

그림 5-7 모기유충의 형태(집모기속)

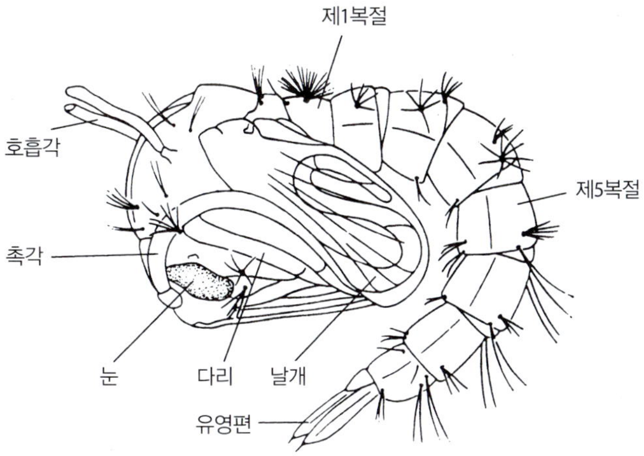

그림 5-8 모기 번데기의 형태(측면)

2. 분 류

모기는 곤충강(Insecta), 파리목(쌍시목, Diptera), 모기과(Culicidae)에 속한다. 현재 지구 상에는 3,000여 종이 있고, 우리나라에는 51종이 알려져 있다. 질병을 매개하는 중요한 모기로 학질모기아과(Anophelinae)의 얼룩날개모기속(*Anopheles*), 보통모기아과(Culicinae)의 집모기속(*Culex*), 숲모기속(*Aedes*) 및 늪모기속(*Mansonia*)이 있는데, 이들의 형태적 차이를 그림 5-9에서 비교하였다.

3. 생활사 및 습성

모기는 완전변태하는 곤충으로, 알(egg) → 유충(larva) → 번데기(pupa) → 성충(adult)의 네 시기를 거치면서 발육하는데, 알, 유충 및 번데기는 물에서 살고 성충만 육서생활을 한다.

알의 부화기간은 1~2일이고, 유충은 3회 탈피하면서 1령기(1st instar)에서 4령기(4th instar)로 발육한다. 유충 기간은 7~10일이다. 유충은 대기 중의 산소를 호흡하기 때문에 수면에 떠 있으면서 호흡관 끝의 기공을 통하여 산소를 흡입한다. 번데기도 역시 수면에 떠 있으면서 두 흉부에 있는 1쌍의 호흡각을 통하여 산소를 호흡한다. 모기 번데기는 다른 곤충과 달리 활발히 운동하지만 먹이는 섭취하지 않는다. 번데기는 1~2일 후에 우화(emergence)하여 성충이 된다.

성충이 되면 곧바로 교미를 하고, 암컷은 숙주동물을 찾아 흡혈한 후 습도가 높은 그늘진 장소에서 휴식기를 가진다. 휴식기는 평균 3일인데, 이때는 모든 활동을 중지하고 난소(ovary) 내 알의 발육을 기다린다. 흡혈하지 않으면 알 발육이 일어나지 않는다. 알 발육이 끝나면 산란 장소를 찾아가 산란한다. 한번에 낳는 알 수는 100~150개이다. 산란을 마친 모기는 다시 숙주동물을 찾아가 흡혈한다. 모기의 종(species)에 따라 좋아하는 숙주동물(흡혈대상)과 산란장소(수질)가 정해져 있다. 암컷은 교미로 얻은 수많은 정자를 수정낭(spermatheca) 속에 저장하고 있어 산란 시마다 정자가 나와 수정이 이루어진다. 따라서 모기 암컷은 일생동안 한 번밖에 교미하지 않는다. 교미를 마친 암컷은 흡혈—휴식—산란(약 3일 소요)을 죽을 때까지 반복한다. 성충(암컷)의 수명은 자연계에서는 평균 1~2주이기 때문에 모기는 죽을 때까지 평균 2~5회 흡혈한다. 온대지방

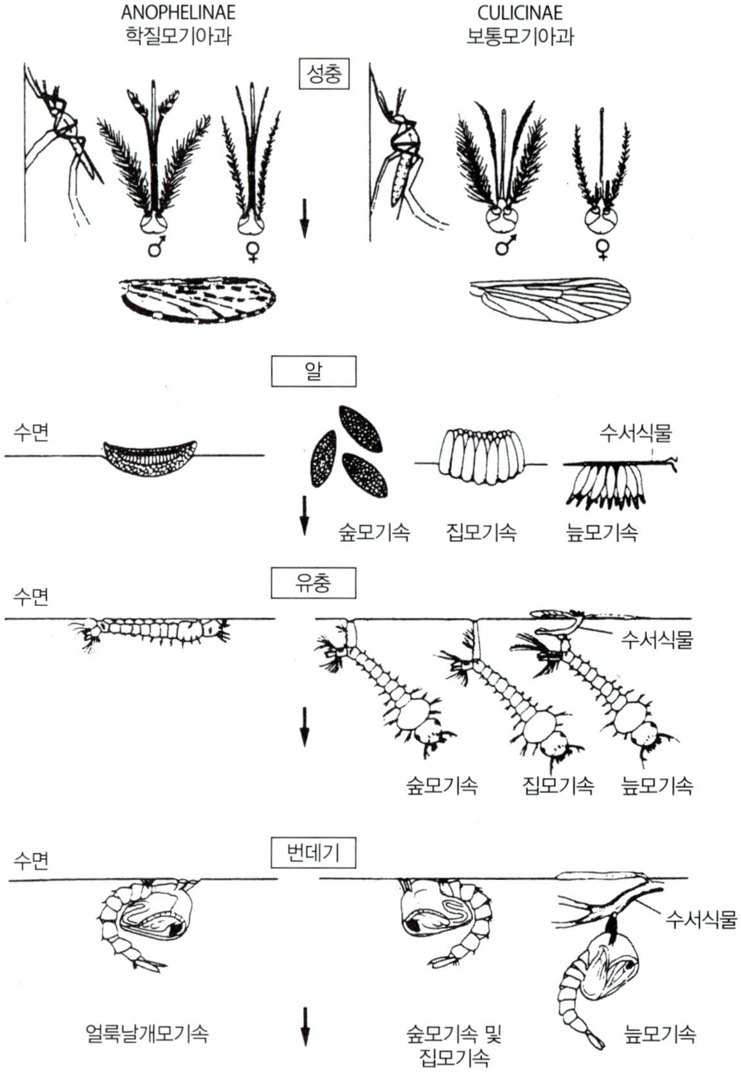

그림 5-9 학질모기아과와 보통모기아과 간의 형태적 비교

에서 얼룩날개모기와 집모기는 성충(암컷)이 월동하고 숲모기는 알이 월동하여 이듬해 봄에 부화한다. 수컷은 흡혈하지 않고 식물성 탄수화물을 섭취하며, 월동은 하지 못한다.

4. 모기 매개 질병

1) 말라리아(malaria)

말라리아는 얼룩날개모기속(*Anopheles*)의 모기만이 매개할 수 있다. 우리나라에서의 매개종은 중국얼룩날개모기(*Anopheles sinensis*) 등이다(그림 5-10).

전국적으로 널리 분포하고 있고, 개체군 밀도가 가장 높은 국내 우점종이다. 이 모기의 발생은 월동한 암컷이 4월 하순~5월 초에 출현하고, 6월 말~7월 하순에 절정을 보이며, 9월 말~10월 중순에 월동 장소로 자취를 감춘다. 흡혈 대상은 주로 소와 돼지이고, 사람을 흡혈하는 것은 1% 내외이다. 흡혈 활동은 어두워지면서 다음날 새벽까지 계속되는데, 0~4시가 절정이다. 유충은 자연적으로 생긴 맑은 물에 서식하는데, 주로 논, 개울, 저수지, 관개수로, 빗물이 고인 물웅덩이 등이다.

2) 뇌염(encephalitis)

모기가 전파하는 뇌염바이러스는 여러 종류가 있다.

미국에서 발생하는 뇌염에는 Eastern equine encephalitis, Western equine encephalitis, St. Louis encephalitis, California encephalitis, West Nile virus에 의한 뇌염 등이 있고, 호주와 뉴기니아에는 Murray Valley encephalitis가 있다. 우리나라를 포함하는 극동 및 동남아시아에는 일본뇌염(Japanese encephalitis)이 있다. 우리나라에서는 1950~70년대에 매년 수백~수천 명의 일본뇌염환자가 발생했으나 그 후 급격히 감소하여 1984년 이후 현재까지 매년 10명 미만의 환자 발생이 보고되고 있다. 일본뇌염은 증폭숙주(amplifying host)인 돼지를 거쳐 사람에게 감염이 이루어진다. 사람은 감염되면 대부분은 불현성으로 증상없이 지나가지만 일부는 발증하고 사망하거나 치유 또는 정신 장애가 온다. 인체 내에서는 바이러스가 완전히 사멸하기 때문에 감염원의 역할을 하지 못한다.

일본뇌염을 매개하는 모기는 작은빨간집모기(*Culex tritaeniorhynchus*, 그림 5-11)로, 국내 두 번째 우점종이다. 비교적 늦게 출현하여 8월말~9월초에 절정을 보인다. 이 종도 소와 돼지가 주 흡혈 대상이고, 사람을 흡혈하는 모기는 1% 내외이다. 흡혈 활동은 밤새 계속되지만 절정 시간은 저녁 8시30분~10시이다. 유충의 서식 장소는 흐르지 않는 비교적 맑은 물로, 논이 주 발생 장소이다.

3) 사상충증(filariasis)

모기가 매개하는 사상충으로는 반크롭트사상충(*Wuchereria bancrofti*), 말레이사상충(*Brugia malayi*), 티몰사상충(*Brugia timori*) 및 개심장사상충(*Dirofilaria immitis*)이 있다.반크롭트사상충증은 주로 열대지방의 도시에서 발생하는데, 도시형 모기인 열대집모기(*Culex quinquefasciatus*)가 주매개종이다. 반면에 말레이사상충증

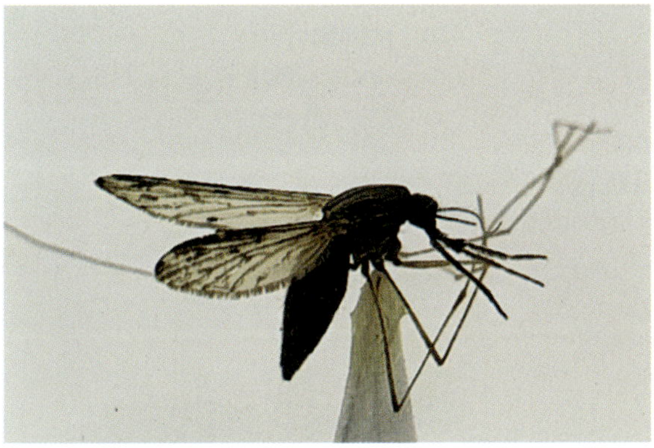

그림 5-10 중국얼룩날개모기

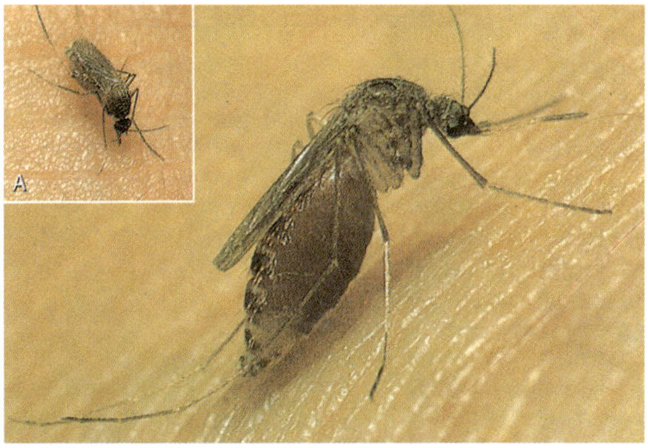

그림 5-11 작은빨간집모기

은 여러 종의 농촌형 모기에 의해 매개되는 전형적인 농촌의 질병이다.

4) 뎅기열/뎅기출혈열(dengue fever/dengue hemorrhagic fever)

열대 · 아열대에 걸쳐 세계적으로 널리 분포되어 있는 바이러스성 열성 전염병으로, 매년 1억 명 가까운 환자가 발생한다. 뎅기바이러스는 4가지 혈청형이 있다. 환자에 따라 감기처럼 자연 치유되는 뎅기열과 치사율이 높은 뎅기출혈열로 발전하는 경우가 있다. 감염원은 사람이다. 이 질병은 전형적 도시형 모기인 이집트숲모기(*Aedes aegypti*)가 주 매개종이므로 도시에서 집중적으로 발생한다. 이집트숲모기 유충은 도시 내에 흩어져 있는 인공 용기(artificial container)에서 발생한다. 주 흡혈 대상은 사람이고, 낮에 흡혈한다. 최근에는 해외여행에서 돌아온 우리나라 사람이 발병하는 예가 매년 보고되고 있다.

5) 황열(yellow fever)

바이러스성 질환으로, 중남미와 아프리카에서 발생한다. 인수공통전염병(zoonosis)으로, 원숭이가 주 숙주이다. 이 질병은 세 가지 전파환이 있다. 첫째는 밀림형(sylvan type)으로, 숲 속 원숭이 사이에서 전파가 이루어진다. 둘째는 농촌형(rural type)으로, 농경지 주변에서 원숭이로부터 사람으로 전파가 일어나는 것이다. 셋째는 도시형(urban type)으로, 사람에서 사람으로 전파되는데, 이 경우는 대유행으로 나타난다. 세 전파환에 모두 각기 다른 매개종이 관여한다. 도시에서는 이집트숲모기가 주 매개종이다. 황열은 백신이 개발되어 있으며, 한 번 접종하면 10년 이상 평생 유효하다.

2 등에모기(Biting midge)

1. 형태 및 분류

체장이 2mm 이하의 매우 미세한 흡혈성 곤충으로, 파리목(Diptera), 등에모기과(Ceratopogonidae)에 속한다. 작지만 튼튼한 몸과 짧은 다리를 가지고 있다(그림 5-12). 구기(mouth part)는 피부를 뚫고 흡혈할 수 있게 적응되어 있다.

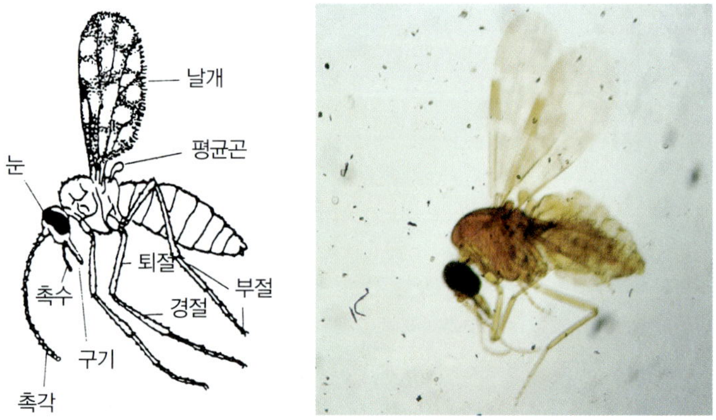

그림 5-12 등에모기 성충

2. 생활사 및 습성

완전변태를 하며, 알 → 유충 → 번데기 → 성충으로 발육한다. 암컷만 흡혈한다. 비교적 깨끗한 물에 산란하고 유충의 발육 기간은 수개월이다. 외국에는 사람을 공격하는 종이 많지만, 국내에 서식하는 종은 대부분 야간에 동물을 흡혈한다.

3. 매개 질병

등에모기는 사상충을 매개한다. *Diptelonema perstans*와 *Mansonella ozzardi*인데, 주로 아프리카에 분포한다.

❸ 모래파리(Sand fly)

1. 형태 및 분류

파리목(Diptera), 나방파리과(Psychodidae), 모래파리아과(Phlebotominae), 모래파리속(*Phlebotomus*)에 속한다. 모래파리는 열대, 아열대 및 온대지방에 걸쳐 널리 분포되어 있는데, 우리나라에는 서식하지 않는다. 체색은 황색 또는 회색이다. 체장이 2~3mm로 매우 작고 약한 곤충으로, 온몸과 날개에 많은 털이 나 있다. 길게 발달한 촉수가 주둥이(구기)를 감싸듯 구부러져 있다(그림 5-13).

2. 생활사 및 습성

완전변태를 하며, 알 → 유충 → 번데기 → 성충으로 발육한다. 암컷만 흡혈하는데, 주로 밤에 활동한다. 대부분의 종은 동물을 흡혈하지만 질병 매개종은 주로 사람을 공격한다. 유충은 습지, 돌더미, 흙구멍, 석조물 틈, 낙엽 밑 등의 으슥하고 습기가 많은 흙 속에서 서식하며, 부식한 유기물을 섭취한다. 모래파리는 비상력이 약하여 활동 범위가 발생 장소를 중심으로 100~150m를 벗어나지 못한다.

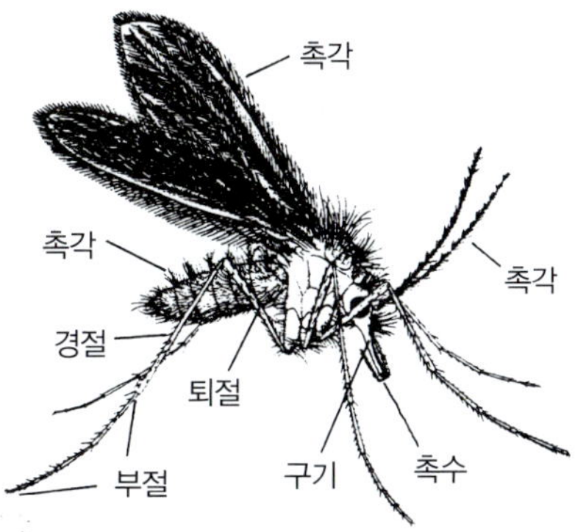

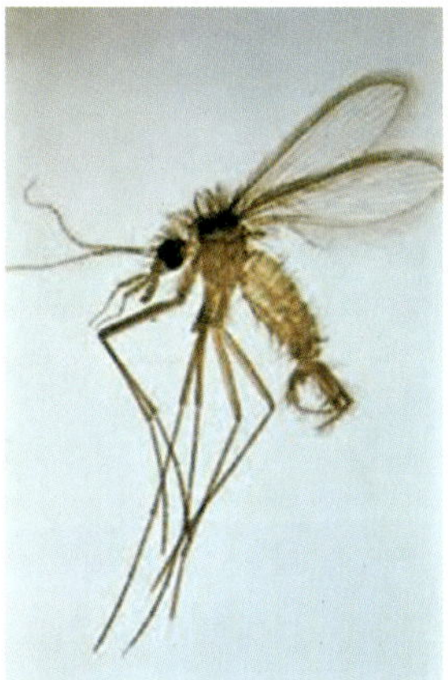

그림 5-13 모래파리의 형태

3. 매개 질병

모래파리는 내장리슈만편모충증과 피부점막리슈만편모충증을 매개한다. 또한 바이러스성 질병으로 지중해 연안에서 발생하는 모래파리열(pappatasi fever)과 세균성 질병으로 남미에서 발생하는 오로야열(Oroya fever)도 전파한다.

4 먹파리(Black fly)

1. 형태 및 분류

파리목(Diptera), 먹파리과(Simulidae)에 속하는 흡혈성 곤충으로, 현재 700여 종이 알려져 있다. 주둥이는 흡혈하기 위해 적응되었지만 매우 짧아 모기처럼 피부를 뚫지 않고 피부 표면을 손상시켜 스며나오는 피를 흡입한다. 체장 1~5mm로 작지만 튼튼한 몸체를 가지고 있고, 다리는 짧다. 흉부의 등이 둥글게 굽어 꼽추 모양을 하고 있다. 촉각은 짧고 뿔 모양을 하고 있으며, 체색은 대부분 검은색이다(그림 5-14).

2. 생활사 및 습성

완전변태를 하며, 알 → 유충 → 번데기 → 성충의 순으로 발육한다. 암컷만 산란하기 위해 낮에 흡혈한다. 흡혈 대상은 주로 포유동물과 조류인데, 극히 일부인 매개종만 사람을 공격한다. 비상능력이 뛰어나 활동거리가 10~20km에 이른다. 유충은 많은 양의 산소를 함유한 맑고 흐르는 물, 즉 산간 계류나 강에서 서식한다.

3. 매개 질병

중남미와 아프리카에 있는 회선사상충증(onchocerciasis)을 매개한다. 우리나라에도 15종의 먹파리가 기록되어 있는데, 사람을 흡혈하는 종은 없다.

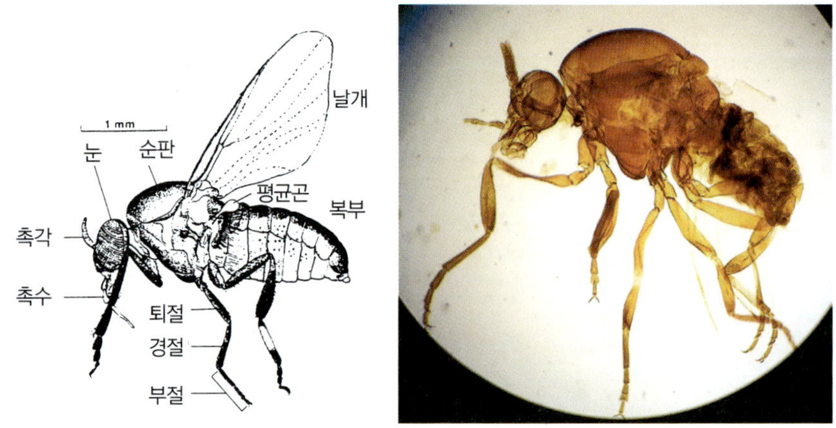

그림 5-14 먹파리의 형태

5 등에(Horse fly)

1. 형태 및 분류

파리목(Diptera), 등에과(Tabanidae)에 속하는 튼튼한 파리로, 세계적으로 3,000여 종이 알려져 있다. 국내에는 현재 47종이 기록되어 있다. 중형 내지 대형 파리로, 체색은 흑색, 갈색, 적갈색, 황색 등 다양하고, 반점이나 띠가 있다(그림 5-15). 살아있는 등에의 눈은 녹색, 자색, 황색 등 아름다운 색이다. 구기(mouth part)가 비교적 짧고, 칼끝처럼 날카로워 피부를 찌르기에 적합하다.

2. 생활사 및 습성

완전변태를 한다. 유충은 물속 또는 진흙 속에서 산다. 유충의 발육 기간은 상당히 길어서 1~2년이 소요된다. 번데기를 거쳐 성충이 되며, 암컷만 흡혈한다. 야생 포유류나 가축을 주로 공격하지만 숙주 선택성이 엄격하지 않아서 기회만 있으면 사람도 흡혈한다. 거의 모든 종이 옥외 활동성으로, 축사나 인가 내에 침입하는 경우는 거의 없다. 구기(mouth part)는 굵고 강인하여 흡혈 당하는 숙주는 몹시 고통스럽기 때문에 흡혈을 못하게 방어하려고 한다. 따라서 한번에 충분한 양을 흡혈하지 못하여 여러 번 흡혈을 시도하게 된다. 따라서 흡혈 대상동물이 바뀌는 기회가 많아 병원체를 주둥이에 묻혀 기계적으로 전파하는 능력이 크다.

3. 매개 질병

서부 아프리카에 있는 로아사상충증(loiasis)을 매개한다. 미국에서 야생토끼병(tularemia)과 남아프리카에서 가축의 수면병을 일으키는 *Trypanosoma evansi*를 기계적으로 전파하기도 한다.

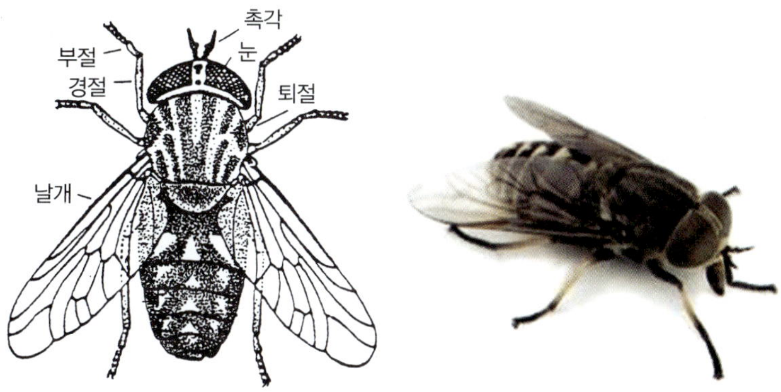

그림 5-15 등에 성충의 형태(배면)와 측면 사진

6 깔따구(Non-biting midge)

1. 형태 및 분류

파리목(Diptera), 깔따구과(Chironomidae)에 속하는 날벌레로, 세계적으로 널리 분포되어 있다. 계통학상 모기와 가장 가까운 곤충으로 형태가 모기와 매우 유사한데, 주둥이(mouth part)를 관찰하면 쉽게 식별할 수 있다. 모기는 주둥이가 길게 전방으로 돌출해 있는 데 반해 깔따구는 입이 퇴화되어 찾아보기 힘들다. 또한 모기는 날개를 포함한 온몸이 비늘로 덮여 있지만 깔따구는 비늘이 없다(그림 5-16). 세계적으로 수천 종이 알려져 있는데, 저개발 국가 대부분에서는 아직 조사가 이루어져 있지 않은 실정이다. 우리나라에는 현재 50여 종이 기록되어 있는데, 실제로는 최소한 500~1,000종이 서식하고 있을 것으로 추정된다. 깔따구는 체색, 무늬, 크기 등이 종과 성에 따라 현저하게 달라서 잡다한 집단처럼 보인다(그림 5-17).

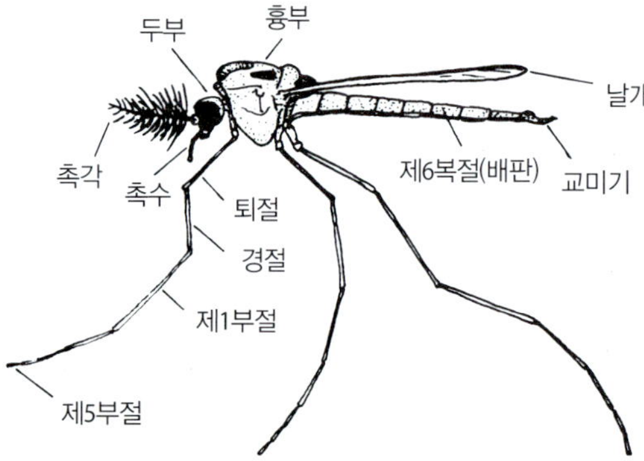

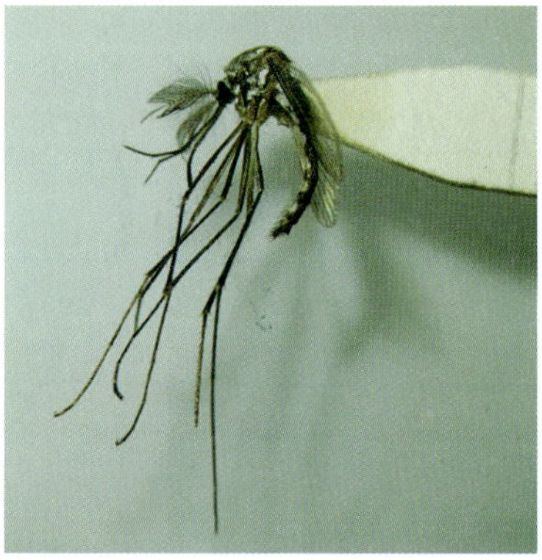

그림 5-16 깔따구 성충의 형태

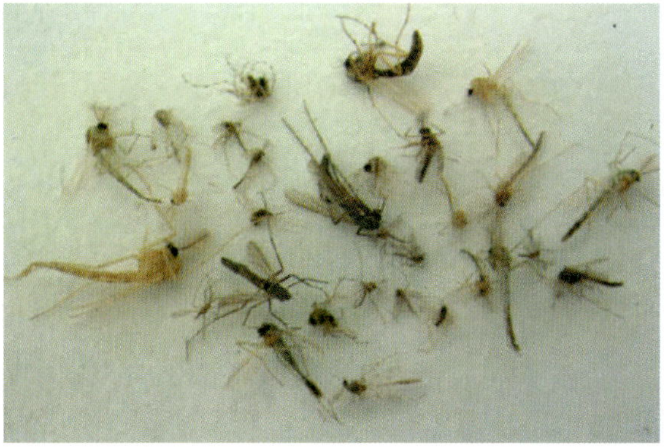

그림 5-17 체색과 크기가 다양한 여러 종의 깔따구(암수)

2. 생활사 및 습성

완전변태를 하는 곤충으로, 알 → 유충 → 번데기 → 성충의 발육 시기를 가지는데, 알, 유충, 번데기는 물 속에서 산다. 적응 능력이 뛰어나서 다양한 수질, 즉 맑은 물이 흐르는 산간 계류에서부터 유기물로 심하게 오염된 하수구에 이르기까지 모든 종류의 물에서 엄청난 수의 깔따구가 발생한다. 유충은 물 밑에서 원통 모양의 집을 짓고 그 속에서 생활한다. 유충의 발육 기간은 약 20~30일이다. 성충(암컷)은 우화 즉시 교미하고, 산란하고 나면 곧 죽는다. 먹이는 섭취하지 않는다. 수명은 2~7일이다. 많은 종이 강한 추광성을 보여 불빛에 모여들고 그 밑에 떨어져 죽는다.

3. 깔따구의 피해

깔따구는 대표적인 불쾌곤충(nuisance)으로, 일상생활에 적지 않은 불편을 준다. 개체군 밀도가 대단히 높아 집단으로 불빛에 모여들고 곧 죽기 때문에 주거지 주변에 시체가 쌓여 주위가 불결해지고 썩는 냄새가 난다. 한 여름에 저수지나 호숫가의 주민은 야간에 야외 생활을 즐길 수 없다.

깔따구는 최근 급증하고 있는 알레르기성 질환(기관지 천식, 비염, 아토피성 피부염 등)을 일으키는 주요한 알레르기원(allergen)이다. 특히 깔따구가 대발생하는 호숫가나 저수지 근처에 살고 있는 주민에게는 집먼지진드기보다도 중요한 구실을 한다. 성충의 몸체가 연약하여 죽은 개체가 쉽게 말라 부서져서 미세한 분말이 된 후 바람에 날려 알레르기 환자의 피부에 묻거나 호흡 시 비공과 기관지로 들어와 알레르기성 질환을 야기한다.

7 파리(Fly)

1. 형태 및 분류

파리라는 이름은 막연한 일반 용어로서 매우 다양한 분류군(taxon)이 포함된다. 분류학적으로는 촉각이 3절로 구성되고 셋째마디에 촉각극모(arista)를 가지고 있는 곤충이 파리이다(그림 5-18). 위생상 중요한 파리는 집파리과(Muscidae), 검정파리과(Calliphoridae), 쉬파리과(Sarcophagidae), 체체파리과(Glossinidae), Oestidae 등이다.

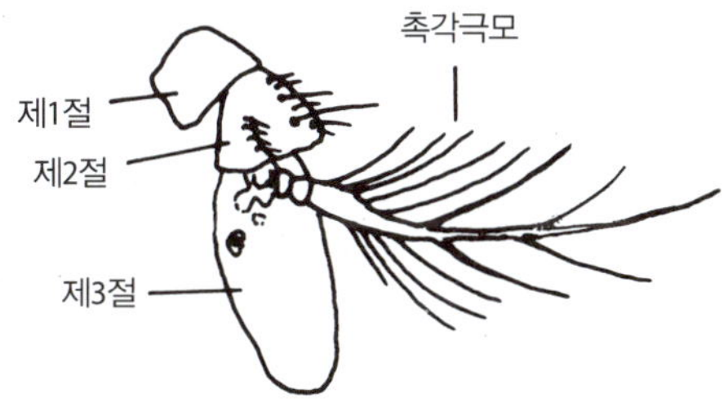

그림 5-18 파리의 촉각

(1) 유충

전형적인 구더기(maggot)로, 다리는 없고, 전방으로 갈수록 가늘어져 원추형이다. 모두 12체절로 구성된다. 제1체절 끝에 입 역할을 하는 구구(mouth hook)가 있다. 마지막 체절 상단에는 한 쌍의 후기문(posterior spiracle)이 있다(그림 5-19). 각 후기문에는 3개의 기공(spiracular opening)과 1개의 중주(button)가 있고 기문륜(peritreme)으로 둘러싸여 있다. 후기문의 형태는 종 감별에 중요한 특징이 된다(그림 5-20).

(2) 성충

두부, 흉부 및 복부가 뚜렷하게 구별되는데, 서로 밀착해 있다. 3쌍의 다리는 짧고 1쌍의 날개는 비교적 넓고 강인하다. 두부의 대부분을 1쌍의 복안(compound eye)이 차지하고 흉부의 대부분을 중흉배판이 차지한다. 복부는 4개의 복절로 짧고 뭉툭하다(그림 5-21).

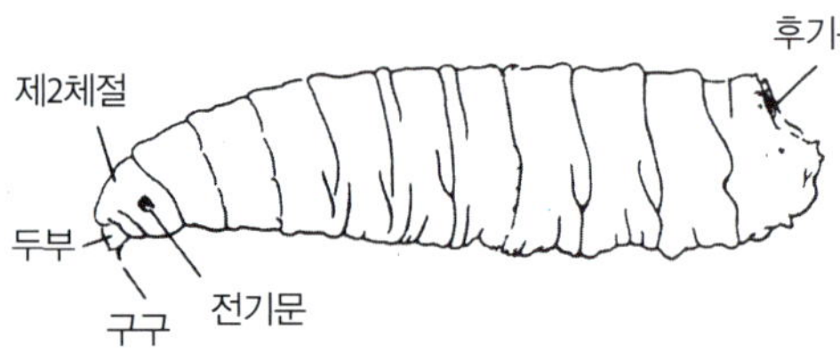

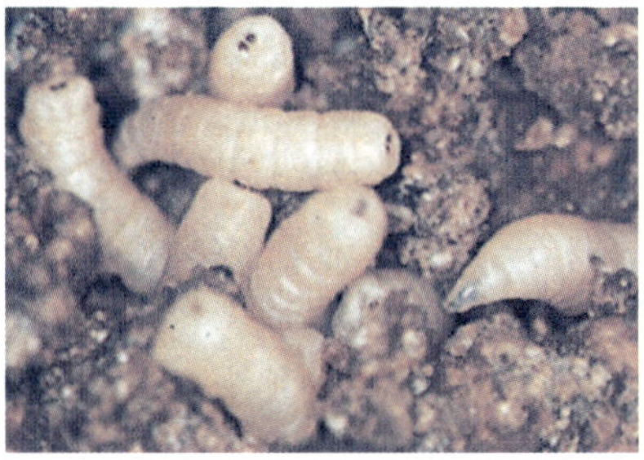

그림 5-19 파리 유충(구더기)

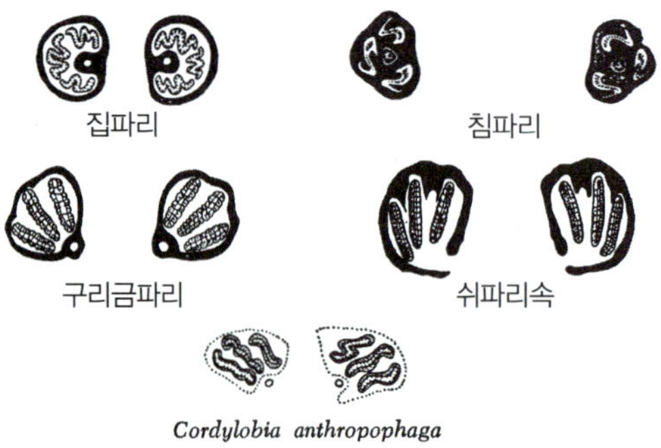

그림 5-20 파리유충 후기문의 형태적 특징

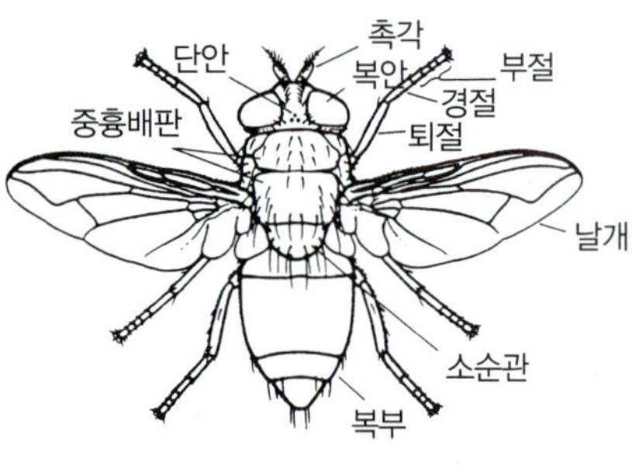

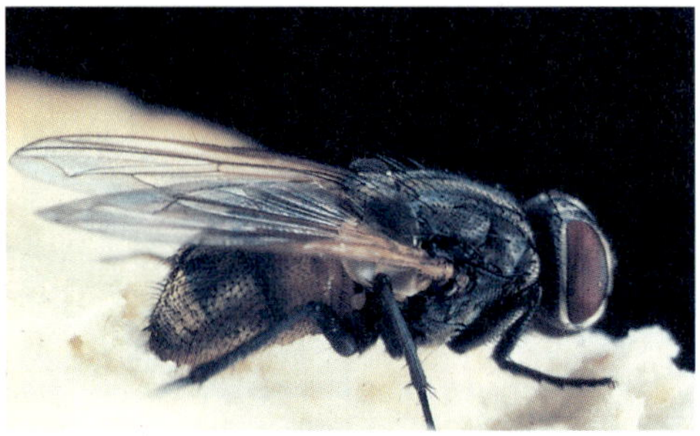

그림 5-21 파리 성충의 형태(배면)와 측면 사진

2. 생활사 및 습성

파리는 완전변태(알 → 유충 → 번데기 → 성충)를 한다. 알의 부화 기간은 짧아 6~12시간이고 유충 발육도 다른 곤충에 비해 빠른 편이어서 평균 6~7일이다. 대부분 종의 유충은 부식한 동식물의 유기물질을 먹고 살기 때문에 화장실, 가축이나 가금류의 배설물, 퇴비장, 동물의 사체 등에서 발생한다. 성충은 주로 낮에 활동하고, 먹이 습성은 종에 따라 다르다.

3. 위생 상 주요종

우리나라에 서식하는 파리 중 위생 상 중요한 종은 다음과 같다.

집파리과(Muscidae)

- 집파리(*Musca domestica*)
- 딸집파리(*Fannia canicularis*)
- 침파리(*Stomoxys calcitrans*)

검정파리과(Calliphoridae)

- 금파리(*Lucilia caesar*)
- 구리금파리(*Phaenicia sericata*)
- 큰검정파리(*Calliphora lata*)

쉬파리과(Sarcophagoidae)

- 쉬파리속(*Sarcophaga* spp.)

1) 집파리(*Musca domestica*)

보통 크기(6~9mm)의 흑회색 파리로, 중흉배판에 4개의 흑색 종선이 있고, 복절 제1~2절 배판의 양측면이 주황색이다(그림 5-22). 집안에 들어오는 전체 파리의 80~90%를 차지한다. 유충은 사람과 동물의 분변, 쓰레기처리장, 퇴비장 등 동식물을 가리지 않고 부식한 유기물질이면 어디든지 서식한다. 성충은 잡식성으로, 사람과 동물의 배설물, 변, 고름(pus)이나 음식물 등 가리지 않고 섭취한다. 따라서 각종 병원체가 주둥이나 발톱 사이의 욕반에 부착하여 식기나 음식물을 오염시켜 각종 질병을 기계적으로 전파하는 주범 구실을 한다.

2) 침파리(*Stomaxys calcitrans*)

집파리와 매우 유사한 흡혈성 파리로, 길게 전방으로 돌출한 주둥이를 가진다(그림 5-23). 암수 모두 흡혈한다. 세계적으로 분포하고 있다. 주로 가축을 흡혈하지만 기회가 있으면 사람도 공격한다. 유충은 주로 외양간 또는 마구간의 분변이나 퇴비장에서 발생한다.

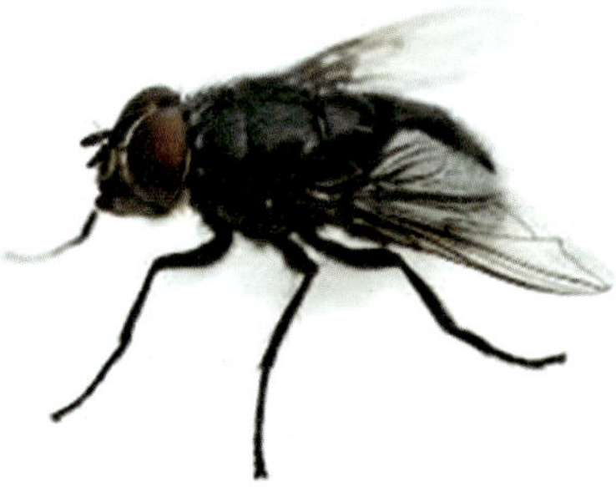

그림 5-22 집파리 성충

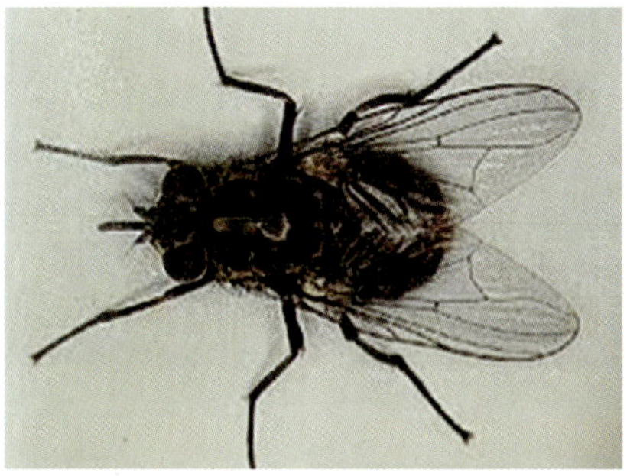

그림 5-23 침파리 성충

3) 금파리(*Lucilia caesar*)

몸은 황녹색으로, 체장 8mm 내외의 중형 파리이다(그림 5-24). 유충은 부식한 동물 조직을 먹고 자라기 때문에 피부구더기증(myiasis)을 일으키는 가장 중요한 파리이다. 주로 상처나 궤양 부위에 여러 마리가 일시에 모여 들어 수천 개의 알을 낳는다.

4) 쉬파리(*Sarcophaga* spp.)

쉬파리는 비교적 대형(8~15mm)의 파리로, 체색은 회색 내지 진회색이다. 전흉배판에 3개의 검은 종대가 있고 복배판에는 검은색과 연회색의 무늬가 바둑 모양으로 나 있다(그림 5-25). 다른 종류의 파리와 달리 쉬파리는 유생생식(larviparity)으로 1령기 유충을 낳는다. 유충의 서식 장소는 동물의 분변이나 동물의 시체 또는 상처 부위로 피부구더기증을 일으킨다.

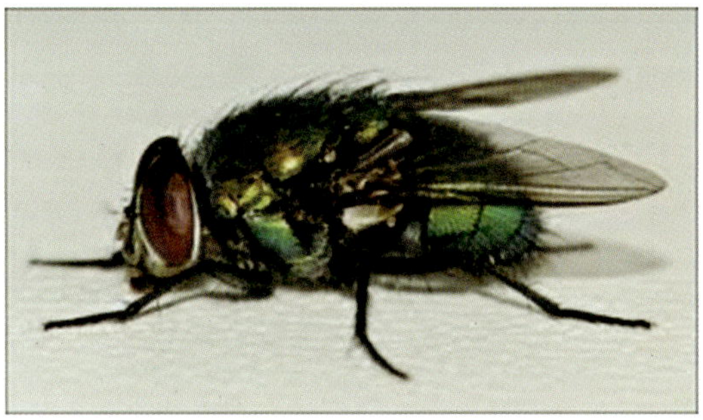

그림 5-24 금파리 성충

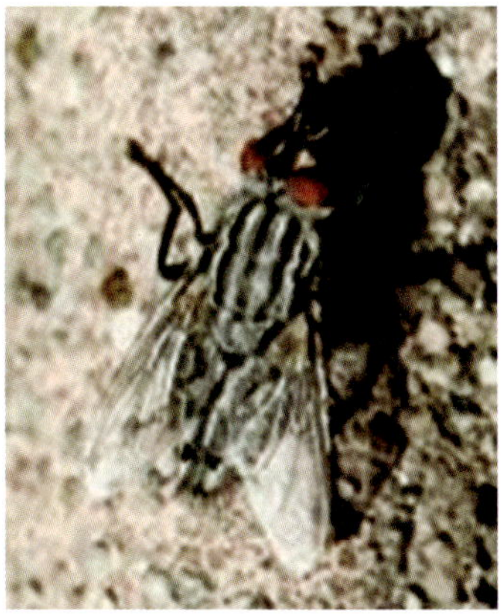

그림 5-25 쉬파리 성충(♂)

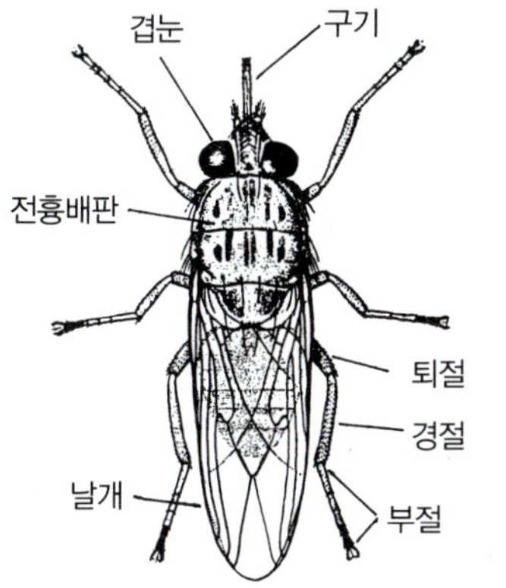

그림 5-26 체체파리의 형태

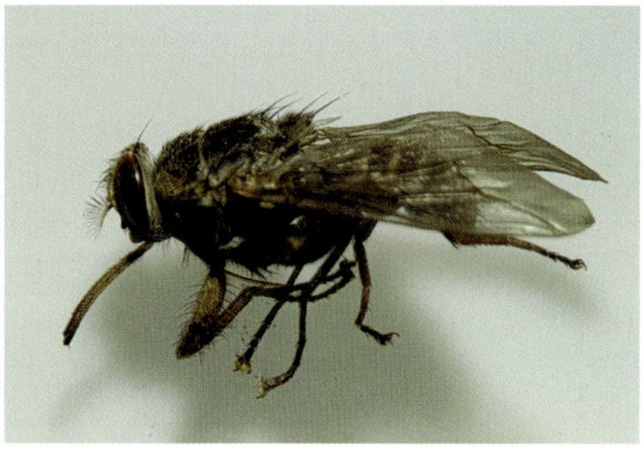

그림 5-27 체체파리

5) 체체파리(tsetse fly)

파리목(Diptera), 체체파리과(Glossinidae), 체체파리속(*Glossina*)에 속하는 파리로, 열대아프리카 지방에만 분포한다. 중형(6~15mm)으로, 흡혈에 적합한 긴 주둥이가 전방으로 돌출해 있다(그림 5-26). 체체파리는 1개의 알이 자궁 속에서 부화하여 그 속에서 유충이 자란다. 다 자란 유충을 땅 속에 배출하면 곧 번데기가 된다(그림 5-27). 자궁 속 유충 기간은 약 2주이고, 번데기 기간은 약 4주이다. 따라서 한 마리 암컷에서 1.5개월 후 한 마리의 제2세대가 태어난다. 체체파리는 아프리카형 수면병(African sleeping sickness)을 사람과 가축에 전파시키는 중요한 위생해충으로, 매개종은 *Glossina palpale*, *G. morsitans* 등이다.

4. 파리와 질병

(1) 구더기증(승저증, myiasis)

파리유충(구더기)이 인체의 특정 부위에 기생하여 일으키는 질병을 구더기증(승저증)이라 한다. 유기물질이 부식하기 시작하면 곧 많은 수의 파리가 모여 들어 알을 낳고 부화한 구더기가 다수 발생한다. 인체의 어떤 부위에 외상을 입거나 종기가 생기면 여기에 구더기가 기생한다. 귓속, 비공, 항문 등에도 구더기증이 발생한다. 이와 같이 인체 외부에 기생하는 경우를 외부구더기증(external myiasis)이라 한다. 검정파리과와 쉬파리과에 속하는 종들이 외부구더기증을 일으키는데, 우리나라에서는 금파리(*Lucilia caesar*), 구리금파리(*Phaenicia sericata*), 쉬파리 등이 주범이다. 파리의 알이나 1령기 유충에 오염된 음식을 먹으면 위에서 부화한 구더기가 자라면서 위통을 유발하는데, 이 경우를 내부구더기증(internal myiasis)이라 한다. 열대지방에는 사람의 온전한 피부를 뚫고 들어가 기생하는 파리도 있다(그림 5-28). 이 경우를 편성구더기증(obligatory myiasis)이라 한다. *Callitroga americana*(중남미 서식종), *Cordylobia anthropophaga*(아프리카 서식종) 등이 중요종이다.

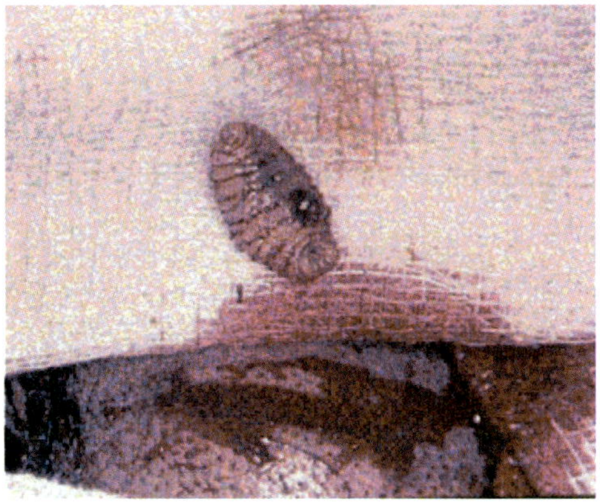

그림 5-28 피부 기생에서 적출한 구더기(*Cordylobia anthropophaga* 유충)

(2) 병원체의 기계적 전파

병원체의 물리적인 운반체로서 여러 종의 파리가 관여하는데, 그중 집파리(*Musca domestica*)가 역학적으로 가장 중요한 역할을 한다. 집파리는 ① 주택 내 또는 주변에서 주로 활동하고, ② 잡식성이어서 음식물과 혈변, 고름, 객담 등에 있는 병원체와 접촉 빈도가 높으며, ③ 주둥이와 발톱 사이에 있는 욕반의 구조가 병원체를 부착시키기에 적합하여 기계적 전파 능력이 뛰어난 파리이다. 장티푸스, 파라티푸스, 이질, 결막염, 콜레라, 결핵, 뇌수막염 등을 일으키는 병원체와 출혈성대장균(O157), 회충란, 이질아메바 등을 운반한다.

(3) 아프리카형 수면병

열대아프리카에 분포하고 있는 수면병(African trypanosomiasis)은 체체파리가 매개한다. 감염된 사람이나 동물을 흡혈한 암수 체체파리 모두 약 18일 후에 전파능력을 갖게 되고, 그 후 죽을 때까지 사람이나 동물을 감염시킨다. 주요 매개종은 *Glossina palpalis*, *G. morsitans* 등이다.

8 빈대(Bed bug)

1. 형태 및 분류

빈대는 노린재목(Hemiptera)에 속한다. 액체를 흡입하는 주둥이를 가지고 있다. 빈대과(Cimicidae)와 침노린재과(Reduviidae)의 2개 과가 중요 위생해충이다.

이 중 사람의 주거지에 서식하면서 사람을 흡혈하는 빈대는 두 종류로, 빈대(*Cimex lecturlaris*)와 반날개빈대(*Cimex hemiptera*)가 있다. 빈대의 전흉배판은 양측 돌출부가 반날개빈대보다 뚜렷하게 굴곡되면서 돌출되어 있다. 빈대는 온대지역을 포함한 전 세계적인 분포를 보이고 반날개빈대는 열대지방에만 서식한다.

빈대는 5~6mm까지 자라며, 난형으로 상하로 납작하며 진한 갈색이다. 두부는 짧고 넓으며, 작은 1쌍의 눈이 있고, 촉각은 4절로 가늘고 길다. 흡혈하지 않을 때 비교적 긴 주둥이는 복면에 붙여 둔다. 흉부는 전흉배판만 크게 발달되어 있고, 반시초(hemelytron)라고 하는 날개 비슷한 팽대부를 가지고 있다. 복부는 8개의 복절로 되어 있다.

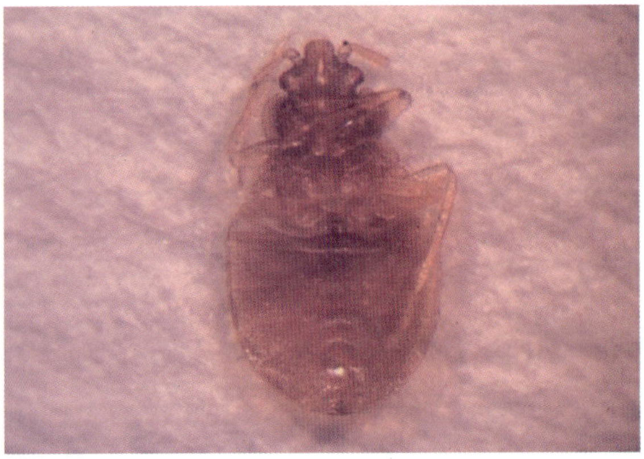

그림 5-29 빈대(복면)
Korean J Parasitol 2008; 46(4): 269–271

2. 생활사 및 습성

불완전변태의 생활사를 가지고 있어 알에서 약충 5령기를 거쳐서 성충이 된다. 알은 1mm 크기로, 난개(operculum)를 가지고 있다. 약충은 5회 탈피(molt)하는데, 그 때마다 흡혈이 필요하다. 좋은 환경에서는 6~8주에 발육을 마친다. 주간에는 가구나 방의 벽틈에 숨어 있다가 야간에 흡혈한다. 암수 모두 흡혈한다. 1주일에 1~2회 흡혈하는데, 약 10분간 체중의 2~6배에 달하는 피를 섭취한다. 흡혈하면서 배설하는데 ,반 액체상의 흑색 또는 갈색 분변을 근처 환경에 남기게 되므로 빈대의 서식처인지 알아 볼 수 있다. 성충은 보통 3~18개월간 생존한다. 산란된 알은 보통 40~50개가 무더기로 벽틈 등에 부착되어 있다. 하루 2~5개의 알을 2~3일 간격으로 낳아 일생 총 200개 정도 산란한다.

3. 빈대와 질병 및 보건

오래 전부터 빈대는 흡혈하는 것이 알려져 있었으므로 여러 질병을 전파할 것으로 의심되어 왔으나 지금까지 자연계에서는 어떤 질병도 매개한다는 증거를 찾지 못했다. 그러나 실험적으로는 일부 가능하다는 보고가 있기는 하다.

빈대의 흡혈은 알레르기 피부반응을 나타내지만 반응의 정도는 사람마다 차이가 많다. 물린 후 일정 시간이 지나면 극심한 가려움증을 나타내는 것이 빈대에 물렸을 때의 일반적인 특징이다. 잠이 들면 흡혈하므로 수면을 취하기 어렵게 되기도 한다. 심하게 긁어서 이차적 피부 감염이 생기기도 한다. 빈대가 서식하는 방에서는 빈대 특유의 불쾌한 냄새가 난다.

4. 빈대의 방제

빈대는 주로 가구, 낡은 책, 옷, 여행가방 등에 의해 새로운 건물로 침입하므로 주의해야 한다. 살충제를 훈증법과 잔류분무법 등의 방법을 이용하여 사용할 수 있다.

기록이나 구전에 의하면 빈대가 과거 아주 흔하게 우리나라 어디든 분포하였다고 생각되지만 근대화에 따라 주거 환경이 개선되어 요즘에는 거의 찾아보기 어렵게 되었다. 그러나 최근 미국 등 해외에서 새로이 유입된 것으로 믿어지는 사례가 보고되기도 하였으므로 방제에 주의를 기울여야 할 필요도 있는 의용곤충으로 생각된다.

9 흡혈노린재(Kissing bug)

1. 형태 및 분류

곤충강(Insecta), 노린재목(Hemiptera), 침노린재과(Reduviidae)에 29개 아과(subfamily)가 있는데, 그중 흡혈노린재아과(Triatominae)만 동물과 사람의 피를 먹고 사는 노린재이다. 흡혈노린재는 현재 120여 종이 알려져 있는데, 미국 남부에서 아르헨티나에 걸친 중남미지역에만 분포하고 있다.

형태는 야외에서 흔히 볼 수 있는 노린재와 매우 유사하다. 체장은 1~3cm이다. 두부는 비교적 가늘고 길게 전방으로 뻗어 있고 눈이 현저하게 튀어나와 있다. 가늘고 긴 1쌍의 촉각이 양 옆으로 돌출되어 있다. 가늘고 긴 주둥이는 흡혈하지 않을 때는 흉부복면에 붙여 둔다. 두 쌍의 날개는 가위 모양으로 접혀져서 복부를 덮고 있다(그림 5-30).

2. 생활사 및 습성

불완전변태를 하는 곤충으로, 알 → 약충 → 성충으로 발육한다. 약충(또는 자충, nymph)과 성충(암수) 모두 흡혈한다. 약충은 5령기를 거치는데, 각 시기마다 1회 흡혈하고 탈피한다. 흡혈 대상은 야생동물과 가축 등 종에 따라 다양한데, 질병 매개종은 높은 인체흡혈기호성을 보인다. 서식 장소는 약충과 성충이 동일하여 주택 내벽이나 가구 틈이다. 낮에는 숨어 있다가 밤에 활동한다. 알에서 성충이 되기까지 1년 이상 걸린다.

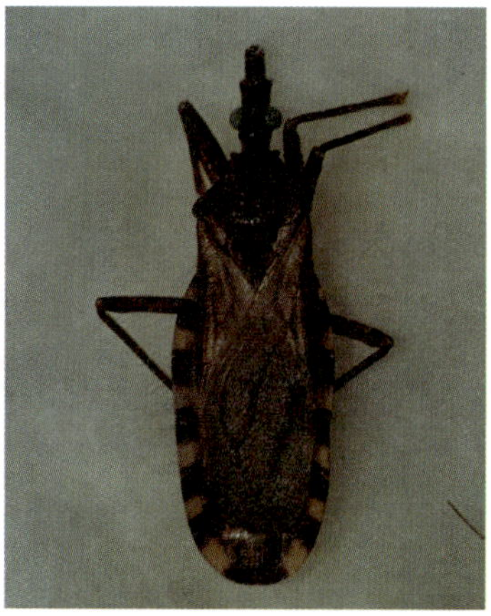

그림 5-30 흡혈노린재 성충

3. 매개 질병

샤가스병(Chagas' disease), 일명 아메리카수면병(American trypanosomiasis)을 매개한다. 감염원(숙주)은 사람, 가축(돼지, 개, 고양이 등), 야생동물(기니픽, 박쥐, 들쥐, 여우, opossum, armadillo 등) 등이다. *Triatoma*속, *Rhodnius*속 및 *Panstrongylus*속의 여러 종이 매개종 역할을 한다.

⑩ 벼룩(Flea)

1. 형태 및 분류

곤충강(Insecta), 벼룩목(Siphonaptera)에 속한다. 현재 15과 2,500여 종이 알려져 있는데, 우리나라에는 37종이 보고되어 있다. 몸이 옆(양측면)으로 납작하다. 털은 없으며, 몸 뒤로 향해 많은 수의 강모(seta)가 붙어 있다. 체장은 2~4mm로 소형이고, 날개는 없다. 체색은 적갈색 또는 암갈색이다. 3절로 된 뭉툭하고 짧은 촉각이 움푹 패인 촉각구 속에 들어 있다. 눈은 종에 따라 있는 것도 있고 없는 것도 있다. 세 쌍의 다리는 튼튼하고 잘 발달되었는데, 특히 기절이 크고 움직일 수 있어 도약에 능하다. 복부는 7복절과 생식기로 구성되어 있다. 암컷의 내부 생식기인 수정낭(spermatheca)은 종 감별에 중요한 특징이 된다.

2. 생활사 및 습성

완전변태를 하며, 알 → 유충 → 번데기 → 성충의 순으로 발육한다. 유충은 다리가 없어 구더기 모양인데, 기생하지 않고 자유생활을 한다. 즉, 어둡고 습기가 있는 서식처에서 미세한 유기물질을 섭취한다. 주 서식처는 성충의 숙주동물이 사는 곳(개집, 고양이집, 쥐둥지 등)이다. 성충은 대체로 숙주의 몸에 붙어서 생활하지만 필요에 따라 수시로 떨어져 활동하기도 한다. 암수 모두 하루에 2~3회 흡혈한다. 숙주선택성이 비교적 강해서 정해진 숙주동물에 따라 사람벼룩, 개벼룩, 고양이벼룩, 쥐벼룩 등의 이름이 붙여졌다. 그러나 주변에 숙주동물이 없고 굶주리면 사람도 가리지 않고 공격한다. 벼룩은 15~30cm를 점프할 수 있어 숙주 몸에 튀어 오른다. 숙주 동물의 털 사이를 기어 다닐 수 있게 적응되어 있어서 평지에서는 제대로 걷지 못한다. 알에서 성충까지 2~3주 소요되고, 성충의 수명은 수개월이다.

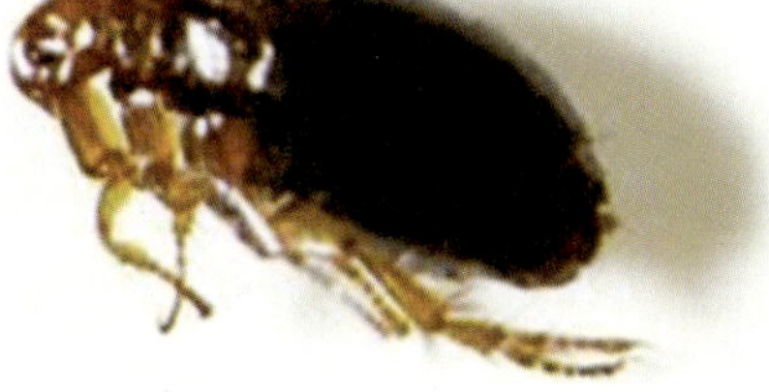
A

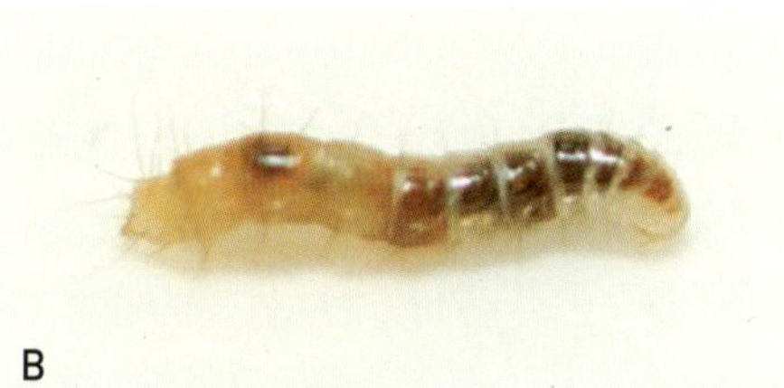
B

그림 5-31 A 벼룩 성충(측면), B 벼룩 유충

3. 매개 질병과 피해

1) 흑사병(페스트)

야생설치류의 질병으로, 병원체는 박테리아인 *Yersinia pestis*이다. 야생설치류와 가주성 쥐에 기생하는 벼룩에 의해 전파된다. 숲 속에 서식하는 들쥐로부터 가주성 쥐(시궁쥐와 곰쥐)가 감염되면 흑사병 병원체가 도시로 옮겨져 유행이 일어난다. 가주성 쥐는 감염되면 곧 죽게 되고, 죽은 쥐에서 떨어져 나온 벼룩이 사람을 공격함으로써 전파가 빠른 속도로 확산된다. 흑사병의 대유행은 지구 상에서 여러 차례 일어났는데, 그때마다 수백만~수천만 명이 사망하였다. 주 매개종은 열대쥐벼룩(*Xenopsylla cheopis*)으로, 세계적으로 분포하며, 우리나라에서도 우점종의 하나이다.

사람이 숙주인 사람벼룩(*Pulex irritans*)은 최근 주거 환경 개선으로 크게 감소한 반면 개벼룩(*Ctenocephalides canis*)과 고양이벼룩(*Ctenocephalides felis*)은 증가현상을 보이고 있는데, 이 종들은 흑사병을 매개하지 않는다.

2) 발진열(murine typhus)

벼룩매개 티푸스(flea-borne typhus) 또는 토착성 티푸스(endemic typhus)라고도 한다. *Rickettsia typhi*가 병원체이다. 세계적으로 널리 분포되어 있고, 우리나라에서도 매년 환자가 발생하고 있다. 치사하는 경우는 거의 없고 자연 치유된다. 매개종은 열대쥐벼룩(*X. cheopis*), 유럽쥐벼룩(*N. fasciatus*) 등 쥐에 기생하는 종들이다. 감염원은 시궁쥐, 곰쥐, 생쥐, 다람쥐 등이다.

3) 조충의 중간숙주

벼룩은 개조충(*Dipylidium caninum*)과 쥐조충(*Hymenolepis diminuta*)의 중간숙주 역할을 한다. 조충의 알을 섭취한 유충에서 우화한 벼룩의 몸속에 조충의 감염기 유충이 살아있기 때문에 사람이 잘못 벼룩을 삼키게 되면 감염된다. 주로 개와 함께 생활하는 사람, 특히 어린이에서 감염 기회가 높다.

4) 외부 기생

모래벼룩(*Tunga penetrans*) 1종이 사람 피부에 기생한다. 미흡혈 성충은 1mm 이하의 미세한 벼룩으로 몸에

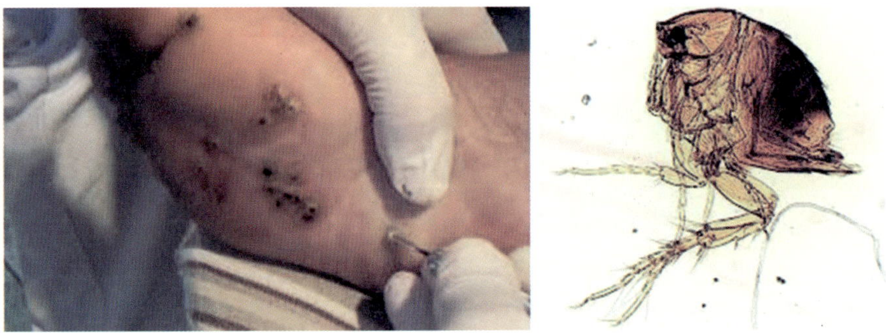

그림 5-32 모래벼룩 성충(우)

는 강모가 거의 없다(그림 5-32). 암컷은 복부 끝부분만 남기고 온몸이 피부 속에 파묻혀 일생을 보낸다. 알이 다 자라면 몸 크기가 6mm 이상으로 커진다. 150~200개의 알을 산란하는데, 지상으로 떨어뜨린 후 암컷은 피부 속에 묻힌 채 사망한다. 보통 기생 부위에 잡균의 심한 이차 감염을 일으킨다.

11 이(Louse)

1. 형태 및 분류

곤충강(Insecta), 이목(Anoplura)에 속하는 곤충으로, sucking louse라고 한다. 포유동물에만 기생하는 흡혈성 외부 기생곤충이다. 이는 배면(등)과 복면(배), 즉 상하로 납작한 형태를 하고 날개는 없다. 머리는 비교적 작고 눈은 빈약하다. 구기는 흡혈형인데, 매우 짧아 관찰하기 어렵다. 다리는 짧고 끝에 잘 발달된 1개의 발톱이 있다(그림 5-33). 껍질은 얇지만 탄력성 있는 핵질로 되었다. 우리나라에는 11종의 이가 기록되어 있는데, 모두 동물에 기생하고 있고, 사람에 기생하는 종은 몸이(*Pediculus corporis*), 머릿니(*Pediculus capitis*)와 사면발이(*Phthirus pubis*) 3종이다. 이 중 몸이와 머릿니는 형태가 비슷하여 구별하기 힘들다(그림 5-33). 사면발이는 흉부와 복부가 융합하여 구별이 잘 안 되고 전체 모양이 게처럼 생겼다. 가운데다리와 뒷다리에 비해 앞다리의 발달이 빈약하다(그림 5-34).

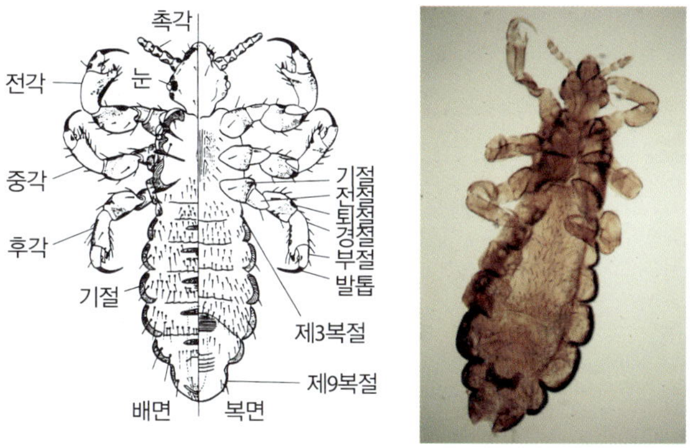

그림 5-33 이의 형태

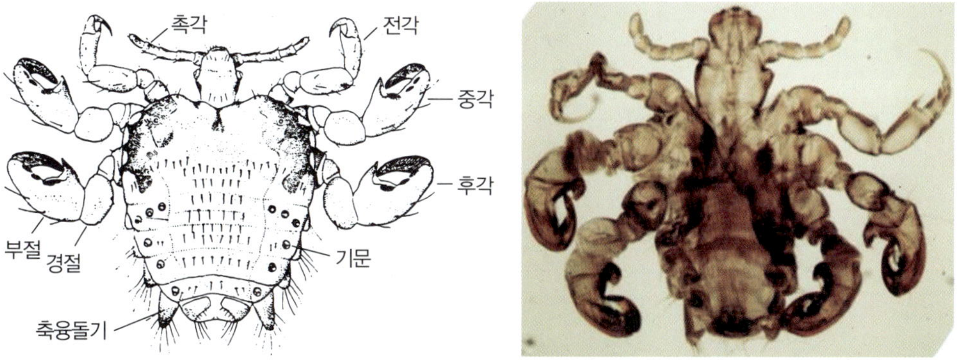

그림 5-34 사면발이의 형태

이는 크게 두 가지 종류가 있어서 흡혈성(sucking lice) 이외에 새털이목(Mallophaga)에 속하는 새털이(chewing lice)가 있다. 주로 조류나 가축에 기생하며 표피나 깃털 조각, 피부의 분비물 등을 씹어 먹는다. 새털이는 두부가 흉부보다 크고, 강한 턱을 가진 저작형 구기를 가지고 있어 흡혈성인 이와 쉽게 구별된다.

2. 생활사 및 습성

불완전변태를 하며, 알 → 약충 → 성충으로 발육한다. 알의 부화기간은 7~8일이고, 약충의 발육기간도 7~8일이다. 따라서 알에서 성충이 되기까지는 14~16일이 소요된다. 암컷은 교미 후 매일 7~10개씩 산란을 계속하여 일생동안 200~300개를 산란한다. 성충의 수명은 약 30일이다. 사면발이는 산란수가 적어서 30개 이하이다. 약충과 암수 성충이 모두 흡혈한다.

몸이는 속옷에 붙어 있으면서 알을 옷의 섬유에 붙여 놓고, 머릿니는 머리카락 사이를 기어 다니면서 알을 머리카락에 부착시킨다. 사면발이는 음부 주위의 피부에 주둥이를 찔러 넣고 고착생활을 하며 알은 음모에 붙여 낳는다. 이렇게 3종이 각각 서식 장소와 활동 장소가 뚜렷이 구별되어 있다. 사면발이는 고착생활을 하기 때문에 80~90%가 성교 행위 시 옮겨진다.

3. 매개 질병

1) 발진티푸스(epidemic typhus)

세계적으로 널리 분포되어 있는데, 사람만이 감염원이고, 병원체는 *Rickettsia prowazeki*이다. 사망률이 높다. 흡혈 시 감염되는 것이 아니고 이의 배설물(feces)에 섞여 나온 리켓치아가 피부의 상처 부위에 접촉되었을 때 인체에 침입한다. 몸이는 수시로 분변을 배설하고(그림 5-35), 배설물에 섞여 나온 리켓치아는 외부에서 장기간 생존할 수 있어 인체감염기회가 높아진다. 비위생적인 생활을 하는 집단에 몸이가 대발생하게 되고 발진티푸스 유행이 일어난다. 따라서 전쟁이나 재난(지진, 홍수 등) 지역에서 주로 발생한다. 몸이가 매개종이고, 머릿니와 사면발이는 전파 능력이 없다.

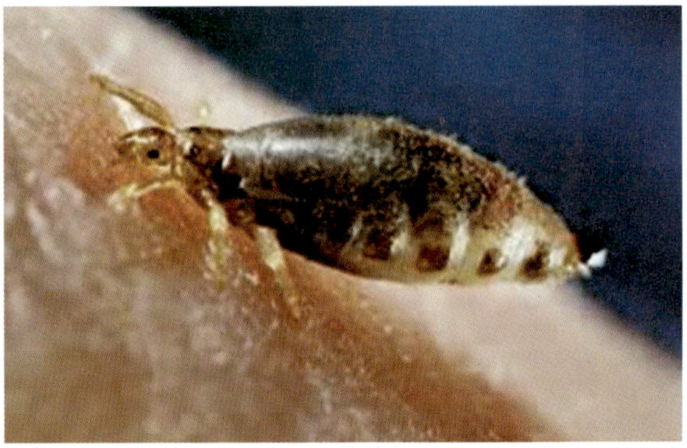

그림 5-35 흡혈하면서 배설하는 몸이

2) 참호열(trench fever)

제1, 2차 세계대전 등 주로 전시에 군인 집단에서 큰 유행을 보였다. 몸이의 대발생에 뒤이어 유행이 일어난다. 병원체는 *Rickettsia quintana*이다. 사망률은 낮으나 고열이 장기간 지속된다.

3) 재귀열(louse-borne relapsing fever)

아프리카와 기타 열대지방에서 산발적으로 발생하고 있고, 아시아에서의 발생여부는 불분명하다. 병원체는 *Borrelia recurrentsia*이다. 사람만 감염된다. 몸이가 매개종이다. 치사율은 영양부족이 심한 가난한 나라에서는 50% 내외로 높은 반면 부유한 국가에서는 2~5%로 낮다.

⑫ 바퀴(Cockroach)

1. 형태 및 분류

바퀴는 3억 5천만 년 전 지구 상에 출현한 후 지금까지 형태나 습성이 크게 변하지 않고 환경 변화를 잘 극복한 곤충이다. 곤충강(Insecta), 바퀴목(Blattaria)에 속한다. 지금까지 4천여 종이 알려져 있는데, 대부분 숲속에서 생활하기 때문에 사람에게는 무해한 존재이다. 1% 미만인 30여 종의 바퀴가 사람이 사는 집안에 서식하면서 위생상 문제를 야기한다. 이와 같은 옥내 서식종을 가주성 바퀴(domestic cockroach)라 부른다.

대부분의 가주성 바퀴는 중형(1~1.5cm) 내지 대형(3~4cm)이고, 강인하면서도 탄력성 있는 껍질을 가지고 있다. 날개는 있는 종도 있고 없는 종도 있다. 몸이 상하로 납작하고 튼튼한 다리를 가지고 있어 좁은 틈 사이로 기어다니는 데 능하다. 비교적 작은 머리는 수직으로 위치하고 있어 얼굴이 전면을 향하며, 100개 이상의 마디를 가진 긴 1쌍의 촉각과 저작형의 구기를 가지고 있다. 날개를 가진 종의 경우 약충은 날개가 없고 성충이 되면서 날개가 생긴다. 흉부는 전흉배판만 노출되어 있고, 날개가 중흉, 후흉 및 복부를 덮고 있다(그림 5-36).

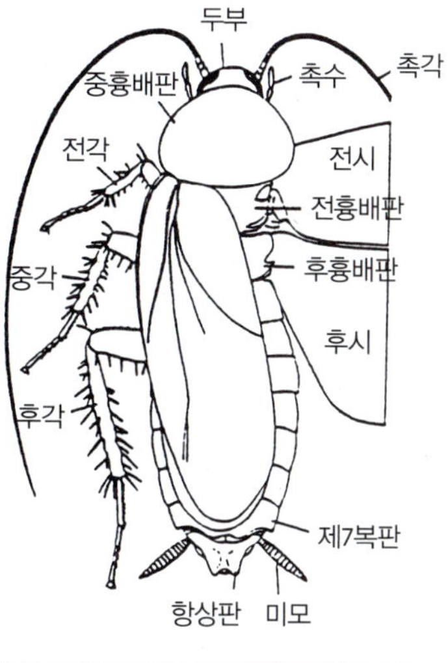

그림 5-36 바퀴 성충의 형태

2. 생활사 및 습성

바퀴는 불완전변태를 하는 곤충으로, 알 → 약충 → 성충으로 발육한다. 알은 난협(ootheca)이라는 알집 속에 수십 개씩 들어 있다. 우리나라 바퀴 중 독일바퀴는 난협을 복부 끝에 달고 다니고, 다른 3종의 바퀴는 난협이 생성되는 즉시 은신처 여기저기에 숨겨놓는다. 약충의 발육 기간은 종에 따라 큰 차이가 있어서 독일바퀴는 1~2개월인데 이질바퀴와 같은 대형바퀴는 7~13개월(평균 10개월)이다. 수명은 소형 바퀴는 3~4개월, 대형바퀴는 1년 내외이다. 식성은 잡식성으로 동물성, 식물성, 부패한 유기물까지 무엇이든지 가리지 않는다. 많은 양의 물을 추가로 섭취해야 한다. 은신처는 주방(부엌)을 중심으로 한 으슥한 곳(벽 틈, 찬장 뒤, 서랍 밑, 난방장치 뒷면, 싱크대 밑 등)인데, 낮에는 숨어 있다가 밤에 주로 활동한다. 바퀴는 군서성으로 무리를 지어 서식한다. 은신처에서 쉬고 있을 때는 서로 촉각을 접촉하고 있으면서 이웃 바퀴의 존재를 확인한다. 한 마리씩 따로 격리시키면 발육이 늦어진다.

3. 국내 서식종

우리나라에는 4종의 가주성 바퀴가 있다.

1) 독일바퀴(*Blattella germanica*)

전국적으로 분포하는 우점종이다. 비교적 소형으로 1~1.5cm인 황갈색 바퀴이다. 전흉배판에 두 줄의 검은 종대가 있다(그림 5-37). 난협 속에 평균 40개의 알이 들어 있고, 일생동안 4~8개의 난협을 산출한다. 독일바퀴 암컷은 난협을 알이 부화할 때까지(2~4주간) 복부 끝에 달고 다닌다(그림 5-37). 성충의 수명은 3~4개월이다.

2) 이질바퀴(*Periplaneta americana*)

영어로 American cockroach라 부른다. 국내에서는 가장 큰 바퀴로 3.5~4cm이다. 체색은 광택이 나는 적갈색이고 전흉배판(pronotum) 둘레가 황색이다(그림 5-38). 원래 남부 지방에 서식하던 종인데, 최근 서울을 포함한 중부지방에서도 발견된다.

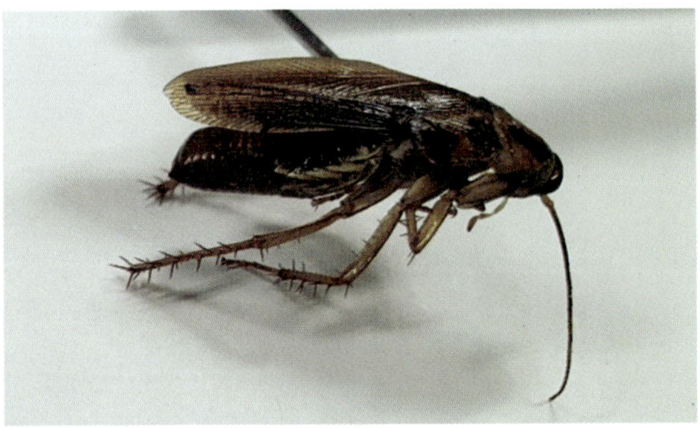

그림 5-37 난협을 달고 있는 독일바퀴 암컷

3) 먹바퀴(*Periplaneta fuliginosa*)

대형(3~3.8cm) 바퀴로, 이질바퀴보다는 약간 작다. 몸 전체가 광택이 나는 암갈색이다(그림 5-39). 열대지방에서 온대지방까지 세계적으로 널리 분포되어 있고, 국내에도 수는 적지만 남부에서 중부에 걸쳐 발견된다.

4) 집바퀴(*Periplaneta japonica*)

중형(2~2.5cm) 바퀴로, 독일바퀴와 이질바퀴의 중간 크기이다. 몸 전체가 흑갈색으로 거의 검은색에 가깝다. 수컷은 날개가 길어서 몸 전체를 덮고 있고, 암컷은 날개가 짧아서 복부의 반만 덮고 있다(그림 5-40). 이 종은 일본 토착종인데, 중국과 우리나라에서도 발견된다. 중부 지방에 주로 분포하고 있다.

4. 바퀴와 질병

(1) 직접적 피해

알레르기 질환의 원인물질인 알레르기원(allergen)이 바퀴의 배설물 속에 다량 함유되어 있어서 바퀴 개체수가 많아지면 알레르기 환자의 증상을 악화시킨다.

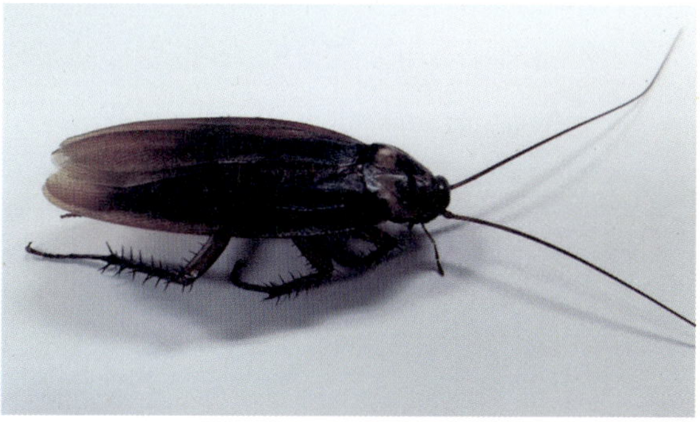

그림 5-38 이질바퀴. 성충 수컷

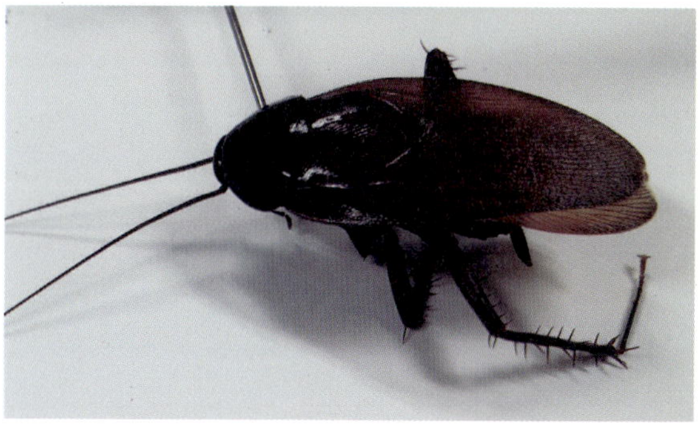

그림 5-39 먹바퀴. 성충 수컷

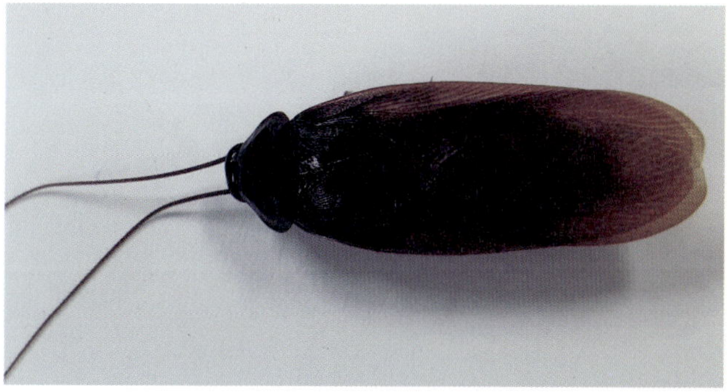

그림 5-40 집바퀴. 성충 수컷

(2) 질병의 기계적 전파

박테리아(살모넬라, 비브리오, 이질균, 대장균 등), 바이러스, 기생충란, 원충 포낭(이질아메바 등), 곰팡이 등 많은 종류의 병원체를 기계적으로 전파시킨다. 특히 병원의 경우 바퀴밀도가 높아지면 특정 전염병의 유행이 일어날 수 있다.

⓭ 참진드기(Hard tick)

1. 형태 및 분류

거미강(Arachnida), 진드기목(Acari), 후기문아목(Metastigmata), 참진드기과(Ixodidae)에 속한다. 대형(1~9mm)으로 진드기 중 가장 크며, 특히 흡혈 후에는 2~3배로 몸이 더욱 커진다. 몸은 악체부(또는 의두; gnathosoma)라 부르는 주둥이와 동체부(idiosoma)라 부르는 몸통으로 구분된다. 배면에 순판(scutum)이 있는데, 암컷의 것은 작아서 배면 전방에 위치하고 수컷의 것은 커서 배면 전체를 덮고 있다(그림 5-41). 악체부는 1쌍의 협각, 1쌍의 촉수 및 1개의 구하체(hypostome)로 되어 있다. 4쌍의 다리는 각기 7마디로 구성된다.

2. 생활사 및 습성

불완전변태를 하며, 알 → 유충 → 약충 → 성충으로 발육한다. 유충, 약충 및 성충(암수) 모두 흡혈한다. 알의 부화 기간은 수주~수개월이다. 알에서 부화한 유충(larva)은 다리가 3쌍이다. 한 번 흡혈(3~7일) 후 다리가 4쌍인 약충(nymph)이 된다. 약충도 장기간(7~10일간)에 걸쳐 1회 흡혈하고 성충이 된다. 성충이 되면 암수가 교미하고 숙주 몸에 붙어 1~4주간 흡혈을 계속한다. 흡혈 후 암컷은 3,000~8,000개의 알을 수주간

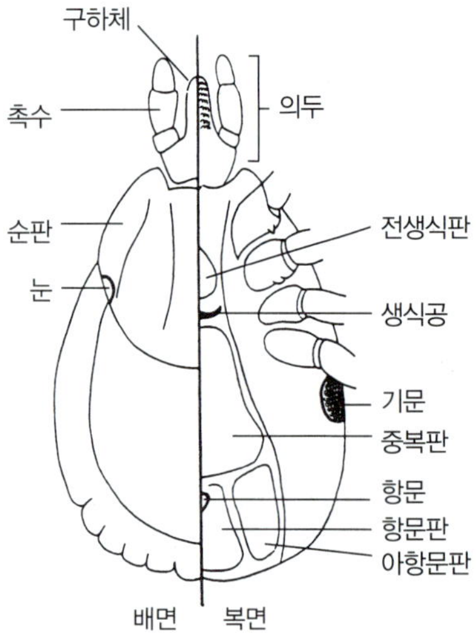

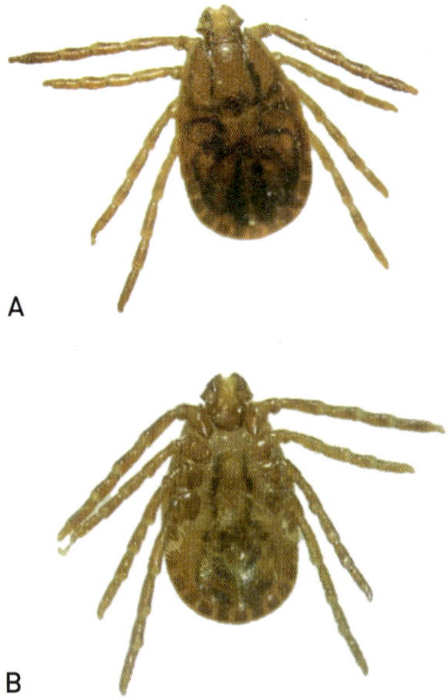

그림 5-41 참진드기 형태 그림과 사진(A : 배면; B : 복면)

에 걸쳐 낳고 곧 죽는다.

3. 참진드기매개 질병

1) 록키산홍반열(Rocky mountain spotted fever)

진드기매개 티푸스(tick-borne typhus)라고도 한다. 리켓치아성 질병으로 병원체는 *Rickettsia rickettsii*이다. 병원체는 경란형 전파로 감염되기 때문에 유충, 약충, 성충 모두 감염되어 있다. 세계적으로 널리 분포되어 있는데, 우리나라에는 보고된 예가 없다.

2) 라임병(Lyme disease)

세균성 질병으로, 병원체는 *Borrelia burgdorferi*이다. 감염 초기에는 독감과 비슷하지만 수막염, 안면 신경 마비 등 증상이 나타나고 만성 관절염으로 발전한다. 미국, 유럽, 호주, 아프리카, 중국, 일본 등 세계 각국에서 많은 환자가 발생한다. 특히 미국에서는 매년 수천 건이 보고되고 있다. 우리나라에서는 1992년에 등줄쥐(*Apodemus agrarius*)와 산림참진드기(*Ixodes persulcatus*)에서 병원체를 발견하였고, 환자 보고도 있다.

이 밖에도 참진드기가 매개하는 질병으로는 ③ 큐열(Q fever), ④ 진드기매개 뇌염(tick-borne encephalitis), ⑤ 콜로라도진드기열(Colorado tick fever), ⑥ 야생토끼병(tularemia), ⑦ 일본홍반열(Japanese spotted fever), ⑧ 바베스열원충증(babesiosis), ⑨ 진드기마비(tick paralysis) 등이 있다.

14 털진드기(Chigger mite)

1. 형태 및 분류

진드기목(Acari), 전기문아목(Prostigmata), 털진드기과(Trombiculidae)에 속하며, 세계적인 분포상을 보인다. 크기가 0.15~0.2mm인 미세한 진드기이다. 유충 시기에는 다리가 3쌍이고 약충과 성충은 4쌍이다. 털진드기는 유충 시기에만 형태적으로 종 감별이 가능하다. 배면 전방에 순판(scutum)이 있고 여기에 1쌍의 감각모(sensilla)와 3~10개의 극모(seta)가 있다. 몸과 다리에 잔털이 분지되어 있는 극모로 덮여 있다. 다리는 6절로 구성된다(그림 5-42).

2. 생활사 및 습성

불완전변태를 하는데, 발육 과정이 복잡하여 알(egg)→ 유충(larva) → 제1약충(protonymph) → 제2약충(deutonymph) → 제3약충(tritonymph) → 성충(adult)의 시기를 거친다. 이 중 유충만 숙주 몸에 붙어 2~3일간 흡혈하고, 나머지 시기는 흙 속에서 유기물질을 먹으며 자유생활을 한다. 따라서 유충만이 질병을 전파시킨다. 우리나라를 포함하여 온대지방에서는 1년 1세대로 가을에 알에서 부화한 유충이 흡혈 후 흙 속에서 월동하고 이듬해 약충을 거쳐 성충이 되고 가을에 산란한다. 흡혈 대상 숙주동물은 종에 따라 다른데, 설치동물, 조류, 파충류 등 다양하다.

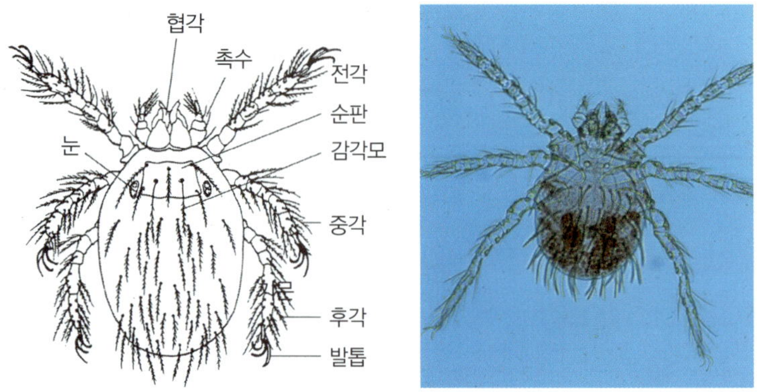

그림 5-42 털진드기 유충의 형태

3. 매개 질병

쯔쯔가무시병(tsutsugamushi disease)을 매개한다. Scrub typhus라고도 한다. 리켓치아성 열병으로 온몸에 발진이 생긴다. 병원체는 *Orientia tsutsugamushi*인데, 여러 혈청형이 알려져 있어 병독성과 치사율이 다르게 나타난다. 일본에서 동남아를 거쳐 파키스탄 그리고 호주 북부와 남태평양 지역 등 아시아 전역에 분포되어 있다. 우리나라에서는 1986년부터 대발생이 계속되고 있어 매년 수백~수천 명의 환자가 전국에 걸쳐 가을(10~11월)에 집중적으로 발생한다. 털진드기가 병원체의 감염원 역할도 하고 사람에게 전파하는 매개 역할도 한다. 들쥐는 털진드기의 흡혈 대상일 뿐 병원체의 감염원은 되지 못한다. 병원체는 털진드기 제2세대에게 경란형 전파(trans-ovarian transmission)로 알을 통하여 감염이 이어진다. 우리나라에서 주 매개종은 대잎털진드기(*Leptotrombidium pallidum*)와 활순털진드기(*L. scutellare*)이고, 이들의 흡혈대상은 주로 등줄쥐(*Apodemus agrarius*)이다.

⑮ 집먼지진드기(House dust mite)

1. 형태 및 분류

거미강(Arachnida), 거미목(Acari), 무기문아목(Astigmata), 집먼지진드기과(Pyroglyphidae)에 속한다. 집안 먼지 속에는 수십 종의 진드기가 살고 있는데, 세계 어디서나 큰다리먼지진드기(*Dermatophagoides farinae*, Df)와 세로무늬먼지진드기(*Dermatophagoides pteronyssinus*, Dp)의 2종이 전체의 80~90%를 차지하고 있는 우점종이다. 전자는 비교적 건조한 지역(예 미국 본토)에서, 후자는 습도가 높은 지역(예 유럽)에서 우점종으로 나타난다. 우리나라에서는 서울을 비롯한 내륙 지방에서는 Df가 우점종이고, 인천, 영광(전남), 춘천(주변에 호수가 많음), 부산 등 비교적 습도가 높은 지역에서는 Dp가 우점종이다. 두 종의 형태는 매우 유사하여 전문가가 고배율 현미경으로 관찰해야 동정이 가능하다. 체색은 유백색이고, 크기는 0.3~0.4mm이다. 유충은 다리가 3쌍이고 약충과 성충은 4쌍이다. 4쌍의 다리 중 제1각과 제2각은 서로 인접하여 몸의 전방으로 뻗어 있고, 큰 간격을 두고 제3각과 제4각이 인접한 채 후방으로 뻗어 있다(그림 5-43). 복면과 배면의 외피(껍질)에 지문 모양의 많은 주름이 있는데, 주름의 모양이 종마다 달라서 형태적 특징이 된다. 복면 아래에 항

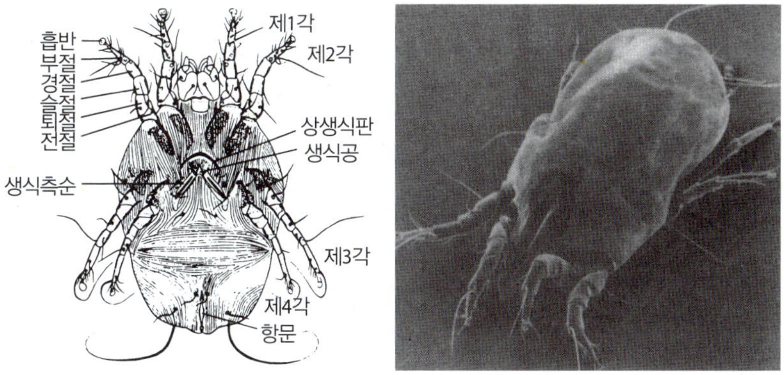

그림 5-43 집먼지진드기의 형태(복면)와 큰다리먼지진드기(♀)의 주사전자현미경 사진

문(anus)과 교접낭(bursa copulatrix)이 있다.

2. 생활사 및 습성

알 → 유충 → 제1약충(전약충) → 제2약충(후약충) → 성충의 단계로 발육한다. 암컷은 매일 1~3개의 알을 산출하여 일생동안 200~300개 산란한다. 알에서 성충까지의 발육 기간은 약 1개월이고, 성충의 수명은 평균 2개월이다. 집먼지진드기의 가장 중요한 생존 조건은 높은 습도이다. 수분을 직접 섭취하지 못하고 대기 중의 수분을 피부를 통해 흡수한다. 대기의 상대습도가 64% 이하이면 체내의 수분을 빼앗겨 치사한다. 발육과 번식에 필요한 기온은 10~32℃이다. 집먼지진드기는 먼지에 섞여 있는 유기물질을 먹고 사는데, 사람의 피부에서 떨어져 나온 박리 상피를 주로 섭취한다. 먼지 1g 속에 수십~수천 마리가 서식한다. 방바닥이나 가구 밑에 있는 먼지에도 있지만 카펫과 침구(베개, 매트리스, 이불 등)가 중요한 서식처이다.

3. 집먼지진드기에 의한 질병

집먼지진드기는 기관지천식, 비염, 아토피성 피부염 등 알레르기 질환의 가장 주요한 알레르기원(allergen)이다. 전체 알레르기 환자의 80~85%가 집먼지진드기 항원에 양성 반응을 보인다. 몸체와 배설물(fecal pellet)에 알레르기원이 포함되어 있다.

⑯ 옴진드기(Itch mite)

1. 분류 및 형태

거미강(Arachnida), 거미목(Acari), 무기문아목(Astigmata), 옴진드기과(Sarcoptidae)에 속하는 종으로, 학명은 *Sarcoptes scabiei*이다. 체색은 유백색이고, 크기는 수컷 0.15~0.2mm, 암컷 0.25~0.4mm로 원판 모양을 하고 있다. 다리는 짧고 뭉툭하며, 제1각과 제2각 끝에 흡반이 있다. 사람에 기생하는 종과 동물에 기생하는 종이 다르다(그림 5-44). 사람옴진드기는 *Sarcoptes scabiei*, 개옴진드기는 *S. canis*, 말옴진드기는 *S. equi*이다.

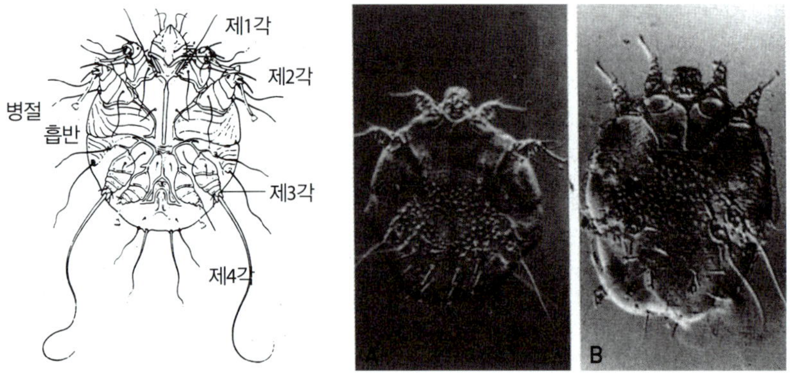

그림 5-44 옴진드기. A: 형태(복면); B: 사람옴진드기; C: 개옴진드기

2. 생활사 및 습성

알 → 유충 → 제1약충 → 제2약충 → 성충으로 발육한다. 알에서 성충까지 발육하는 데 10~14일 소요되고 성충의 수명은 약 4주이다. 인체의 얇고 부드러운 피부의 표피층(epidermis)을 뚫어 만든 터널 속에서 서식한다. 터널의 길이는 2~3mm에서 수cm에 이른다. 인체 부위별 기생률을 보면 손 60%, 팔꿈치 11%, 발 9%, 기타 부위에 20%이다. 연령별 기생률은 10대가 40.4%, 20대가 31%로 젊은 층에서 높게 나타나고, 남성이 78%로 여성(22%)보다 월등하게 기생률이 높다. 가족이나 군대 등에서 집단 발생하는 경우가 많다.

3. 질 병

옴진드기가 피부에 기생하여 일으키는 질병을 옴(scabies)이라 한다. 사람기생 후 1개월부터 심한 가려움증이 나타나는데, 밤에 더 심하다. 치료제로는 3% 설파연고제를 오랫동안 사용해 왔는데, 근래에는 25% benzyl benzoate 로션이나 유제, 1% lindane 연고제, 10% crotamiton 등이 사용된다. 최근에는 탁월한 구제 효과를 나타내는 0.1~0.2% permethrin 유제나 0.4% phenothrin 분제 등 pyrethroid계 살충제가 주로 사용되고 있다.

17 모낭진드기(Follicle mite)

1. 분류 및 형태

거미강(Arachnida), 진드기목(Acari), 전기문아목(Prostigomata), 모낭진드기과(Demodicidae), 모낭진드기속(*Demodex*)에 속한다. 대부분의 종이 개나 가축에 기생한다. 인체에 기생하는 종은 모낭진드기(*Demodex folliculorum*)와 작은모낭진드기(*D. brevis*)의 두 종인데, 99% 이상이 전자이고 후자는 1% 미만이다. 형태가 타원형인 다른 일반진드기와는 달리 비교적 가늘고 긴 몸체를 하고 있다. 체장은 0.3~0.4mm이고 폭은 0.05mm이다. 네 쌍의 다리는 짧고 끝에 1쌍의 발톱이 있다(그림 5-45).

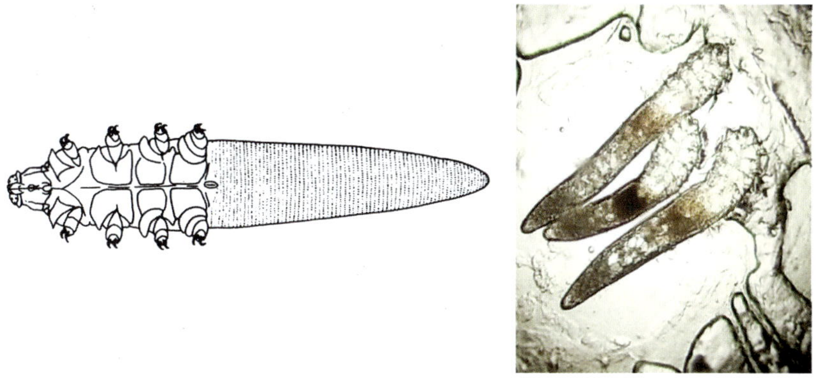

그림 5-45 모낭진드기

2. 생활사 및 습성

불완전변태를 하며, 알 → 유충 → 약충 → 성충으로 발육한다. 알은 부화하여 3쌍의 돌기 모양인 다리를 가진 유충이 된다. 약충은 3회 탈피하여 성충이 된다. 주로 모낭과 피지선의 기부에 기생한다. 대부분이 얼굴, 특히 코, 볼, 턱 등에 서식한다. 이십대에서 가장 높은 기생률을 보이며, 여성이 65%로 남성(35%)보다 높다. 기생 경로는 잘 알려져 있지 않다.

3. 질 병

일반적으로 모낭진드기 기생으로 인한 증상은 없으나, 기생 개체 밀도가 높으면 주로 얼굴에 홍반성 구진, 침윤성 홍반 또는 농포 등의 피부염을 일으킨다.

CHAPTER 06 기생충 검사법

1. 현미경 사용법

기생충 진단이 현미경을 사용하여 이루어지는 경우가 많으므로 올바른 사용 방법을 익히는 것이 필요하다. 검경 시작은 저배율로 하며, 충란의 경우 40배에서, 원충 포낭의 경우 100배에서 시작한다. 발견 시 고배율(×400)이나 immersion oil을 사용하여 1,000배에서 관찰한다. 저배율의 경우 조리개를 사용하여 광량을 적게 하고 고배율의 경우 광량이 많도록 조절한다. 특히 immersion oil을 사용하는 경우에는 다음 사항에 주의한다.

- 표본 면에 적당량의 immersion oil을 떨어뜨린다.
- 옆에서 들여다보며 stage를 올려서 대물렌즈의 하단을 oil에 닿게 한 후 좀 더 올려서 대물렌즈와 표본 면이 닿을 정도가 될 때 들여다보면서 상을 찾도록 한다.
- 상을 포착하면 조명을 균등히 밝게 조절한다.
- 표본에는 두께가 있으므로 관찰할 때 늘 미동나사에 손을 대고 조절하며 관찰한다.
- 관찰이 끝나면 렌즈에 묻은 oil을 알코올로 닦아낸다.

2. 재료의 채취

(1) 분 변

기생충감염 환자의 대변에는 쉽게 손상을 받는 성충, 유충, 영양형 등이 포함되어 있으므로 신속하게 손상을 주지 않는 용기에 옮겨야 한다. 채취한 재료는 가급적이면 빨리 검사함을 원칙으로 하며, 특히 원충의 영양형은 채취한 후 30분 이내에 검사해야 한다. 당일 검사를 할 수 없을 때에는 냉장고에 보관하는 것이 좋다. 재료를 먼 거리에 보낼 때는 용기의 마개를 잘 닫고 채집일, 성명 등과 추정할 수 있는 기생충 이름도 같이 기재하면 검사자로 하여금 그 기생충의 검출에 주의를 기울이게 할 수 있다.

(2) 객 담

폐흡충 충란을 검사할 목적으로 이용한다. 아침에 기상하여 받은 객담을 채취하는 것이 좋고, 경우에 따라서는 객담을 24시간 동안 계속 용기에 모아 집란법으로 검사한다.

(3) 소 변

방광주혈흡충, 거대신충, 질편모충 등의 검사에 적용한다. 반크롭트사상충 만연지역에서는 미세사상충(microfilaria)이 검출될 수 있다. 소변을 250~300mL 용기에 직접 받는다. 처음과 끝의 소변을 취하는 것이 좋다. 장기간 보관이 필요한 경우 포르말린을 소변 100mL당 1mL를 넣어 부패를 방지한다.

(4) 혈 액

열원충, 사상충, 톡소포자충, 파동편모충, 리슈만편모충 등의 검사에 적용한다. 기생충 종류와 검사법에 따라서 채혈의 양과 방법이 각기 다르다. 반크롭트사상충과 말레이사상충의 미세사상충은 밤중에 말초혈액을 채취해야 하며, 로아사상충은 주간에 채혈해야 한다. 손가락 끝을 알코올로 소독한 후 란셋으로 찔러서 나오는 혈액의 첫 방울을 버리고 다음을 채취함이 좋고, 사용하는 슬라이드는 사전에 알코올에 담가서 지방분을 완전히 제거한 후 사용해야 한다.

(5) 질, 요도 분비물

질과 요도의 분비물에서 질편모충의 감염을 확인할 수 있다. 멸균된 면봉을 이용하여 질이나 요도의 분비물을 취하여 생리식염수가 3mL 들어 있는 멸균된 튜브에 넣고 면봉의 끝을 절단한 후 뚜껑을 닫는다. 염색을 위한 경우 새로운 면봉으로 분비물을 다시 채취하여 검사한다.

3. 재료의 보존

(1) 포르말린(formalin) 보존

10% 포르말린 용액을 가검물의 5배 가량 부은 후 잘 섞어 보관한다.

(2) MIF 보존

원충의 영양형과 포낭, 연충류의 충란이나 유충의 보존에 적합하다. 동시에 염색도 되므로 편리하다. 가검물 1mL에 MIF 보존액 8~10mL의 비율로 첨가하여 보존한다.

MIF 보존액

제1액	Tincture merthiolate	40mL
	Formalin	5mL
	Glycerin	1mL
제2액	Iodine	5g
	Potassium iodide(KI)	100g
	D. W.	10mL

제1액과 제2액을 15:1의 비율로 사용 직전에 혼합한다.

(3) PVA 보존

원충 영양형의 보존에 좋다. 가검물 1~2mL에 PVA 보존액 8~10mL를 가하여 잘 흔들어 마개를 해 보존한다. 사용할 때 슬라이드에 도말한 후 말려서 iron hematoxylin 염색법으로 염색한다.

PVA 보존액

① Mercuric chloride($HgCl_2$) 포화액	62.5mL
② Ethyl alcohol(95%)	31.0mL
③ Glacial acetic acid	5.0mL
④ Glycerin	1.5mL
⑤ Polyvinyl 분말	5g

①~④까지 순서대로 혼합하고 나서 polyvinyl 분말을 가하여 75℃ 이상 맑아질 때까지 열을 가한다.

4. 충란 검사

1) 직접도말법(Direct Film)

도말표본을 작성하기 전에 그 재료의 성상, 즉 대변의 경도, 점혈 유무 등과 충체나 조충의 편절 등이 있는지 육안으로 관찰하여 기록한다. 직접도말법의 순서는 다음과 같다.

- 슬라이드의 한쪽에는 생리식염수를 한 방울 떨어뜨리고 다른 한쪽에는 요오드(iodine) 용액을 한 방울 떨어뜨린다.
- 나무막대(applicator)로 대변을 채취하여 먼저 식염수와 혼합한다. 아메바나 주혈흡충란은 점액이나 혈액 반점이 있는 곳을 채취하는 것이 좋다.
- 요오드 용액에 혼합한다.
- 대변을 혼합한 슬라이드 위에 조잡한 섬유질이나 식물의 씨앗, 모래 같은 것을 걷어내고 cover glass를 덮는다.
- 처음에는 저배율에서 표본 전체를 검사하고 원충류의 포낭은 요오드 염색 표본에서 고배율로 검사한다.

Iodine 용액

KI	2g
I_2	1g
D. W.	50mL

먼저 KI를 D. W.와 혼합한 후 I_2를 첨가한다.

2) 셀로판 후층도말법(Cellophane thick smear)

일명 Kato법이라고 부르는 집단검사에 편리한 방법이며, cover glass 대신 셀로판지를 염색하여 사용한다(그림 6-1).

- 대변 약 50~60mg을 막대로 채취하여 슬라이드에 놓는다.
- 미리 준비한 셀로판지(22×30mm)를 덮는다.
- 고무마개 또는 콜크마개로 누른 다음 30~40분간 건조시켜 관찰한다.

※ 셀로판지의 준비

- 흡수성이 있는 40~50μm 두께의 투명한 것을 택하여 22×30mm 길이로 절단한다.
- 절단된 것을 Malachite green 용액에 24시간 이상 담근 후 사용한다.

Malachite green 용액	
3% Malachite green 수용액	6mL
Glycerin	500mL
6% Phenol	500mL

3) 셀로판테이프 항문주위도말법(Cellophane tape anal swab method)

요충란 검출을 위한 방법으로, 일명 "Scotch tape법"이라고도 부른다(그림 6-2).

- 셀로판테이프의 끈끈한 접착부를 바깥으로 하여 슬라이드 한쪽 끝을 씌우고 손가락으로 셀로판테이프의 다른쪽 끝을 잡는다.
- 양쪽 엉덩이를 펴서 항문이 드러나게 한 다음 항문주위의 주름에 셀로판테이프를 대고 슬라이드를 눌러 피검물(변물질)이 붙게 한다.
- 셀로판테이프의 접착부를 슬라이드에 잘 펴서 붙이고 표식지를 슬라이드와 셀로판테이프 사이 한쪽 끝에 붙인다.
- 대변 잔사가 부착한 곳부터 저배율로 관찰한다. 이 표본은 수 주까지도 보관하였다가 검사할 수 있다.

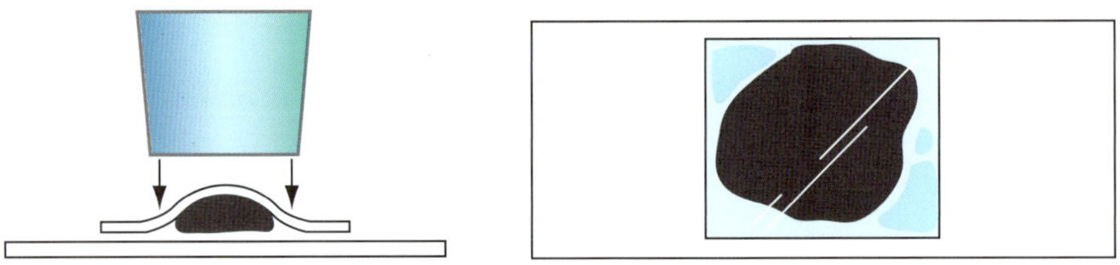

그림 6-1 셀로판 후층도말법

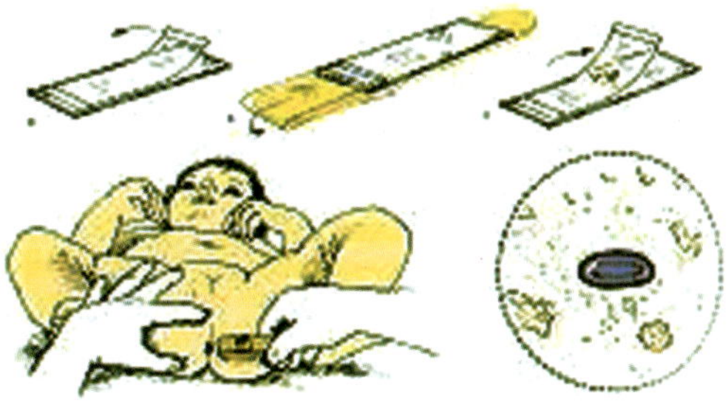

그림 6-2 요충란 검사를 위한 셀로판테이프 항문주위도말법

4) 집란법(Concentration technique)

분변 내에 있는 충란을 모아 검출을 쉽게 하고자 하는 방법으로, 부유법과 침전법이 있다.

(1) 부유법(Flotation technique)

① 황산아연 부유법(Zinc sulfate flotation technique)

황산아연 용액의 비중은 1.18로 흡충란, 조충란을 제외한 연충류의 충란과 원충류의 포낭 검출에 적합한 방법이다.

- 콩알 크기만큼 가검물을 채취하여 50mL 용기에 넣고 15mL 정도의 물을 넣어 충분히 혼합한다.
- 물에 적신 거즈를 한 겹 올려놓은 작은 깔때기를 통하여 15mL 원침관에 여과를 하고 1,500~2,000rpm으로 2분간 원심분리한다. 상층액을 버리고 물로 대치한 후 2~3회 정도 반복하면 상층액이 깨끗하게 된다.
- 마지막에 상층액을 버리고 33% 황산아연용액 2~3mL를 주입하고 잘 흔들어 침전물과 혼합한다.
- 황산아연 용액을 첨가하여 원침관의 입구로부터 1cm 정도 밑 부위까지 채우고 2,500rpm으로 1분간 원심분리한다. 원심분리가 끝나면 원심분리기에서 원침관을 꺼내지 않고 정지 상태에서 wire loop로 부유한 충란을 채취한다(그림 6-3).
- Wire loop로 채취한 것을 슬라이드 위에 놓고 cover glass를 덮어 관찰한다. 원충의 포낭을 검출하기 위해서는 cover glass를 덮기 전에 요오드 용액으로 염색하는 것이 좋다.

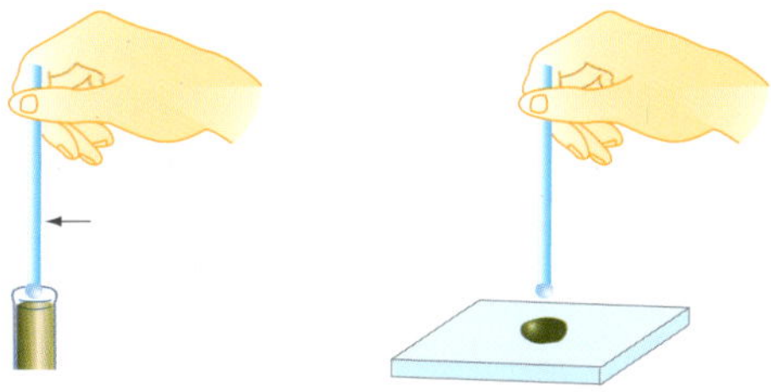

그림 6-3 황산아연 부유법: 표면에 부유한 충란을 채 취하는 모습

② 포화식염수 부유법(Brine flotation technique)

이 방법은 원심분리기 없이 어느 곳에서나 할 수 있는 방법이며, 특히 구충, 동양모양선충란의 검출에 좋고 회충과 편충란도 잘 검출된다.

- 포화식염수를 2mL 정도 시험관에 넣고 나무막대로 분변을 약 1g 취하여 넣은 후 잘 혼합한다.
- 포화식염수를 다시 적당량 가하고 부유한 찌꺼기를 제거한다. 분변부유액을 일단 거즈로 여과하면 좋으나 집단 검변을 할 때는 찌꺼기가 많을 때만 여과한다.
- 시험관대에 넣어 흔들리지 않는 안전한 장소로 옮기고, 다시 포화식염수를 액면이 관 입구에서 활 모양이 될 때까지 조심스럽게 첨가한다.
- 40분간 방치한다.
- Wire loop나 유사한 도구로 표면의 부유물을 떠서 슬라이드 위에 도말하여 관찰한다.

(2) 침전법(Sedimentation technique)

① 포르말린 · 에테르 원심침전법(Formalin–ether centrifugal sedimentation method, MGL method)

이 방법은 연충류 충란과 유충, 원충 포낭 검출에 좋으며, 포르말린에 보관된 분변 내 충란의 집란과 침사의 보존에도 유리하다. 특히 부유법으로 검출이 어려운 흡충란, 조충란의 검출에 좋다.

- 시험관(15mL)에 물을 3mL 정도 넣고 면봉으로 약 2g의 분변을 넣어 섞은 다음 물을 채우고 다시 충분히 혼합한다.
- 작은 깔때기 위에 젖은 거즈를 올려놓고 분변 부유액을 그 위에 부어 여과하면서 다른 원침관으로 옮긴다. 2,000rpm으로 2~3분간 원침한 후 상층액을 버린다. 이때 너무 혼탁해 있으면 2~3회 정도 반복한 다음 침사만 남긴다.
- 침사에 10% 포르말린 10mL를 넣고 잘 혼합한 후 5분 이상 방치한다.
- 3mL의 에테르를 가한 후 고무마개로 막고 강하게 20~30초 진탕한다.
- 마개를 열고 2,000~2,500rpm으로 2~3분간 원침한다. 원침하고 나면 위로부터 에테르층, 부유분변층, 포르말린층이 형성되고 밑바닥에 침사가 생긴다.
- 면봉으로 부유분변층을 관벽에서 도려낸 후 상층액을 모두 버리고 침사만 남긴다.
- 원침시험관을 거꾸로 하여 면봉으로 침사를 슬라이드 위로 옮기고 cover glass를 덮고 관찰한다. 원충 포낭을 보려면 요오드 용액 한 방울을 섞은 다음 cover glass를 덮고 검경한다(그림 6–4).

② 객담 내 충란검사법

폐흡충란은 보통 객담을 채취하여 검출한다. 직접도말법으로도 검출이 가능하지만 집란법을 사용하는 것이 검출률을 높일 수 있다.

- 객담 전체에 5배 정도의 5% NaOH 또는 KOH 용액을 가하여 점액이 녹을 때까지 가끔 저어주면서 방치한다. 실온에서 2~4시간 소요된다.
- 원침시험관에 분주하여 2,500rpm으로 3분간 원침하여 상층액을 버리고 침사를 관찰한다.

5. 집충법

(1) 혈액 내 미세사상충(microfilaria)

미세사상충의 수가 적거나 주간 채혈로 발견하기 어려울 때는 혈액을 용혈처리하여 응고를 방지한 후 원침하여 집충한다.

정맥에서 채취한 2mL의 혈액과 2% 포르말린 10mL를 원침관 내에서 혼합하여 10분 정도 방치한다. 혈구는 용혈되고 미세사상충만 고정된다. 이어 2,000rpm으로 5분간 원심분리한다. 침사를 피펫으로 슬라이드 위에 옮겨 놓고 직접 검사하거나 또는 건조시켜 methyl alcohol로 고정한 후 Giemsa 염색하여 관찰한다.

(2) 토양 내 유충

Baermann 장치를 써서 토양 내 선충류의 유충을 분리하여 채집한다(그림 6-5). 특히 구충, 동양모양선충, 분선충 등의 유충 검출에 사용되는데, 자유생활 선충류의 유충이 같이 검출되므로 감별이 필요하다. 실험동물의 조직 내 침입 유충 분리에도 사용된다.

방법: 깔때기 위에 철사로 된 고은 체를 깔고 2매의 젖은 거즈를 놓고 검사할 토양(또는 잘게 자른 조직)을 균등히 깔아 놓는다. 약 40℃의 온수를 깔때기에 주입하여 토양과 수면을 접촉시켜 1시간 이상 방치하면 향수성인 유충은 수중으로 이행하여 시험관 밑에 집결한다. 이를 원침하여 유충을 수집한다.

6. 조직 내 유충의 검출

검사하고자 하는 조직(간, 폐, 장, 근육 등)을 슬라이드 위에 놓고 눌러서 바로 현미경으로 관찰한다. 필요할 경우 1~2방울의 생리식염수를 떨어뜨린다.

유충을 보다 높은 확률로 검출하고자 할 때는 다음 과정을 시행한다.

- 조직을 분쇄기로 갈아 1~3mm^3 크기로 만든다.
- 비커에 적당량 넣고 10배 가량의 인공소화액을 넣는다.
- 37℃에서 4~12시간 놓아두면서 가끔 흔들어 준다.

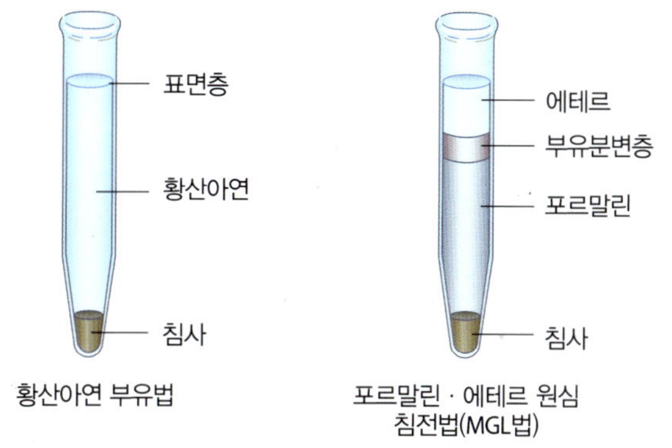

그림 6-4 집란법 수행 후 시험관에 보이는 여러 층

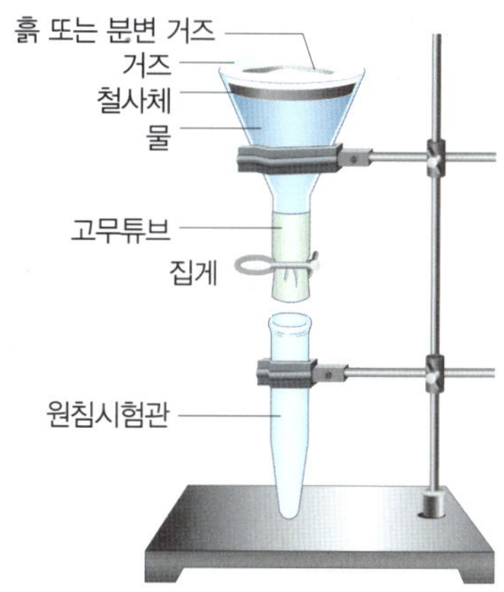

그림 6-5 Baermann 장치

- 다른 용기에 거즈로 걸러 넣는다.
- 원침관에 넣고 2,000rpm에 1분 원침하여 상층액을 버린다.
- 생리식염수를 넣고 원침하여 다시 상층액을 버린다.
- 침전된 부분을 피펫으로 뽑아서 현미경으로 관찰한다.
- 유충이 검출되지 않을 경우 가라앉아 남아 있는 조직들을 생리식염수에 넣고 원침하는 과정을 반복한다.

인공소화액	
생리식염수	100mL
pepsin	10.5g
HCl(conc.)	0.7ml

7. 혈액 내 기생충 검사법(혈액도말 슬라이드 제작법)

혈액 내 기생충을 검사하려면 혈액을 슬라이드에 도말(blood smear)한 후 염색하여 관찰한다. 슬라이드표본 제작 방법은 다음과 같다. 후층도말(thick smear)과 박층도말(thin smear)을 따로 만들 때는 여러 장의 슬라이드가 필요하지만 여기서는 후층도말과 박층도말을 1장의 슬라이드에 만드는 방법을 기술한다.

- 알코올 또는 세제로 깨끗하게 닦은 슬라이드 2매를 준비한다.
- 채혈할 손가락 끝을 알코올 솜으로 소독하고 다시 마른 솜으로 닦은 후 란셋을 사용하여 찌른다. 채혈 부위 양 옆을 왼손가락으로 눌러 혈액이 한 방울 맺히도록 한다.
- 오른손으로 슬라이드를 잡고, 대략 슬라이드의 길이 1/3 부위 중앙에 직경 2mm 가량되는 소량의 혈액을 세 방울 묻힌다. 슬라이드 1/3 경계선상에 같은 크기의 혈액 한 방울을 묻힌다(그림 6-6A).
- 채혈한 슬라이드를 실험대 위에 수평으로 놓고 왼손으로 움직이지 않도록 고정한 채 다른 슬라이드를 오른손으로 쥐고 한 방울의 혈액 앞쪽을 45° 각도로 대고 뒤로 끌어 혈액이 슬라이드 안쪽 가장자리에 고루 퍼지도록 한다(그림 6-6B).
- 오른손에 잡은 슬라이드를 45° 각도를 유지한 채 일정한 속도로 빠르게 앞으로 밀면 박층도말이 만들어진다(그림 6-6C)
- 오른손에 잡은 슬라이드 한쪽 끝 모서리로 세 방울의 혈액을 고루 문질러 펴서 후층도말을 만든다. 직경 1cm 가량의 원형(그림 6-6D) 또는 사각형으로 제작한다.
- 그늘에서 완전히 말린 후 박층도말 부위만 acetone에 1~2초 담갔다 꺼내 혈구를 고정시킨다. 후층도말 부위가 acetone에 닿지 않도록 조심해야 한다.
- Giemsa 염색한 후 검경한다.

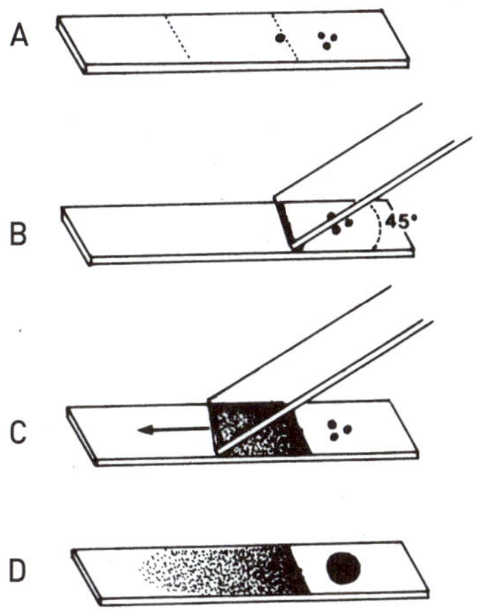

그림 6-6 혈액도말 슬라이드 제작방법

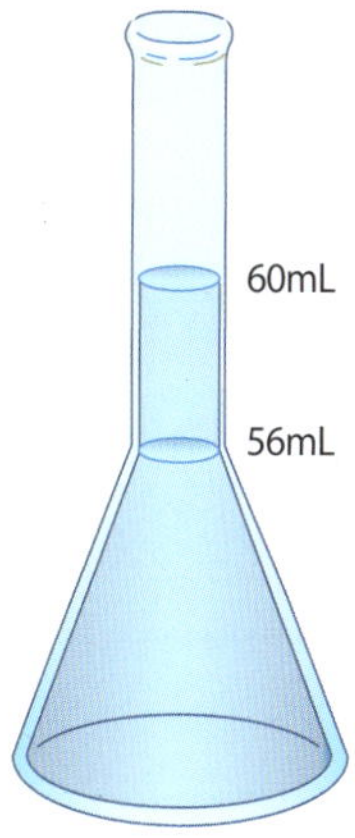

그림 6-7 Stoll's flask

8. 충란 계산법

분변 속의 충란수를 계산하면 기생충의 감염 개체수를 추정할 수 있고, 한 집단의 감염 정도를 파악할 수 있으며, 구충제의 효과를 판정할 수도 있다.

분변 1g 중의 충란수를 EPG(egg per gram)라 한다. EPG에 하루에 배출된 총 배변의 중량을 곱한 것을 일일 배란수, 즉 EPD(eggs per day)라 한다. EPD를 기생충 암컷 수로 나눈 것을 EPDPF(eggs per day per female)라 하여 기생충 산란 수의 기준으로 한다. 성숙한 성충 암컷 1마리가 인체에 기생하고 있을 때 대변 1g 중에 포함되어 있는 충란수를 EPGPF(eggs per gram per female)라고 한다.

(1) Stoll 희석 충란 계산법(Stoll's dilution egg counting technique)

- Stoll flask에 0.4% NaOH 용액을 56mL의 눈금까지 채우고 60mL까지 상승하도록 분변을 넣는다(그림 6-7).
- 여기에 작은 유리알을 넣어 잘 진탕 혼합한 다음 12~24시간 방치하여 잡물을 연화시킨다.
- flask를 수직 방향으로 세게 20~30초간 흔들고 즉시 Stoll's pipette으로 0.075mL를 중심부에서 따서 슬라이드 위에 떨어뜨린다. 이어 cover glass를 덮고 충란의 수를 센다. Stoll's pipette 외부 표면에 묻은 용액은 휴지로 닦아낸다.
- 이 수에 200을 곱하면 EPG가 산출된다(충란 수×60/0.075÷4=EPG).

(2) 셀로판 후층도말법

일명 Kato-Katz법이라고도 한다. 초기의 Kato법은 Cellophane thick-smear technique(Kato-Thick technique)라고 불리며 사용되었으나 다량의 분변을 이용하는 경우 정확한 분변량을 구분하는 것이 필요하다. 따라서 Dr. Naftale Katz가 실제 임상 현장에서 사용할 수 있도록 변경하여 개발한 방법이 Kato-Katz법이며, 연충류 감염을 진단하는 국제적 기준이 된다.

표 6-1 Kato-Katz법의 장단점

장 점	단 점
중간 정도(45~75um, 회충, 편충) 크기와 대형(114~175um, 주혈흡충) 크기의 연충류 충란을 진단할 수 있음	작은 크기의 흡충류 충란(이형흡충, 요코가와흡충)의 진단에는 적절하지 않음
직접도말법에 비해 많은 양의 분변을 슬라이드에 도말하여 검사함.	Hookworm(구충)의 충란은 collapse되고 금방 슬라이드 상에서 사라지는 경향이 있음
기생충감염의 정도에 대한 지표가 됨	많은 준비물을 필요로 하며, 시간이 다소 소요됨(1~2시간)

Kato–Katz의 kit의 원형틀의 지름 크기에 따라 EPG를 계산하기 위해 곱하는 계수가 달라진다.

- ×20 using 50mg template(1mm thick; hole 9mm)
- ×50 using 20mg template(0.5mm thick; hole 6.5mm)
- ×24 using 41.7mg template(1.5mmt hick; hole 6mm)

WHO에서는 연충류의 진단 및 감염의 정도를 다음과 같이 기준을 제시하고 있다.

표 6-2 연충류의 진단 및 감염의 정도

Organism	가벼운 정도	중등도	심각한 정도
Ascaris lumbricoides	1~4,999 EPG	5,000~49,999 EPG	≥50,000 EPG
Trichuris trichiura	1~999 EPG	1,000~9,999 EPG	≥10,000 EPG
Hookworm	1~1,999 EPG	2,000~3,999 EPG	≥4,000 EPG
Schistosoma japonicum *Schistosoma mansoni*	1~99 EPG	100~399 EPG	≥400 EPG

9. 배양법

1) 연충류 배양법

흔히 쓰이는 여과지(filter paper) 배양법은 아래와 같이 시행한다. Petri–dish를 사용할 수도 있다. 토양매개 선충류의 배양과 집충에 흔히 이용된다(그림 6–8).

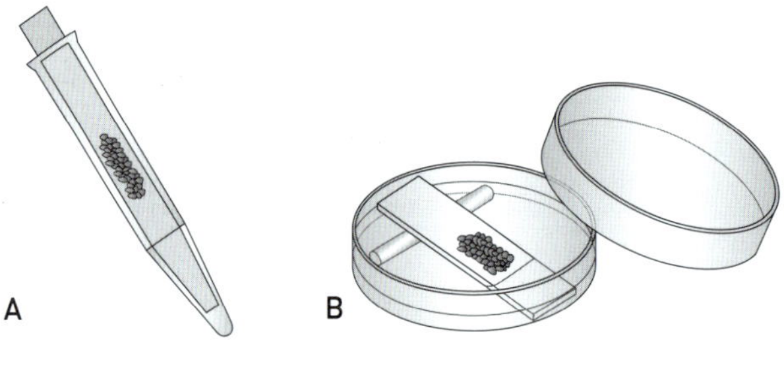

A B

그림 6-8 연충류 배양법

A: 여과지 배양법; B: Petri–dish 배양법

- 여과지(길이 15cm, 폭 1cm)에 분변을 0.5~1g 묻힌다.
- 물 4~5mL를 넣은 시험관에 여과지를 넣어서 하단은 물에 잠기게 하고 상단은 물 밖으로 나오게 한 후 마개를 한다.
- 25~30℃의 항온기 내에 넣어 10~14일간 두었다가 여과지를 시험관 내의 물과 함께 씻어 집충해서 본다. 배양 중에 물이 마르지 않도록 주의한다.

2) 원충류 배양법

원충의 종류에 따라 다양한 배양법이 있다. 여기에는 대표적인 것 한 가지를 소개한다.

(1) 이질아메바 배양법(Modified Boeck and Drbohlav's diphasic medium)

가검물 속의 이질아메바를 배양할 때 많이 사용한다.

- 계란 4개를 50mL Ringer액에 깨서 넣고 잘 진탕하여 2~3겹의 거즈를 사용하여 여과한다.
- Screw capped tube(16×150mm)에 여과된 계란 부유액을 2~3mL씩 분주하여 30° 경사지게 고압멸균기에 넣고 15파운드에서 10분간 멸균하고 고형화한다.
- 여기에 5mL의 생리식염수(pH 7.0)를 넣고 수직으로 세워 15파운드에서 20분간 멸균한 후 배지를 냉장 보관한다.
- 냉장고에 보관된 배지는 사용하기 24시간 전에 꺼내어 멸균한 쌀가루를 소량 넣고 37℃ 항온기에 24시간 방치하여 무균임을 확인한 후 가검물 속의 포낭 또는 영양형을 넣어 배양한다.
- 48시간마다 계대배양(subculture)한다.

Ringer액(Stock)

① NaCl	70.0g
② $CaCl_2$	3.0g
③ KCl	2.5g
④ D. W.	1,000mL

사용액은 Stock액 1 : D. W. 9로 희석

생리식염수(pH 7.0)

① 0.85% NaCl	450mL
② 1/15M KH_2PO_4	19mL
③ 1/15M Na_2HPO_4	31mL

10. 혈액검사

혈액에 출현하는 기생충으로는 원충류(Protozoa)의 *Plasmodium* spp. *Trypanosoma* spp., *Leishmania* spp., Toxoplasma sp. 등과 선충류(Nematoda)인 *Filaria* spp. 등이 있다. 이들 중 우리나라에 발생하는 것으로 열원충류(*Plasmodium* spp.)의 삼일열말라리아(*Plasmodium vivax*)와 사상충인 말레이사상충(*Brugia malayi*)이 있다.

1) 말라리아 원충의 감별

(1) 후층도말표본

후층도말(thick smear)표본을 Giemsa 염색 후 고배율 현미경(×1,000)으로 관찰하면 혈액을 용혈시켜 적혈구는 파괴되었으므로 잔존 물질로서 관찰되는 경우가 많으며, 백혈구는 짙은 자색 또는 청색으로 불규칙한 모양으로 염색되어 현미경상에서 관찰된다.

말라리아 원충은 핵은 밝은 적색, 세포질은 짙은 자색으로 염색된다. 그리고 때로는 흑갈색의 분열소체과립들이 보이고, 반지형(ring form)일 때는 핵이 점상으로 염색되는 경우가 많다.

(2) 박층도말표본

① **삼일열원충(*Plasmodium vivax*)**: 말초혈액에는 보통 반지형(ring form), 아메바형(ameboid), 분열체(schizont), 생식모세포(gametocyte) 등이 관찰된다. 보통 성숙기의 아메바형이 많이 나타나고, 정상 적혈구 보다 커지며, 밝은 자색을 띠는 Schüffner 반점을 자주 볼 수 있다. 분열소체(merozoite)의 수는 12~24개이다.

② **사일열원충(*Plasmodium malariae*)**: 말초혈액에서 각 분열생식형을 모두 볼 수 있다. 삼일열원충에 비해 비교적 작은 편이고, 모양이 잘 가다듬어진 편이다. 특징적인 리본 또는 띠 모양(band form)의 영양형을 관찰할 수 있다.

③ **열대열원충(*Plasmodium falciparum*)**: 말초혈액에서 반지형과 생식모세포만 관찰된다. 반지형은 아주 작고 한 적혈구 내에 2개의 열원충이 들어가는 경우 두 개의 반지형이 흔히 관찰된다. 생식모세포는 특징적인 바나나 모양이나 반월형으로 나타난다.

2) 사상충의 검사

우리나라에서는 말레이사상충(*Brugia malayi*)이 유행하는데, 성충의 기생 부위가 림프계통이기 때문에 직접 성충을 발견하는 것은 어렵다. 그래서 미세사상충(microfilaria) 검사는 말초혈액에서 미세사상충을 검출하는 것이 가장 확실한 방법이다. 말레이사상충의 미세사상충은 말초혈액에 출현하는 시간이 야간출현성(nocturnal periodicity)이기 때문에 채혈시간은 야간 10시 이후에 실시한다.

말초혈액도말표본을 Giemsa 염색하고 저배율 렌즈(×100)로 충분히 미세사상충을 검경할 수 있지만 고배율 렌즈(×1,000)로도 확인하다. 또한 미세사상충의 숫자를 정확히 세어서 정량적 검사를 하는 것이 좋다.

11. 면역학적 검사법

기생충에 감염되면 그 기생충에 대하여 숙주의 다양한 방어기전이 유발된다. 기생충이 혈류계통으로 침입하였을 때는 체액성 면역(humoral immunity)이 유발되고, 조직계통으로 감염되어 성장할 때에는 세포매개면역(cell mediated immunity)이 유발된다. 체액성 면역반응의 경우, 특이 항체가 생성되면 IgE, IgA 등과 같은 항체와 호산구, 비만세포 등과 같은 염증세포들이 협동하여 기생충을 제거한다. 세포매개면역반응의 경우 T 림프구가 대식세포의 활성으로 면역기전이 작동한다. 비만세포, 호염기구, 호산구, 단핵구와 IgE 항체 등이 함께 협동 기전으로 기생충을 배출시킨다.

기생충병을 진단하는 비현미경적 방법으로 항체와 항원 검출하는 면역분석법이 있다. 기생충병 진단에 사용되는 항체와 항원에 대한 면역학적 검사방법으로는 피내반응검사(intradermal test), 효소면역검사법(enzyme linked immunosorbent assay; ELISA), 직접면역형광법(direct immunofluorescence; DF), 간접면역형광법(indirect immunofluorescence; IF), 라텍스응집법(latex agglutination; LA), 간접혈구응집법(indirect hemagglutination; IHA), 보체고정(complement fixation; CF), 겔 이중확산법(gel double diffusion; DD), 면역전기영동법(immunoelectrophoresis; IE), 역면역전기영동법(counter immunoelectrophoresis; CIE), 웨스턴 블롯(Western blot) 등이 있다. 이 중 기생충병 검사법으로는 피내반응검사와 효소면역검사법이 가장 많이 사용된다.

1) 피내반응검사

폐흡충 및 간흡충의 각각의 항원을 약 5cm 이상의 간격으로 피내에 주사한다. 주사 부위를 정할 때 피부의 상처, 혈관, 이전에 항원을 검사하였던 곳은 피해야 한다. 폐흡충의 피내반응은 감염 후 2~5주부터 양성으로 나타나기 시작하여 치료 후 10~20년까지도 양성반응이 지속된다. 간흡충이나 폐흡충의 경우 의양성, 의음성 및 교차반응이 있어서 최근에는 사용하지 않지만, 일부 보조적 진단 목적으로 사용한다.

2) 효소면역검사법

효소면역검사법(ELISA) 또는 효소면역분석법(enzyme immunoassay; EIA)은 효소로 표지한 항원과 항체를 사용하는 것이며, 형광염료 대신에 효소(horseradish peroxidase 또는 alkaline phosphatase)를 사용한다. 항원과 항체의 결합이 일어난 후 발색기질을 가한다. 효소-기질 상호작용에서 생기는 색의 변화는 양성반응을 나타내며, 색의 강도는 항원-항체 복합체의 농도에 비례한다. 효소결합면역흡착측정법은 검출 방법에 따라서 네 가지 주요 방법(direct ELISA, indirect ELISA, sandwich ELISA, competitive ELISA)들이 있다. 의심스러운 기생충에 대한 항체를 환자의 혈청에서 간접적으로 검출하는 간접효소면역검사법(indirect ELISA)의 실험방법은 다음과 같다.

① 검사하고자 하는 기생충 항원을 적정한 배율로 희석한 후 96 wells에 항원을 200μL 넣고 실온에서 하룻밤 동안 놓아둔다.

② 결합하지 않은 항원을 버리고, PBS(phosphated buffered saline)로 3번 세척한다.

③ 비특이 반응을 방지하기 위해 blocking buffer(1% bovine serum albumin 포함)를 200μL 넣고 항온기(37℃)

에서 1시간 동안 반응시킨다.

④ PBS로 3번 세척한다.

⑤ 환자의 혈청을 200μL 넣고 항온기(37℃)에서 2시간 동안 반응시킨다.

⑥ 혈청을 버리고, PBS로 3번 세척한다.

⑦ 적정한 배율로 희석한 peroxidase−conjugated anti−human IgG goat serum을 200μL 넣고 항온기(37℃)에서 2시간 동안 반응시킨다.

⑧ PBS로 3번 세척한다.

⑨ 기질용액(1% o−phenylenediamine; OPD)을 200μL 넣고 37℃ 암실에서 30분간 반응시킨다.

⑩ H_2O_2 solution 50μL 넣어 반응을 정지시킨다.

⑪ 분광광도계(spectrophotometer)로 492nm에서 흡광도를 측정한다.

주의사항으로는 매 검사마다 양성 및 음성 대조혈청을 함께 검사하도록 하며, 정확한 결과를 얻기 위해서는 세척을 잘하도록 한다.

3) 형광항체법

형광항체법(fluorescent antibody, FA)은 자외선을 받으면 형광을 내는 형광염료(fluorescein isocyanate)를 결합시킨 혈청 항체(혹은 항원)를 사용한다. 이 형광 표지의 관찰은 항원−항체 복합체가 존재하는 것을 제시해준다. 직접형광항체(direct fluorescent antibody; DFA) 검사는 일반적으로 시험관 내에서 만들어진 형광물질로 표지된 기생충에 대한 단클론항체를 사용하여 항원을 검출한다. 형광염료 표지된 항체를 기생충 항원을 포함하고 있는 슬라이드에 적용시키고 형광현미경으로 직접 관찰하는 것이다. 형광염료로 표지한 기생충 항원을 사용하는 간접형광항체(indirect fluorescent antibody; IFA) 검사는 주로 환자의 혈청내 항체를 검출하기 위하여 사용된다. 표지하지 않은 기생충 항원이 음성대조로 또한 사용된다. 기생충 항원을 슬라이드에 붙인 후 환자 혈청을 가한다. 항원과 항체의 결합이 일어난 후 과량의 혈청을 제거하기 위하여 슬라이드를 씻어내고 형광염료가 표지한 사람 글로불린 2차 항체를 가한다. 형광염료가 표지된 2차항체의 결합은 환자의 혈청 내에 기생충 항원에 대한 항체가 존재한다는 것을 나타낸다.

4) 응집반응

응집반응(agglutination)은 미립자상 항원과 항체가 결합하는 것이다. 라텍스 입자를 항원에 표지하여 사용하면 이 방법은 라텍스응집반응(latex agglutination, LA)이라고 한다. 라텍스 입자가 표지된 기생충 항원이 환자의 혈청내 특이 항체와 반응할 때 입자들의 가시적인 응집이나 응괴가 일어난다. 간접혈구응집반응(indirect hemagglutination, IHA)라고 하는 방법은 적혈구와 결합된 단백질 항원을 사용하여 특이 항체와 반응하여 혈구응집을 관찰하는 것이다.

5) 보체고정반응

사용하는 항원은 피내반응의 경우와 마찬가지로 Veronal 완충 용액(VBS) 추출 항원인데, 폐흡충과 간흡충의 경우는 5,000배 항원, 일본주혈흡충의 경우는 4,000배 항원 등 그 농도는 기생충의 종류에 따라 다르다. 환자 혈청을 56℃에서 30분간 비동화시키고 VBS로 10배 희석하여 5개의 시험관에 160배까지 배수 희석하여 정량적 반응을 실시한다. 다른 하나의 시험관은 10배 희석 혈청을 넣고 항원 대신 VBS를 넣어서 대조시험관으로 쓴다.

이 대조시험관을 제외한 5개의 시험관, 즉 10배, 20배, 40배, 80배, 160배 희석 혈청에 항원을 넣고, 다음에는 대조시험관을 포함하는 전 시험관에 보체 2.5단위(2.5 C1 H50)를 넣는다. 이것을 0~5℃의 온도에서 4시간 동안 항원항체반응을 일으키게 한 후 37℃에서 10분간 가온하여 전시험관에 용혈소(hemolysin)로 감작시킨 2.5% 면역 혈구부유액과 VBS를 넣어 37℃에서 1시간 반응시킨다.

반응 종료 후에 전 시험관을 원심침전하여 이 상청을 541nm 파장의 분광광도계(spectrophotometer)에서 흡광도(optical density)를 측정하고, 첫 번째 대조시험관을 기준으로 각 시험관의 용혈 %를 계산한다. 이 용혈 %에서 검체의 50% 용혈점을 산출한 수치가 혈청의 항체가이며, 이 항체역가가 10배 희석 혈청 이상일 때 보체고정반응 양성이라고 하고, 10배 이하를 음성이라 판독한다.

12. 분자생물학적 검사법

중합효소연쇄반응(polymerase chain reaction, PCR)은 기생충을 검출하기 위한 특이 시발체(primer)를 이용하며, 민감도를 향상시키기 위하여 표적 특이적인 DNA의 양을 증가시키는 증폭과정을 사용하는 것이다. 이 PCR 기법을 이용하여 조직 내 리슈만편모충 등을 검출할 수 있게 되었다. PCR 산물을 제한효소(restriction endonuclease)로 처리하든지 염기서열을 분석(sequencing)하면 기생충의 충주(strain) 또는 분리주(isolate)를 확인할 수도 있어 진단, 치료, 질병의 예후 판정 및 역학 조사 등에 유용한 정보를 제공한다.

CHAPTER 07

실 습

실험 1 – 기생충 검사법 및 배양법

20 년 월 일

• 내 용: 대변검사법

• 재 료: 1. 대변(학생들에게 사전에 채변봉투를 나누어 주어 실습시간에 가져오도록 함)
2. Malachite green 용액에 염색된 셀로판지
3. 생리식염수(0.85% NaCl) 및 포화식염수
4. 셀로판테이프(Scotch tape, 넓이 1.5cm)
5. 10% 포르말린 용액 및 에테르원액
6. 고무마개, 거즈, 깔때기, 원침시험관, 4부시험관, 시험관대
7. Stoll's flask, Stoll's pipette
8. 0.4% NaOH

• 관 찰: 1. 각 조를 몇 그룹으로 나누어 직접도말법, 셀로판 후층도말법, 침전법, 포화식염수 부유법, 충란계산법 등을 각각 시행한다.
2. 셀로판테이프와 슬라이드를 나누어 주어 요충 검사를 위한 셀로판테이프 슬라이드를 제작하도록 한다.

• 결 과:

• 고 찰:

• 내 용: 기생충 배양법

• 재 료: 1. 충란이 들어 있는 대변
2. 여과지, 거즈, petri-dish, 시험관
3. 0.1 ~ 0.5% 포르말린 용액
4. Baermann 장치

• 관 찰: 1. 여과지 배양법을 시행한다.
2. 일주일 내지 2주일 후에 발육 정도를 관찰한다.
3. Baermann 장치를 사용하여 집충하여 관찰한다.

• 결 과:

• 고 찰:

실험 2 - 선충류 관찰(1)

20 년 월 일

• 내 용: 장내 기생 선충류

• 재 료: 1. 회충 성충(돼지회충), 해산 어류(고등어 등)
2. 구충 충란
3. 해부 기구(핀셋, 해부칼 또는 면도칼, 핀등)
3. 널빤지, foil
4. Petri–dish
5. 생리식염수

※ 표본 슬라이드
1. 회충 수정란 및 불수정란
2. 개회충 충란
3. 아니사키스(고래회충 유충)
4. 유충이행증(larva migrans) 조직 표본
5. 요충, 동양모양선충 및 구충 충란
6. 구충 사상유충 및 막대유충
7. 편충 성충(암, 수), 충란 및 조직 표본
8. 간모세선충 충란 및 간조직 표본
9. 선모충 성충 및 유충의 감염 조직 표본
10. 기타 조직 표본

• 관 찰: 1. 각 조당 적당한 수의 회충을 나누어 주어 해부를 시행한다.
2. 회충의 외형, 내부구조 및 자궁으로부터 꺼낸 충란을 관찰한다.
3. 어류에서 고래회충 유충을 분리하여 관찰한다.
4. 표본 슬라이드를 현미경 관찰한다.

• 결 과:

1. 회충 수정란(×100)

2. 회충 불수정란(×100)

3. 개회충 충란(×100)

4. 요충 충란(×400)

5. 구충 충란(×100)

6. 동양모양선충 충란(×100)

7. 편충 충란(×100)

8. 간모세선충 충란(×100)

• 고 찰:

실험 3 – 선충류 관찰(2)

20 년 월 일

• **내 용**: 사상충류(Filaria) 및 기타 선충류

※ 혈액 내 미세사상충(microfilaria)의 검색표

a. 자충껍질(sheath)을 가짐 ······ b
 자충껍질이 없음 ······ d
b. 핵이 꼬리의 끝까지 있어 꼬리 여백(tail space)이 없음 ······ c
 핵이 끝까지 가지 않고 꼬리 여백이 있음 ······ 반크롭트사상충
c. 핵이 꼬리의 끝까지 연속해 있음 ······ 로아사상충
 핵이 끝에서 1~2개가 떨어져 있음 ······ 말레이사상충
d. 핵이 꼬리의 끝까지 연속해 있음 ······ *M. perstans*
 핵이 끝까지 가지 않고 꼬리여백이 있음 ······ *M. ozzardi*

• **재 료**: 1. 채혈 및 혈액도말검사법 준비(Giemsa 용액, methyl alcohol, 슬라이드)

※ 표본 슬라이드

1. 말레이사상충 미세사상충
2. 반크롭트사상충 미세사상충
3. 로아사상충 미세사상충
4. 기타 사상충류 미세사상충
5. 사상충류 성충
6. 회선사상충 감염 조직 표본
7. 유극악구충 유충
8. 광동주혈선충 성충
9. 동양안충 성충

• **관 찰**: 1. 채혈 및 혈액도말표본을 제작한다
 2. 사상충류 성충을 육안으로 식별한다.
 3. 표본 슬라이드를 관찰한다.

• 결 과:

1. 말레이사상충 미세사상충(×400)

2. 반크롭트사상충 미세사상충(×400)

3. 유극악구충 유충의 두부(×100)

4. 광동주혈선충의 교접낭 부위(×100)

5. 동양안충의 두부(×100)

• 고 찰:

실험 4 - 흡충류 관찰(1)

20 년 월 일

• 내 용 1: 혈관 기생 흡충류(Blood Flukes)

• 재 료: 1. *Oncomelania* sp.
2. *Biomphalaria* sp.
3. *Bulinus* sp.

※ 표본 슬라이드
1. 흡충류의 발육단계별 유충
2. 일본주혈흡충 성충 및 충란
3. 만손주혈흡충 성충 및 충란
4. 방광주혈흡충 성충 및 충란
5. 흡충류 감염 조직 표본

※ 중간숙주 표본

• 관 찰: 1. 각각의 표본 슬라이드를 비교 관찰한다.
2. 표본병의 중간숙주를 관찰한다.

• 결 과:

1. 일본주혈흡충 충란(×100)

2. 만손주혈흡충 충란(×100)

3. 방광주혈흡충 충란(×100)

• 고 찰:

• 내 용 2: 간 기생 흡충류(Liver Flukes)

• 재 료: 1. 간흡충 피낭유충에 감염된 참붕어
2. 왜우렁이, lymneid snail 등

※ 표본 슬라이드
1. 간흡충 성충 및 충란
2. 태국간흡충 성충
3. 고양이간흡충 성충
3. 간질 성충 및 충란
4. 창형흡충 성충
5. 간흡충 감염 조직 표본

• 관 찰: 1. 참붕어로부터 피낭유충을 분리하여 관찰한다.
2. 각 기생충별로 제1, 제2중간숙주를 관찰한다.
3. 표본 슬라이드를 관찰한다.

• 결 과:

1. 간흡충 충란(×100)

2. 간질 충란(×100)

3. 간흡충, 타이간흡충 및 고양이간흡충의 고환 관찰(×100)

• 고 찰:

실험 5 - 흡충류 관찰(2)

20 년 월 일

- 내 용 3: 폐 및 췌장 기생 흡충류(Lung and Pancreatic Flukes)

- 재 료: 1. 폐흡충 피낭유충을 가진 가재
  2. 다슬기, 참게 등

※ 표본 슬라이드
1. 폐흡충 성충 및 충란
2. 췌질 성충 및 충란
3. 폐흡충 감염 조직 표본

- 관 찰: 1. 가재로부터 폐흡충의 피낭유충을 분리, 관찰한다.
  2. 폐흡충의 제1, 제2중간숙주를 관찰한다.
  3. 표본 슬라이드를 관찰한다.

- 결 과:

1. 폐흡충 충란(×100)

2. 췌질 충란(×100)

- 고 찰:

• 내 용 4: 장흡충류(Intestinal Flukes)

• 재 료: 1. 요코가와흡충 피낭유충을 가진 은어
2. 다슬기, 숭어, 물밤 등

※ 표본 슬라이드
1. 요코가와흡충 성충 및 충란
2. 이형흡충류 성충
3. 비대흡충 성충
4. 극구흡충류 성충
5. 요코가와흡충 감염 조직 표본

• 관 찰: 1. 은어의 비늘 및 근육으로부터 요코가와흡충 피낭유충을 분리하여 관찰한다.
2. 각 기생충별로 제1, 제2중간숙주를 관찰한다.
3. 표본 슬라이드를 관찰한다.

• 결 과:
1. 요코가와흡충 충란(×400)

2. 요코가와흡충 피낭유충(×100)

3. 극구흡충류의 두부(×100)

• 고 찰:

실험 6 - 조충류 관찰

20 년 월 일

- 내 용 1: 의엽류(Pseudophyllidae)
- 재 료: 1. 스파르가눔(표본병)
  2. 물벼룩, 송어 또는 연어

※ 표본 슬라이드

1. 광절열두조충의 두부 및 수태편절
2. 광절열두조충 충란

- 관 찰: 1. 광절열두조충의 제1, 제2중간숙주를 관찰한다.
  2. 스파르가눔을 육안으로 관찰한다.
  3. 표본 슬라이드를 관찰한다.
- 결 과:

1. 광절열두조충 충란(×100)

2. 광절열두조충 수태편절(×40)

3. 스파르가눔

- 고 찰:

• 내 용 2: 원엽류(Cyclophyllidae)

• 재 료: 1. 유구낭미충(감염된 돼지고기)
2. 유구조충 및 무구조충 성충
3. 왜소조충 및 쥐조충 충란

※ 표본 슬라이드
1. 유구조충, 무구조충의 두부, 체절 및 충란
2. 왜소조충 및 쥐조충의 두부와 체절
3. 단방조충 성충 및 충란
4. 포충모래(hydatid sand)
5. 개조충의 두부, 편절 및 충란
6. 감염 조직 표본

• 관 찰: 1. 조충류의 수태편절을 육안으로 비교 관찰한다.
2. 조충류의 충란을 관찰한다.
3. 표본 슬라이드를 관찰한다.

• 결 과:

1. 유구조충 또는 무구조충 충란(×100) 및 편절

2. 왜소조충 및 쥐조충 충란(×100)

4. 단방조충의 포충모래(×100) 및 성충

5. 개조충 충란(난구)(×100) 및 편절

• 고 찰:

실험 7 – 원충류 관찰(1)

20 년 월 일

• 내 용 1: 근족충류(Rhizopoda) 및 섬모충류(Ciliates)

• 재 료: 1. 이질아메바 포낭
2. 대장아메바 포낭
3. 왜소아메바 포낭
4. 요오드아메바 포낭
5. 자유생활아메바 영양형
6. 0.2% 요오드(iodine) 염색액

※ 표본 슬라이드
1. 이질아메바 영양형
2. 대장아메바 영양형
3. 대장섬모충 영양형 및 포낭
4. 감염 조직 표본

• 관 찰: 1. 각 원충 포낭을 요오드 염색 후 관찰한다.
2. 표본 슬라이드를 관찰한다.

• 결 과:

1. 이질아메바 영양형(×1,000) 및 포낭(×400)

2. 대장아메바 영양형(×1,000) 및 포낭(×400)

3. 왜소아메바 포낭(×400)

4. 요오드아메바 포낭(×400)

5. 대장섬모충 영양형 및 포낭(×400)

• 고 찰:

실험 8 – 원충류 관찰(2)

20 년 월 일

• 내 용 2: 편모충류(Flagellates)

• 재 료: 1. 질편모충 영양형(배양)
2. 미꾸라지(감염된 것)

※ 표본 슬라이드
1. 질편모충 영양형
2. 람블편모충 영양형
3. 이핵아메바 영양형
4. 람블편모충 감염 조직 표본
5. trypomastigote(혈액도말표본)
6. epimastigote(배양 중인 파동편모충)
7. 편모충 감염 조직 표본

※ 표본 슬라이드
1. 모래파리(*Phlebotomus* sp.)
2. 침노린재(*Triatoma* sp.)
3. 체체파리(*Glossina* sp.)

• 관 찰: 1. 람블편모충 포낭을 요오드 염색 후 검경한다.
2. 미꾸라지의 꼬리 부분을 절단한 후 혈액을 채취, 도말하여 trypomastigote를 관찰한다.
3. 원충 별로 매개 곤충을 관찰한다.
4. 표본 슬라이드를 관찰한다

• 결 과:

1. 람블편모충 영양형(×1,000), 포낭(×400)

2. 질편모충 영양형(×1,000)

3. 감염 조직 내 amastigote(리슈만편모충류)(×1,000)

2. 심근 내 amastigote(크루스파동편모충)(×1,000)

3. 혈액도말표본 내 trypomastigote(×1,000)

• 고 찰:

실험 9 - 원충류 관찰(3)

20 년 월 일

• 내 용 3: 포자충류(Sporozoa)

• 재 료:

※ 표본 슬라이드

1. 각 열원충(*Plasmodium* spp.)의 혈액도말표본
2. 작은와포자충 난포낭
3. 간조직 및 모기 내의 열원충 조직 표본
4. 톡소포자충 빠른분열소체(tachyzoite)
5. 감염 조직 표본

• 관 찰:

1. 각 포자충류 난포낭의 형태를 비교 관찰한다.
2. 각 열원충을 발육 단계 별로 비교 관찰한다.
3. 혈액채취 및 도말염색법을 시행한다(실험1 참조).
4. 톡소포자충 빠른분열소체를 관찰한다.
5. 폐포자충 낭내소체를 주로 관찰한다.
6. 표본 슬라이드를 관찰한다.

• 결 과:

1. 삼일열원충 반지형(ring form) 및 분열체(schizont)(×1,000)

2. 열대열원충 반지형 및 생식모세포(×1,000)

3. 난형열원충에 감염된 적혈구(×1,000)

4. 사일열원충 띠모양 미성숙분열체(×1,000)

5. 작은와포자충 난포낭(×400)

6. 톡소포자충 빠른분열소체(×1,000)

7. 폐포자충 낭내소체(×1,000)

• 고 찰:

실험 10 - 의용절지동물 관찰

20 년 월 일

- 재 료: 1. 각 절지동물의 건조 또는 액침 표본
  2. 절지동물의 표본 슬라이드
- 관 찰: 1. 각 절지동물의 형태적 특징을 비교 관찰한다.
  2. 표본 슬라이드를 관찰한다.
- 결 과:
- 고 찰:

찾아보기

한글

ㄱ

가성결절 130
가성농양 130
가시아메바속 32
가주성 바퀴 211
가축흡혈기호성 65
각피횡선 123
간 기생흡충류 135
간농양 25
간모세선충 104
간선충 102
간아메바증 27
간접발육 100
간접혈구응집반응 236
간접혈구응집법 14
간접형광항체법 14
간종대 68
간질 138, 141
간질성 형질세포 폐렴 81
감비아파동편모충 51
감수성숙주 4
감염경로 8
감염면역 12
감염원 8
감각강 184
강모 207
개구충 99
개심장사상충 117
개조충 181
개회충 90
객담 내 충란검사법 226
거대간질 143
거대결장증 49
거대식도증 49
거대신충 123
거미강 183
검정파리과 201
경구감염 8
경란형 188
경란형 전파 216
경부 161
경태반감염 9
경피감염 8
고래회충증 15, 91
고양이간흡충 140
고양이회충 90
고유숙주 4
고충 168
고충증 15
고토착성 9
곤충강 183
공미충 163, 182
공생 3
관리 16
광동주혈선충 121
광절열두조충 165
교미침 84
교차면역 11
구강편모충 38
구더기증 186, 203
구두동물 85
구두동물문 86
구충 95
구충증 97
구흡반 125
국제동물명명규약 5
극사 61, 174
극세관 61
근육포자낭 79, 80
근족충류 22
금파리 202
기거생활 3
기계적 전파 187
기계적 전파자 9
기생생활 3
기생충 3
기생충학 3
기회감염 60, 80
긴이형흡충 158
깔따구 198
꼬리덧돌기 167

ㄴ

난개 141
난구 181
난포낭 56
난협 212
난형성강 127
난형열원충 71
낭내소체 80
낭미충 163, 173
내부구더기증 203
내부기생충 4
내부출아법 6, 76
내장리슈만편모충 41
내장리슈만편모충증 42, 196
내장유충이행증 90, 120
노래기강 185
농촌형 194
뇌말라리아 66, 68
뇌 및 척수 폐흡충증 149
뇌염 193
느린분열소체 76

ㄷ

다두조충 182
다방조충 180
다분법 6
다절조충아강 164

단기 재발 68
단방조충 177
단생목 125
단성생식 6, 100
단숙주기생충 4
단순운반 3
단일명명법 5
단절조충아강 164
담관암 138
담즙성 경변증 138
대장섬모충 55
대장아메바 29
대핵 55
뎅기열 194
뎅기출혈열 194
도시형 194
독일바퀴 212
동물토착성 9
동양모양선충 99
동양안충 122
동형아메바 25
동형융합 20
돼지근육포자충 79
돼지회충 89
두관 152
두극 152
두비니구충 95
두절 161
등에 116, 197
등에모기 194
등줄쥐 215, 216
딸포자낭 127

ㄹ

라임병 215
라텍스응집반응 236
람블편모충 35
레디아유충 127
로데시아파동편모충 51
로아사상충 116
록키산홍반열 215
린데만근육포자충 80
림프류 112

ㅁ

막대유충 96
만성 육아종성 아메바뇌염 34
만손주혈흡충 132
만연지역 9
말라리아 62, 192
말레이사상충 113
매개종 183, 187
머리날개 90
머리융기 119
머릿니 209
먹바퀴 213
먹파리 114, 196
메디나충 15, 117
메콩주혈흡충 134
멕시코리슈만편모충군 46
멜리스선 127
면역 11
면역관용 12
면역병리 12
면역복합체 매개형 13
면역분석법 232
면역억제 12
면역회피 11
모기 190
모낭진드기 186, 218
모래벼룩 186
모래파리 41, 195
모래파리열 196
몰타십자 74
몸이 209
무구낭미충 173
무구조충 173
무낭미충 163, 174, 181
무낭유충 158
무성생식 6
미성숙편절 162
미세사상충 109
미입기생 4
미입이행 88
미포자충류 60
미포자충문 21
미핵 113
밀림형 194

ㅂ

바퀴 211
박층도말표본 234
반지형 70
반크롭트사상충 15, 109
발육증식형 188
발육형 188
발진열 208
발진티푸스 210
방광주혈흡충 131
방제 16
배설강 83
배설낭 126
배설세포 91
배양법 230
배우자생식 6, 56
번식포 179
벼룩 207
벼룩매개 티푸스 208
보유숙주 4
보체고정반응 235
보충숙주 4
복부 폐흡충증 149
복세대발육 127
복숙주기생충 4
복흡반 125
부생동물형 20
부유법 225
분변검사 13
분선충 100
분열생식 56, 63
분열소체 56
분열체 55, 57
불안정 말라리아 65
불쾌곤충 188
붉은 반점 70
브라질구충 98
브라질리슈만편모충군 46
비감수성숙주 4
비대흡충 150
비자연감염숙주 4
비호적숙주 4
빈대 204
빈혈 68
빠른분열소체 75

ㅅ

사람근육포자충 79
사람기생충학 3
사람등포자충 56
사람벼룩 208
사면발이 209
사상유충 96
사상충증 193
사일열원충 71, 234

산발적 9
삼일열원충 70, 234
상피증 110, 112
새털이 210
생물학적 잠복기 6
생물학적 전파 187
생물학적 전파자 9
생식강 127
생식공 162
생식모세포 70
생식반 154
생식반장치 154
생식세포 20
생식흡반가지 156
샤가스병 47, 49, 207
서울주걱흡충 158
석회소체 161
선모충 106
선천성 면역 11
선충류 83
선형동물 85
선형동물문 85
섬모유충 127, 163
섬모충류 55
섬모충문 21
성숙편절 162
세로무늬먼지진드기 216
세포내기생충 4
세포내낭포 75
세포독성형 13
세포매개형 13
세포배설공 55
세포성 면역 11
세포입 55
셀로테이프 항문주위도말법 94
셀로판테이프 항문주위도말법 224
셀로판 후층도말법 224, 230
소구성 저색소성 빈혈 97
소아리슈만편모충 41
소핵 55
쇠우렁이 135
수면소체 64
수세미이형흡충 158
수정낭 84, 127, 191
수정란 6
수축포 55
수태편절 162
숙주 3
순판 215
순흡충목 125
쉬파리 202
쉬파리과 201
스파르가눔 168
승저증 186, 203
식도구 93
식용동물매개기생충 9
신생아 톡소포자충증 76
신장 기능 장애 68
쌍기충 84
쌍기충강 85
쌍선충 84
쌍선충강 85

ㅇ

아나필락시스형 13
아메리카구충 98
아메리카파동편모충증 47
아메바간농양 27
아메바간염 27
아메바육아종 25
아메바종 25
아메바흉막염 27
아시아조충 174
아종명 5
아프리카수면병 51
아프리카파동편모충증 51
안검부종 49
안와 폐흡충증 149
안정 말라리아 65
야간 정기출현성 110
야생토끼병 215
약물요법 15
얼룩날개모기속 65
여행자설사 57
역학 7
연장숙주 4
연충류 배양법 230
연충학 3
열대리슈만편모충 44
열대병 10
열대비장종대증 42
열대성 호산구증가증 117
열대열원충 70, 234
열대쥐벼룩 187, 208
열대집모기 193
열두조충성 빈혈 167
열원충 62
염주세포 103
영양형 56
예방 16
예방면역 12
예방투약 73
오로야열 196
옴 186, 218
옴진드기 217
와충강 125
왜소아메바 31
왜소조충 174
왜우렁이 135
외부구더기증 203
외부기생충 4
요오드아메바 31
요충 93
요코가와흡충 154
우연기생충 4
운동접합체 63
운반숙주 4, 120, 148, 158
웅성선숙자웅동체 100
원미충 163
원발성아메바수막뇌염 34
원엽조충류 169
원엽조충목 164
원충류 19
원충류 배양법 233
원포자충류 59
위생곤충학 183
위족 19
유구낭미충 170
유구낭미충증 170, 172
유구조충 169
유극악구충 119
유미뇨 112
유미성 음낭수종 112
유미유충 127
유미유충성 피부염 134
유생생식 202
유선형동물 85
유선형동물문 85
유성생식 6
유충 163
유해이형흡충 157
유행 9
유행지 9
육구자충 163

육질편모충문 21
융합 생식 20
응집반응 234
의동물학 3
의엽조충류 165
의엽조충목 164
의용곤충학 3
의용절지동물학 183
의학기생충학 3
이 209
이동성 부종 116
이디오피아리슈만편모충 44
이명법 5
이미증 88
이분법 6
이생목 125
이소기생 4
이전고환극구흡충 153
이질바퀴 212
이질아메바 22, 25
이질아메바 배양법 233
이집트숲모기 194
이핵아메바 31
이행 4
이행발진 98, 120
이형융합 20
이형이형흡충 156
인수공통감염증 10
인체포충증 178, 179
인체흡혈률 65
일과성 폐렴 88
일로코스극구흡충 153
일반요법 15
일본극구흡충 153
일본뇌염 193
일본주혈흡충 128, 135
일시기생충 4
임상적 잠복기 6
잇몸아메바 30

ㅈ

자가감염 100
자궁공 163
자연감염숙주 4
자연 저항력 10
자웅동체 6, 125
자웅이체 6
자유생활아메바 32
자유생활원충 20
자유아메바속 32
자충포장란 103
작은빨간집모기 187, 193
작은아메바 24
작은와포자충 57
장간막주혈흡충 134
장기잠복기 64
장기 재발 68
장모세선충 105
장세모편모충 38
장아메바증 26
장흡충류 150
재귀열 211
재발 68
저정낭 126
저혈당증 68
적혈구내 분열생식 64
적혈구외 분열생식 64
전동물영양형 20
전식물영양형 20
전이 4
전파 9
전파자 9
전포낭기 23
절지동물매개기생충 9
절지동물문 183
절지동물학 3
점구 144
접촉감염기생충 9
접합 20
접합생식 6
접합체 56
정기출현성 110
제1중간숙주 4
제2중간숙주 4
조직기생충 4
조직분열생식 64
조직융해구 158
조직침범기생충 14
조충강 125
조충류 161, 164
종 168
종선 83
종숙주 4
주간 정기출현성 116
중간숙주 4
중국얼룩날개모기 65, 113, 187, 192
중심체 32, 36
중합효소연쇄반응 237
중합효소증폭반응 14
쥐바베스열원충 74
쥐조충 176
증식성 스파르가눔 169
증식형 188
증폭숙주 193
지네강 185
지방변 37
지방유행성 9
직접도말법 223
직접발육 100
진드기 매개 티푸스 215
질편모충 39
집란법 225
집먼지진드기 216
집바퀴 213
집충법 227
집파리 201
집파리과 201
쯔쯔가무시병 216

ㅊ

참굴큰입흡충 159
참붕어 136
참진드기 214
참호열 211
창형흡충 143
첨복포자충문 21
체강기생충 4
체액성 면역 11
체체파리 51, 52, 203
촉수 190
축주 36
충낭 147
충란 감소율 15
충란 계산법 229
충란 음전율 15
충미충 163
충체 검출 13
췌장 기생흡충류 144
췌질 144
치은아메바 30
침전법 226
침파리 201

ㅋ

크루스파동편모충 47
큰다리먼지진드기 216
큰리슈만편모충 44

ㅌ

타숙주진단 14, 50, 115
타이간흡충 140
타카하시흡충 156
탈항 103
태충피막 164
털진드기 215
토고숲모기 113
토양매개기생충 9
토착성 9
토착성 티푸스 208
톡소포자충 75
통성기생충 4

ㅍ

파리 199
파울러자유아메바 33
패류매개기생충 9
페스트 208
편모충류 35
편모핵 35, 36
편성구더기증 203
편성기생충 4
편절사슬 162
편충 102
편형동물문 125
폐 기생흡충류 145
폐농양 25, 27
폐 폐흡충증 148
폐포자충 80
폐흡충 145
포낭 21
포낭기 23
포낭배출자 24, 27
포르말린 보존 222
포르말린 · 에테르 원심침전법 226
포식 3
포자관 128
포자낭 59, 75, 127
포자모세포 56
포자생식 6, 20, 56
포자소체 20, 56
포자충류 56
포충 163, 178
포충낭 178
포충모래 178
포충증 15
포화식염수 부유법 226
표주박이형흡충 158
풍토병 9
피극 126
피낭유충 127
피내림 113
피내반응검사 43, 235
피내반응검사법 14
피몸살 113
피부구더기증 16
피부리슈만편모충 44
피부리슈만편모충증 45
피부염 97
피부유충이행증 98, 99
피부절편 115
피부점막리슈만편모충증 196
피포유충 106
피포형성 21
피하리슈만편모충군 46

ㅎ

합포체 126
항원 11
핵소체 19
혈액 내 미세사상충 227
혈액도말 슬라이드 제작법 228
형광항체법 236
호르텐스극구흡충 152
호산구성 수막뇌염 121
호적숙주 4
호흡각 190
호흡관 190
황달 68
황산아연 부유법 225
황열 194
회선사상충 15, 114
회충 86
회충성 폐렴 88
획득 면역 11
효소면역검사법 14, 235
효소면역분석법 235
후층도말표본 234
후포낭기 23
흑사병 208
흑수열 68
흡구 161, 165
흡반 161
흡착원반 36
흡충강 125
흡충류 85, 125
흡혈노린재 48, 206

영어

A

abdominal paragonimiasis 149
Acanthamoeba 32
Acanthochephala 85
accidental parasite 4
acetabulo-genital apparatus 154
acquired immunity 11
Aedes aegypti 194
Aedes togoi 113
African sleeping sickness 51
African trypanosomiasis 51
agglutination 236
albendazole 89, 91, 95, 98, 102, 104
amastigote 40, 49
amebic granuloma 25
amebic hepatitis 27
amebic liver abscess 27
amebic lung abscess 27
amebic pleuritis 27
ameboma 25
American cockroach 212
American trypanosomiasis 47
Amiota spp. 123
Amodiaquine 72
amplifying host 193
Ancylostoma braziliense 98
Ancylostoma caninum 99
Ancylostoma duodenale 95
Angiostrongylus cantonensis 121
Anisakiasis 91
anisogamy 20
Anopheles sinensis 65, 113, 187, 192
Antimony sodium gluconate 43
aphasmid 84
Apodemus agrarius 215, 216
Arachnida 183
Artemisinin 73

arthropod-borne parasites 9
arthropodology 3
Ascaris lumbricoides 86
Ascaris pneumonitis 88
Ascaris suum 89
asexual reproduction 6
autoinfection 100
axostyle 36

B

Babesia microti 74
Balantidium coli 55
Bed bug 204
Benzimidazole 51
biliary cirrhosis 138
Biltricide® 130
binary division 6
binominal nomenclature 5
biological incubation period 6
biological transmission 187
biological transmitter 9
Bithynia 140
Biting midge 194
black fly 114, 196
blackwater fever 68
Blastocystis hominis 32
Blattella germanica 212
blepharoplast 35, 36
bothriocephalus anemia 167
bothrium 161
bradyzoite 76
Brine flotation technique 226
brood capsule 179
Brugia malayi 113
Brun's sign 171

C

calabar swelling 116
calcareous corpuscle 161
Calliphoridae 201
Capillaria hepatica 104
Capillaria philippinensis 105
carrier 9
caudal appendage 167
Cellophane tape anal swab method 224
Cellophane thick smear 224
cellotape anal swab 94
central body 32
cephalic alae 90
cephalic swelling 119
cercaria 127
Cercarial dermatitis 134
cerebral and spinal paragonimiasis 149
cerebral malaria 66
cervix 161
cestode 161, 164
Chagas' disease 47, 49, 207
chemoprophylaxis 73
chewing lice 210
Chigger mite 215
Chilopoda 185
chloroquine 72, 73
cholangiocarcinoma 138
chronic granulomatous amebic encephalitis 34
Chrysops spp. 116
chylocele 112
chyluria 112
Ciliata 55
Class Aphasmidia 85
Class Cestoda 125
Class Phasmidia 85
Class Trematoda 125
Class Turbellaria 125
clinical incubation period 6
cloaca 83
Clonorchis sinensis 135
Cockroach 211
coelozoic parasite 4
coenurus 163, 182
collar spine 152
commensalism 3
Concentration technique 225
conical projection 150
conjugation 6, 20
contageous parasites 9
contractile vacuole 55
control 16
coracidium 163
creeping eruption 98, 120
cross immunity 11
Crustacea 184
Cryptosporidium parvum 57
Culex quinquefasciatus 110, 193
Culex tritaeniorhynchus 187, 193
cure rate 15
cutaneous infection 8
cutaneous larva migrans 98
cutaneous leishmaniasis 45
cuticular striation 123
cutting plate 98
cyclo-developmental transmission 188
cyclo-propagative transmission 188
Cyclospora sp 59
cyst 21
cyst carrier 24, 27
cysticercoid 163, 174, 181
cysticercosis 170
cysticercus 163
Cysticercus bovis 173
Cysticercus cellulosae 170
Cysticercus viscerotropica 174
cyst passer 24
cyst stage 23
cytopyge 55
cytostome 55
cytozoic parasite 4

D

daughter sporocyst 127
DEC 112
definitive host 4
Demodex folliculorum 186
dengue fever 194
dengue hemorrhagic fever 194
Dermatophagoides farinae 216
Dermatophagoides pteronyssinus 216
Df 216
Dicrocoelium dendriticum 143
Dientamoeba fragilis 31
Diethylcarbamazine 112
digenetic development 127
Dioctophyma renale 123
Diphyllobothrium latum 165
Diplopoda 185
Dipylidium caninum 181
Direct Film 223
Dirofilaria immitis 117
Distocide® 130
diurnal periodicity 116
domestic cockroach 211
Dp 216
Dracunculus medinensis 117
dumdum fever 42

E

Echinochasmus japonicus 153
echinococcosis 178, 179
echinococcus 163
Echinococcus granulosus 177
Echinococcus multilocularis 180
Echinostoma cinetorchis 153
Echinostoma hortense 152
Echinostoma ilocanum 153
ectoparasite 4
ectopic parasitism 4
egg ball 181
egg negative conversion rate 15
egg per gram 229
egg reduction rate 15
egg sac 181
eggs per day 229
eggs per day per female 229
eggs per gram per female 229
EIA 235
elephantiasis 110, 112
ELISA 14, 235
embryonated egg 103
embryophore 164
encephalitis 193
Encephalitozoon 60
encysted larva 106
encystment 21
endemic 9
endemic area 9
endemic disease 9
endemic typhus 208
endodyogeny 6, 76
Endolimax nana 31
endoparasite 4
Entamoeba coli 29
Entamoeba dispar 25
Entamoeba gingivalis 30
Entamoeba hartmani 24
Entamoeba histolytica 22, 25
Enterobius vermicularis 93
Enterocytozoon 60
enzootic 9
enzyme immunoassay 235
eosinophilic meningoencephalitis 121
EPD 229
EPDPF 229
EPG 229
EPGPF 229
epidemic 9
epidemic typhus 210
epidemiology 7
Epimastigote 40
erratic migration 88
erratic parasitism 4
erythrocytic schizogony 64
esophageal bulb 93
espundia 46
Eurytrema pancreaticum 144
excretory bladder 126
exflagellation 62
exo-erythrocytic schizogony 64
external myiasis 203

F

FA 236
facultative parasite 4
Family Hartmannellidae 32
Family Vahlkampfiidae 32
Fansidar 74
Fasciola gigantica 143
Fasciola hepatica 141
Fasciolopsis buski 150
favorable 4
fecal-borne 9
fertilized egg 6
filariasis 193
filariform larva 96
first intermediate host 4
Flea 207
flea-borne typhus 208
Flotation technique 225
flubendazole 89
fluorescent antibody 236
Fly 199
Follicle mite 218
food-animal transmitted parasites 9
Formalin-ether centrifugal sedimentation method 226
Free-living amoeba 32
fugitive swelling 116

G

gamete 20
gametocyte 70
gametogony 6, 56
genital atrium 127
genital opening 162
genital sucker 154
Giardia lamblia 35
Glossina palpalis 51
Gnathostoma spinigerum 119
gonochorism 6
gonotyl 158
gravid proglottid 162
ground itch 97
G. tachinoides 51
Gymnophalloides seoi 159
gynecophoral canal 128

H

Halofantrine 73
Hard tick 214
head 161
head crown 152
helminthology 3
hepatomegaly 68
hermaphroditism 6, 125
heterogonic development 100
Heterophyes heterophyes 156
Heterophyes nocens 157
Heterophyopsis continua 158
heteroxenous parasite 4
hexacanth embryo 163
histozoic parasite 4
holophytic 20
holozoic 20
homogonic development 100
Hookworm 95
Horse fly 197
host 3
House dust mite 216
human blood rate 65
human parasitology 3
hydatid 178
hydatid cyst 163, 178
hydatidosis 178
hydatid sand 178
Hymenolepis diminuta 176
Hymenolepis nana 174
hyperendemic 9
hypnozoite 64
hypoglycemia 68

I

IHA 236
immature proglottid 162
immune evasion 11
immune suppression 12
immune tolerance 12
immunity 11
immunopathology 12
indirect fluorescent assay 14
indirect hemagglutination 236
indirect hemagglutination assay 14
infection immunity 12
innate immunity 11
Insecta 183
intermediate host 4
internal myiasis 203
International Code of Zoological Nomenclature 5
interstitial plasma cell pneumonia 81
intestinal amebiasis 26
Intestinal flukes 150
intracystic body 80
intradermal test 14
Iodamoeba buetschlii 31
isogamy 20
Isospora belli 56
Itch mite 217
ivermectin 112, 115

J

Japanese encephalitis 193
jaundice 68

K

kala azar 42
karyosome 19
Kissing bug 206

L

LA 236
larviparity 202
latex agglutination 236
Leishmania aethiopica 44
Leishmania braziliensis complex 46
Leishmania donovani 41
Leishmania infantum 41
Leishmania major 44
Leishmania mexicana complex 46
Leishmania tropica 44
liver abscess 25
Liver flukes 135
Loa loa 116
longitudinal line 83
long-term incubation period 64
long-term relapse 68
Louse 209
louse-borne relapsing fever 211
Lucilia caesar 202
lung abscess 25
Lung flukes 145
Lyme disease 215
lymph varix 112

M

macronucleus 55
malaria 62, 192
maltese cross 74
management 16
Mastigophora 35
mature proglottid 162
Maurer's dot 70
mebendazole 89, 95, 98
mechanical transmission 187
mechanical transmitter 9
median body 36
medical arthropodology 183
medical entomology 3, 183
medical parasitology 3
medical zoology 3
Mefloquine 72, 74
megacolon 49
megaesophagus 49
Mehlis'gland 127
meront 57
merozoite 56
mesocercaria 158
metacercaria 127
metacestode 163
metacystic stage 23
Metagonimus takahashii 156
Metagonimus yokogawai 154
metastasis 4
metrocyte 79
Metronidazole 29, 37, 40
MGL method 226
microcytic hypochromic anemia 97
microfilaria 109, 227
micronucleus 55
Microsporidia 60
migration 4
miracidium 127
Modified Boeck and Drbohlav's diphasic medium 233
monoxenous parasite 4
Montenegro test 43
Mosquito 190
multiple fission 6
murine typhus 208
Musca domestica 201
Muscidae 201
mutualism 3
myiasis 186, 203

N

Naegleria 32
Naegleria fowleri 33
natural host 4
natural resistance 10
Necator americanus 98
neck 161
Nemathelminthes 85
Nematoda 83
Nematomorpha 85
neonatal toxoplasmosis 76
Neodiplostomum seoulense 158
Nifurtimox 51
nocturnal periodicity 110
Non-biting midge 198
nuisance 188

O

obligatory myiasis 203
obligatory parasite 4
Onchocerca volvulus 114
oocyst 56
ookinete 63
ootheca 212
ootype 127
operculum 141
Opisthorchis felineus 140
Opisthorchis viverrini 140
opportunistic infection 80
oral infection 8
oral sucker 125

orbital paragonimiasis 149
Order Aspidogastrea 125
Order Cyclophyllidea 164
Order Digenea 125
Order Monogenea 125
Order Pseudophyllidea 164
oriental sore 45
Orientia tsutsugamushi 216
Oroya fever 196

P

palp 190
Pancreatic flukes 144
pappatasi fever 196
Parafossarulus manchouricus 135
Paragonimus westermani 145
parasite 3
parasitism 3
parasitology 3
paratenic host 4, 120
parthenogenesis 6, 100
PCR 14, 237
Pediculus capitis 209
Pediculus corporis 209
Pentamidine 54
Pentostam® 43
periodicity 110
Periplaneta americana 212
Periplaneta fuliginosa 213
Periplaneta japonica 213
phasmid 84
Phlebotomus 41
phoresis 3
Phthirus pubis 209
Phylum Acanthocephala 86
Phylum Apicomplexa 21
Phylum Arthropoda 183
Phylum Ciliophora 21
Phylum Microspora 21
Phylum Nematoda 85
Phylum Nematomorpha 85
Phylum Sarcomastigophora 21
pica 88
pinworm 93
Plasmodium falciparum 234
Plasmodium malariae 234
Plasmodium spp. 62
Plasmodium vivax 234
plerocercoid 163
Pneumocystis carinii 80
polar filament 61, 174
polar tubule 61
polymerase chain reaction 14, 237
Praziquantel 15, 130, 132, 139, 142, 150, 151, 153, 172, 177
precystic stage 23
predation 3
premunition 12
prevention 16
Primaquine 73
primary amebic meningoencephalitis 34
procercoid 163
Promastigote 40
propagative transmission 188
protandrous hermaphroditism 100
protozoa 19
protozoology 3
pseudoabscess 130
pseudocyst 75
pseudopodia 19
pseudotubercle 130
Pulex irritans 208
pulmonary paragonimiasis 148
Pygidiopsis summa 158
pyrimethamine 72, 74

Q

Qinghaosu 73
Quinine 73

R

recrudescence 68
rectal prolapse 103
redia 127
relapse 68
renette cell 91
reservoir host 4
Rhabditis sp. 102
rhabditoid form larva 96
Rhizopoda 22
Rickettsia rickettsii 215
Rickettsia typhi 208
ring form 70
Rocky mountain spotted fever 215
rodlet 156
Romana's sign 49
route of infection 8
rural type 194

S

Sabin-Feldman dye test 78
sand fly 41, 195
saprozoic 20
sarcocyst 79, 80
Sarcocystis hominis 79
Sarcocystis lindermani 80
Sarcocystis suihominis 79
Sarcophaga spp. 202
Sarcophagoidae 201
Sarcoptes scabiei 217
Sarles' phenomenon 12
scabies 186, 218
Schistosoma haematobium 131
Schistosoma intercalatum 134
Schistosoma japonicum 128
Schistosoma mansoni 132
Schistosoma mekongi 134
schizogony 6, 56, 63
schizont 55, 57
Schuffner's dot 70
scolex 161
Scrub typhus 216
scutum 215
second intermediate host 4
Sedimentation technique 226
seminal receptacle 84, 127
seminal vesicle 126
seta 207
sexual reproduction 6
Simulium spp. 114
siphon 190
skin snip 115
slime ball 144
snail-transmitted parasites 9
soil-transmitted parasites 9
Solustibosan® 43
source of infection 8
Sparganum 168
Sparganum proliferum 169
spermatheca 191
spicule 84
Spirometra erinacei 168
sporadic 9
sporoblast 56

sporocyst 59, 75, 127
sporogony 6, 20, 56
Sporozoa 56
sporozoite 20, 56
stable malaria 65
steatorrhea 37
Stellantchasmus falcatus 158
stichocyte 103
stichosome cell 103
Stoll's dilution egg counting technique 229
Stomaxys calcitrans 201
strobila 162
Strongyloides stercoralis 100
Subclass Cestoda 164
Subclass Cestodaria 164
subspecies name 5
sucker 161
sucking disc 36
sucking grooves 165
sucking louse 209
suitable host 4
Sulfadoxine 72, 74
sulfalene 72
Suramin 54
susceptible host 4
swimmer's itch 134
sylvan type 194
symbiosis 3
syncytium 126
syngamy 20

T

Tabanidae 116
tachyzoite 75
Taenia asiatica 174
Taenia multiceps 182
Taenia saginata 173
Taenia solium 169
tapeworm 164
tegumental spine 126
temporary parasite 4
temporary pneumonitis 88
terminal nuclei 113
Thelazia callipaeda 122
Thiabendazole 91, 99
thick smear 234
tick-borne typhus 215
Tinidazole 37
tissue schizogony 64
Toxocara canis 90
Toxocara cati 90
Toxoplasma gondii 75
transmission 9
transmitter 9
trans-ovarian transmission 188, 216
transplacental infection 9
transport host 4
traveler's diarrhea 57
Trematoda 85
trench fever 211
triatomid bug 47
tribocytic organ 158
Trichinella spiralis 106
Trichomonas hominis 38
Trichomonas tenax 38
Trichomonas vaginalis 39
Trichostrongylus orientalis 99
Trichuris trichiura 102
trophozoite 56
tropical diseases 10
Tropical eosinophilia 117
tropical splenomegaly 42
trumpet 190
Trypanosoma cruzi 47
Trypanosoma gambiense 51
Trypanosoma rhodesiense 51
Trypomastigote 41
tsetse fly 52, 203
tsutsugamushi disease 216
tularemia 215
Tunga penetrans 186

U

undulating membrane 40
unfavorable 4
uninominal nomenclature 5
unnatural host 4
unstable malaria 65
unsuitable host 4
unsusceptible host 4
urban type 194
uterine pore 163

V

vector 9
vector species 183, 187
ventral sucker 125
visceral larva migrans 90, 120
visceral leishmaniasis 42

W, X, Y

Winterbottom's sign 53
worm capsule 147
Wuchereria bancrofti 109
xenodiagnosis 14, 49, 115
Xenopsylla cheopis 187, 208
yellow fever 194
Yersinia pestis 208

Z

Zinc sulfate flotation technique 225
zoonosis 10
zoophilic 65
zootrophic 20
zygote 56

기타

2쌍의 절치판 98
dip-stick 검사법 70
Kato-Katz법 230
Kato법 224
Lutzomyia속 41
MIF 보존 222
PVA 보존 223
Sarles 현상 12
Scotch tape법 224
Stoll 희석 충란 계산법 229

사람기생충학

발 행 일 2022년 3월 5일 초판 인쇄
2022년 3월 10일 초판 발행

감 수 임경일

저 자 용태순 김건아 김극준 김시현 김아름 김주영 박 민
박갑만 서민영 서장훈 신명헌 신호준 엄용빈 염종화
윤중수 이규재 이한일 장유지 정무상 조영국 허지혜

발 행 인 김재민

발 행 처 정문각 JMK
서울특별시 마포구 백범로 104, 봉화빌딩 4층

출판등록 2011년 1월 19일 제2011-000035호

전 화 02)713-0421~3

팩 스 02)704-6265

전자우편 jmk@jmkp.co.kr

홈페이지 www.jmkp.co.kr

정 가 **35,000원**

ISBN 979-11-6260-214-0 93510